# Projektentwicklung nutzungsgemischter Quartiere

Andreas Wieland

# Projektentwicklung nutzungsgemischter Quartiere

Analyse zur Generierung von Erfolgsfaktoren

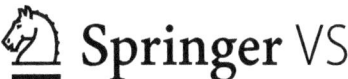

Andreas Wieland
Hamburg, Deutschland

Dissertation zur Erlangung des akademischen Grades eines Doktors der Ingenieurwissenschaften (Dr.-Ing.) im Fachbereich Architektur, Stadtplanung, Landschaftsplanung der Universität Kassel

Titel der Dissertation: Generierung von Erfolgsfaktoren für die Projektentwicklung nutzungsgemischter Quartiere – Eine Analyse unter immobilienwirtschaftlichen und städtebaulichen Aspekten

Disputation: 15. April 2014, Kassel

Erstgutachter: Univ.-Prof. Dr.-Ing. Uwe Altrock
Zweitgutachter: Univ.-Prof. Dr. Ulf Hahne

ISBN 978-3-658-06902-5          ISBN 978-3-658-06903-2 (eBook)
DOI 10.1007/978-3-658-06903-2

Die Deutsche Nationalbibliothek verzeichnet diese Publikation in der Deutschen Nationalbibliografie; detaillierte bibliografische Daten sind im Internet über http://dnb.d-nb.de abrufbar.

Springer VS
© Springer Fachmedien Wiesbaden 2014
Das Werk einschließlich aller seiner Teile ist urheberrechtlich geschützt. Jede Verwertung, die nicht ausdrücklich vom Urheberrechtsgesetz zugelassen ist, bedarf der vorherigen Zustimmung des Verlags. Das gilt insbesondere für Vervielfältigungen, Bearbeitungen, Übersetzungen, Mikroverfilmungen und die Einspeicherung und Verarbeitung in elektronischen Systemen.

Die Wiedergabe von Gebrauchsnamen, Handelsnamen, Warenbezeichnungen usw. in diesem Werk berechtigt auch ohne besondere Kennzeichnung nicht zu der Annahme, dass solche Namen im Sinne der Warenzeichen- und Markenschutz-Gesetzgebung als frei zu betrachten wären und daher von jedermann benutzt werden dürften.

Gedruckt auf säurefreiem und chlorfrei gebleichtem Papier

Springer VS ist eine Marke von Springer DE. Springer DE ist Teil der Fachverlagsgruppe Springer Science+Business Media.
www.springer-vs.de

# Inhaltsverzeichnis

Inhaltsverzeichnis .................................................................................... 5
Abbildungsverzeichnis ............................................................................ 9
Tabellenverzeichnis ............................................................................... 11
Abkürzungsverzeichnis ......................................................................... 13
Vorwort ................................................................................................. 15
1 Einleitung ........................................................................................ 17
    1.1 Fragestellung und Zielsetzung der Arbeit ............................. 20
    1.2 Einordnung und Abgrenzung ................................................ 21
    1.3 Gang der Untersuchung ......................................................... 24
2 Stand der Wissenschaft und theoretische Grundlagen der Quartiersentwicklung ..................................................................... 25
    2.1 Das Stadtquartier ................................................................... 25
        2.1.1 Definition und Begriffsabgrenzung ............................ 26
        2.1.2 Das Quartier in der europäischen Stadt ...................... 29
    2.2 Projektentwicklung auf Quartiersebene ................................ 31
        2.2.1 Einführung und Abgrenzung zur Einzelprojektentwicklung ...... 31
        2.2.2 Akteurskonstellationen ................................................ 32
        2.2.3 Ablaufphasen der Quartiersentwicklung .................... 34
    2.3 Quartiersentwicklung durch Nutzungsmischung .................. 38
        2.3.1 Renaissance nutzungsgemischter Quartiere ............... 47
        2.3.2 Eigenschaften von Nutzungsmischung ....................... 51
        2.3.3 Vision und Realität ..................................................... 59
    2.4 Diskussion zum Thema: Erfolgreiches Quartier ................... 63
        2.4.1 Erfolgsvoraussetzungen einer Quartiersentwicklung ...... 65
            2.4.1.1 Lage und Standortaufwertung ....................... 66
            2.4.1.2 Konzeption ..................................................... 67

|  |  |  |
|---|---|---|
| 2.4.1.3 | Art und Grad der Nutzungsmischung | 71 |
| 2.4.1.4 | Soziale Aspekte | 72 |
| 2.4.1.5 | Akzeptanz | 73 |
| 2.4.1.6 | Qualitätsvolle Wirkung | 76 |
| 2.4.1.7 | Wirtschaftlichkeit | 77 |
| 2.4.2 | Erfolgsziele | 80 |
| 2.4.3 | Definition Erfolgreiches Quartier | 83 |
| 2.4.4 | Messung und Bewertung des Erfolgs | 83 |
| 2.5 | Erforderliche Kompetenzen erfolgreicher Quartiersentwicklungen | 85 |
| 2.5.1 | Konzeption und Planung | 86 |
| 2.5.2 | Methoden, Instrumente und Maßnahmen der Entwicklung | 88 |
| 2.5.3 | Managementkompetenz des Projektentwicklers | 92 |
| 2.6 | Wissenschaftliche Anknüpfung | 95 |
| 3 | Empirische Untersuchung mittels Fallbeispielanalyse | 97 |
| 3.1 | Vorgehensweise und Methodeneinsatz | 97 |
| 3.2 | Entwicklung der Forschungskonzeption zur Fallbeispielanalyse | 100 |
| 3.2.1 | Erfolgsuntersuchung (Wirkung) | 101 |
| 3.2.2 | Erfolgsbewertung | 102 |
| 3.2.3 | Erfolgsergründung (Ursachen) | 111 |
| 3.2.3.1 | Trägerschaft und Akteurskonstellation | 112 |
| 3.2.3.2 | Planungsinstrumente | 112 |
| 3.2.3.3 | Planungs- und Entwicklungsmethoden, Maßnahmen | 113 |
| 3.2.3.4 | Kommunale Vorgaben und Kooperation | 113 |
| 3.2.3.5 | Managementkonzept des Projektentwicklers | 114 |
| 3.2.3.6 | Richtiger Zeitpunkt und Glück | 115 |
| 3.2.4 | Erfolgsgenerierung | 115 |
| 3.3 | Fallbeispielanalyse erfolgreicher nutzungsgemischter Quartiere | 117 |
| 3.3.1 | Zeppelin Carré, Stuttgart | 117 |
| 3.3.1.1 | Projektgrundlagen und Bestandsaufnahme | 117 |
| 3.3.1.2 | Erfolgsuntersuchung | 123 |

## Inhaltsverzeichnis

- 3.3.1.3 Erfolgsbewertung ............ 137
- 3.3.1.4 Analyse und Klassifikation der Planungs- & Entwicklungsprozesse ............ 138
- 3.3.2 Tiergarten Dreieck, Berlin ............ 149
  - 3.3.2.1 Projektgrundlagen und Bestandsaufnahme ............ 149
  - 3.3.2.2 Erfolgsuntersuchung ............ 153
  - 3.3.2.3 Erfolgsbewertung ............ 167
  - 3.3.2.4 Analyse und Klassifikation der Planungs- & Entwicklungsprozesse ............ 167
- 3.3.3 Falkenried-Quartier, Hamburg ............ 180
  - 3.3.3.1 Projektgrundlagen und Bestandsaufnahme ............ 180
  - 3.3.3.2 Erfolgsuntersuchung ............ 184
  - 3.3.3.3 Erfolgsbewertung ............ 196
  - 3.3.3.4 Analyse und Klassifikation der Planungs- & Entwicklungsprozesse ............ 196
- 3.3.4 City Quartier Fünf Höfe, München ............ 213
  - 3.3.4.1 Projektgrundlagen und Bestandsaufnahme ............ 213
  - 3.3.4.2 Erfolgsuntersuchung ............ 216
  - 3.3.4.3 Erfolgsbewertung ............ 228
  - 3.3.4.4 Analyse und Klassifikation der Planungs- & Entwicklungsprozesse ............ 229
- 4 Ergebnisse zur Erfolgsgenerierung – zusammenfassende Betrachtung der Fallbeispiele ............ 242
  - 4.1 Trägerschaft und Akteurskonstellation ............ 243
  - 4.2 Planungsinstrumente ............ 245
  - 4.3 Planungs- und Entwicklungsmethoden, Maßnahmen ............ 248
  - 4.4 Kommunale Vorgaben und Kooperation ............ 258
  - 4.5 Kompetenz und Managementkonzept des Projektentwicklers ............ 262
  - 4.6 Richtiger Zeitpunkt und Glück ............ 269
- 5 Reflexion und Ausblick ............ 272
- Literaturverzeichnis ............ 279

# Abbildungsverzeichnis

Abbildung 1: Phasenmodell des Projektentwicklungsprozesses ...... 35
Abbildung 2: Arten der Nutzungsmischung ..................... 42
Abbildung 3: Nutzungsmischung im Gebäude - Rendite und Konflikterwartungen .................... 45
Abbildung 4: Erschließung Wohnen mit Gewerbe im EG ............ 46
Abbildung 5: Zielsystem – Erfolgreiches Quartier ............ 82
Abbildung 6: Forschungsmodell ..................... 101
Abbildung 7: Detaillierter Ablauf des Forschungsmodells ...... 116
Abbildung 8: Übersicht des Baubestandes – Zeppelin Carré ....... 119
Abbildung 9: Skizze EG vor & nach dem Umbau des Zeppelin Carrés ........ 120
Abbildung 10: Präsentationsmodell – Zeppelin Carré ............ 120
Abbildung 11: Freianlagenplan des Zeppelin Carrés ............ 122
Abbildung 12: Einbeziehung in den Stadtraum mit Hauptwegebeziehungen ... 126
Abbildung 13: "Handlungsplan" der Konzeptphase des Zeppelin Carrés ....... 142
Abbildung 14: Luftbild Tiergarten Dreieck mit Simulation Köbis Dreieck im Osten ..................... 150
Abbildung 15: Realisiertes Konzept – Tiergarten Dreieck ............ 152
Abbildung 16: Tiergarten Dreieck im Stadtmodell ............ 154
Abbildung 17: Der Sieger-Entwurf des ............ 155
Abbildung 18: Wettbewerbsbeiträge – Tiergarten Dreieck ............ 156
Abbildung 19: Corneliusstr. vor der Entwicklung ............ 161
Abbildung 20: Corneliusstr. nach der Entwicklung ............ 161
Abbildung 21: Arkadenhof im Tiergarten Dreieck ............ 163
Abbildung 22: Pocket-Park ............ 165
Abbildung 23: Ansicht Pocket-Park ............ 165
Abbildung 24: Wettbewerbsbeitrag vor Workshop ............ 170
Abbildung 25: Überarbeitetes Konzept ............ 170
Abbildung 26: Bausubstanz zum Zeitpunkt der Aufgabe ............ 182
Abbildung 27: Das neue Nutzungskonzept für ein Wohn- & Büroquartier .... 182
Abbildung 28: Übersicht Teilgebiete Falkenried-Quartier ............ 183
Abbildung 29: Masterplan Falkenried-Quartier ............ 186
Abbildung 30: Aquarellzeichnungen zum Masterplan ............ 203
Abbildung 31: Wettbewerbsmodell Falkenried ............ 204

Abbildung 32: Lageplan Fünf Höfe ................................................................ 214
Abbildung 33: Höfe und Passagen ................................................................ 215
Abbildung 34: Grundriss Erdgeschoss Fünf Höfe ........................................ 219
Abbildung 35: Abbruch Fünf Höfe ............................................................... 220
Abbildung 36: Neubau Fünf Höfe ................................................................ 220
Abbildung 37: Grundstücksverteilung Fünf Höfe ........................................ 229
Abbildung 38: Strukturkonzept Fünf Höfe ................................................... 232
Abbildung 39: Planungsbereiche Fünf Höfe ................................................ 234

# Tabellenverzeichnis

Tabelle 1: Komponenten baulich-räumlicher Organisation nach Maßstabsebenen ............... 27
Tabelle 2: Nutzungsmischung Pro & Kontra ............... 56
Tabelle 3: Auswahlkriterien der Fallbeispiele ............... 99
Tabelle 4: Erfolgsziele und deren Messbarkeit ............... 103
Tabelle 5: Kalibrierung der Unterziele ............... 106
Tabelle 6: Semantisches Differential für Teilziel Lage & Standortaufwertung ............... 111
Tabelle 7: Erfolgsbewertung gesamtes Quartier ............... 111
Tabelle 8: Auswahlkriterien & Projektdaten zum Zeppelin Carré ............... 117
Tabelle 9: Zielerreichungsgrad Zeppelin Carré - Lage & Standortaufwertung ............... 124
Tabelle 10: Zielerreichungsgrad Zeppelin Carré – Konzeption ............... 128
Tabelle 11: Zielerreichungsgrad Zeppelin Carré – Nutzungsmischung ............... 130
Tabelle 12: Zielerreichungsgrad Zeppelin Carré - Soziale Aspekte ............... 131
Tabelle 13: Zielerreichungsgrad Zeppelin Carré – Akzeptanz ............... 132
Tabelle 14: Zielerreichungsgrad Zeppelin Carré - Qualitätsvolle Wirkung .... 134
Tabelle 15: Zielerreichungsgrad Zeppelin Carré – Wirtschaftlichkeit ............... 136
Tabelle 16: Gesamtzielerreichungsgrad Zeppelin Carré ............... 137
Tabelle 17: Auswahlkriterien & Projektdaten zum Tiergarten Dreieck ............... 149
Tabelle 18: Zielerreichungsgrad Tiergarten Dreieck - Lage & Standortaufwertung ............... 154
Tabelle 19: Zielerreichungsgrad Tiergarten Dreieck – Konzeption ............... 158
Tabelle 20: Zielerreichungsgrad Tiergarten Dreieck – Nutzungsmischung ... 160
Tabelle 21: Zielerreichungsgrad Tiergarten Dreieck - Soziale Aspekte ............... 162
Tabelle 22: Zielerreichungsgrad Tiergarten Dreieck – Akzeptanz ............... 163
Tabelle 23: Zielerreichungsgrad Tiergarten Dreieck - Qualitätsvolle Wirkung ............... 165
Tabelle 24: Zielerreichungsgrad Tiergarten Dreieck – Wirtschaftlichkeit ............... 167
Tabelle 25: Gesamtzielerreichungsgrad Tiergarten Dreieck ............... 167
Tabelle 26: Auswahlkriterien & Projektdaten zum Falkenried-Quartier ............... 180
Tabelle 27: Zielerreichungsgrad Falkenried-Quartier - Lage & Standortaufwertung ............... 185

Tabelle 28: Zielerreichungsgrad Falkenried-Quartier – Konzeption ............... 187
Tabelle 29: Zielerreichungsgrad Falkenried-Quartier – Nutzungsmischung .. 189
Tabelle 30: Zielerreichungsgrad Falkenried-Quartier - Soziale Aspekte ........ 191
Tabelle 31: Zielerreichungsgrad Falkenried-Quartier – Akzeptanz ................ 192
Tabelle 32: Zielerreichungsgrad Falkenried-Quartier - Qualitätsvolle Wirkung ............................................................................... 194
Tabelle 33: Zielerreichungsgrad Falkenried-Quartier – Wirtschaftlichkeit .... 195
Tabelle 34: Gesamtzielerreichungsgrad Falkenried-Quartier ....................... 196
Tabelle 35: Auswahlkriterien & Projektdaten zu den Fünf Höfen ................ 213
Tabelle 36: Zielerreichungsgrad Fünf Höfe - Lage & Standortaufwertung .... 217
Tabelle 37: Zielerreichungsgrad Fünf Höfe – Konzeption ............................ 221
Tabelle 38: Zielerreichungsgrad Fünf Höfe – Nutzungsmischung ................ 222
Tabelle 39: Zielerreichungsgrad Fünf Höfe - Soziale Aspekte ..................... 223
Tabelle 40: Zielerreichungsgrad Fünf Höfe – Akzeptanz ............................. 225
Tabelle 41: Zielerreichungsgrad Fünf Höfe - Qualitätsvolle Wirkung .......... 226
Tabelle 42: Zielerreichungsgrad Fünf Höfe – Wirtschaftlichkeit .................. 228
Tabelle 43: Gesamtzielerreichungsgrad Fünf Höfe ...................................... 228

# Abkürzungsverzeichnis

| | |
|---|---|
| Abb. | Abbildung |
| BauGB | Baugesetzbuch |
| BauNVO | Baunutzungsverordnung |
| BDA | Bund Deutscher Architekten |
| BGF | Bruttogrundfläche |
| BMZ | Baumassenzahl |
| B-Plan | Bebauungsplan |
| DEGI | Deutschen Gesellschaft für Immobilienfonds |
| DIFA | Deutsche Immobilien Fonds AG |
| DIN | Deutschen Institut für Normung |
| DGD | Deutsche Gesellschaft für Demographie |
| EG | Erdgeschoss |
| ExWoSt | Experimenteller Wohnungs- und Städtebau |
| FFG | Fahrzeugwerkstätten Falkenried |
| FHH | Freie und Hansestadt Hamburg |
| FPB | Freie Planungsgruppe Berlin |
| GFZ | Geschossflächenzahl |
| GRZ | Grundflächenzahl |
| ha | Hektar |
| Hrsg. | Herausgeber |
| IBA | Internationale Bauausstellung |
| Kap. | Kapitel |
| LBBW | Landesbank Baden-Württemberg |
| MIV | Motorisierter Individualverkehr |
| $m^2$ | Quadratmeter |
| OG | Obergeschoss |
| ÖPNV | Öffentlicher Personalverkehr |
| PGF | Projektentwicklungsgesellschaft Falkenried mbH |

| | |
|---|---|
| SEG | Straßen-Eisenbahn-Gesellschaft |
| Südwest LB | Südwestdeutsche Landesbank |
| Tab. | Tabelle |
| WE | Wohneinheit |
| WEG | Wohnungseigentumsgesetz |
| WTC-Berlin | World Trade Center Berlin |

# Vorwort

An dieser Stelle möchte ich allen danken, die mich während meiner Arbeit durch Ratschläge, Anregungen, Hinweise und andere Hilfestellungen unterstützt haben. Dazu gehören besonders die Interviewpartner aus Wirtschaft und Verwaltung, die sich Zeit für ein häufig persönliches Treffen genommen haben und die mir über das eigentliche Interview hinaus, mit vielen weiteren Informationen, Materialien und Unterlagen sehr geholfen haben. Ohne ihre Hilfe und Unterstützung wäre diese Untersuchung, insbesondere in ihrer notwendigen Praxisbezogenheit, nicht möglich gewesen. Speziell die zahlreichen nachhaltigen Denkanstöße, die ich durch viele Interviewpartner erlangen konnte, waren für diese Arbeit besonders ergiebig.

Besonderer Dank gilt meinem Doktorvater Prof. Dr.-Ing. Uwe Altrock der mich stets mit wertvollen Anregungen, konstruktiver Kritik und fachlichem Rat begleitet hat. Insbesondere seine exzellente Betreuung sowie das durchgeführte Doktorandenkolloquium waren für das Gelingen dieser Arbeit maßgeblich. Herrn Prof. Dr. Ulf Hahne danke ich für die wertvollen Hinweise und die generelle Bereitschaft den Sitz des Zweitgutachters zu übernehmen. Des Weiteren danke ich Prof. Dr. Friedhelm Fischer für seine Unterstützung zu Beginn dieser Arbeit.

Für die von Beginn an dauerhafte und uneingeschränkte Unterstützung, liebevollen Ermutigungen, wichtige inhaltliche Erläuterungen und Impulse gilt mein überaus großer Dank Frau Jennifer Gosch. Die herzlichste und größte Dankbarkeit gilt meinen Eltern für all das was sie mir bisher ermöglicht haben. Sie haben mir durch ihre liebevolle und immerwährende Unterstützung eine Promotion erst ermöglicht.

Hamburg, im April 2014                             Andreas Wieland

# 1 Einleitung

Die europäische Stadt ist seit Jahrtausenden die Summe aller raumbezogenen Aktivitäten gesellschaftlichen, sozialen, kulturellen und wirtschaftlichen Handelns.[1] „Damit verbunden war immer eine intensive Nutzungsmischung in der Stadt. Im Laufe der Moderne haben Stadttheorien, wie die Charta von Athen, eine andere Stadtstruktur mit der Trennung der Funktionen Arbeiten, Wohnen und Freizeit zum Ziel gehabt."[2] Jedoch erscheinen heute Stadtquartiere, die vor dieser Zeit der perfekten Zonierung entstanden sind, oft am ehesten intakt und flexibel. Oftmals können diese Quartiere gleichzeitig sogar robuste Mikrowelten bilden.[3] Diese Mikrowelten bieten häufig flexible Büro- und Gewerbeflächen, begehrte Wohnformen sowie attraktive Freizeitangebote und zeichnen sich durch eine große Beliebtheit bei ihren innenstadtaffinen Nutzern aus. Sie sind daher vielfach offener gegenüber veränderten Nutzerwünschen sowie gleichsam robuster gegen Vandalismus, Leerstand und sozialer Distanz als monofunktionale Quartiere.

Daher besinnt man sich im Städtebau des 21. Jahrhunderts wieder auf die wichtigsten Merkmale der historischen Städte wie öffentliche Räume, Dichte und Heterogenität. Eine Grundeinheit, die klein, überschaubar und flexibel ist, rückt im Zuge dessen immer mehr in den Fokus. Als identifikationsstiftender und identifizierbarer Baustein ist das innerstädtische Quartier zu einem Hoffnungsträger für die Zukunft der Stadt geworden. Spürbar ist eine Rückbesinnung auf den städtischen Kontext sowie die Wiederentdeckung der innerstädtischen, belebten Quartiere, der Stadtreparatur und der Stadterneuerung.[4] Flächen, die im wirtschaftlichen Kreislauf ihre Funktion verloren haben, werden recycelt. Zu einem Symbol für nachhaltige Stadtentwicklung ist die Quartiersentwicklung ehemals unattraktiver Areale geworden. Verödete innerstädtische Quartiere wurden und werden aufgewertet, modernisiert und wirtschaftlich revitalisiert.[5] Dabei sind es nicht ausschließlich die oftmals sehr großen Konversionsareale, wie bspw. ehemalige Industrie-, Hafen-, Eisenbahn-, Zechen- oder Militärflächen, die allein aufgrund ihrer Ausmaße ein großes allgemeines Interesse genießen und gleichzeitig planerische Herausforderungen bedürfen. Sondern ebenso kleinere

---

1 vgl. Speer 2005, S. 8.
2 Speer 2005, S. 8; vgl. hierzu auch die These 77 der „Charta von Athen", Le Corbusier/ Hilpert 1984, S. 157f.
3 Vgl. Feldtkeller 2001, S. 13.
4 Vgl. Billand 2005, S. 2.
5 Vgl. Speer 2005, S. 8f.

Quartiere mit wenigen Hektar Fläche, die ebenfalls ein hohes Maß an planerischer Qualifikation erfordern. Denn ein Quartier als Teil der „'Stadt' ist ein soziales Gebilde, und jeder bauliche Eingriff – sei es Abriss, Sanierung oder Neubau – hat Auswirkung auf diese Strukturen."[6] Mit dem seit einigen Jahren erkennbaren Trend „Zurück in die Stadt" scheinen in Zeiten gesellschaftlicher Differenzierung und Individualisierung entsprechende Bedarfe und Lebenskonzepte zunehmend durch die städtischen Vorzüge, wie z.b. einer umfassenden und effizienten Infrastruktur, eines hochwertigen Freizeit- und Kulturangebotes, kurzer Wege, und dem Wechselspiel zwischen sozialer Distanz und Nähe, erfüllt zu werden. Hierbei suchen Menschen nach Wohn- und Arbeitsstandorten, die ihrer Identität entsprechen, in denen sie auf Gleichgesinnte treffen und private wie gleichermaßen berufliche Netzwerke bilden können.[7] Dabei ist eine Identifikation an einer gedanklichen und emotionalen Zugehörigkeit des einzelnen Akteurs zum sozialen System des Quartiers von besonderer Bedeutung.[8] Bei den Bewohnern und Nutzern kann bspw. Nutzungsmischung ein identitätsstiftendes Image erzeugen.[9] Eine ausgeprägte Stadtteilidentität ist daher ein wichtiger Baustein bei der Suche nach Wohn- und Arbeitsstandorten. Die Pluralisierung der Lebensstile bedarf somit ein vielfältiges Angebot an Wohn-, Arbeits- und Lebensformen.

Ein Nebeneinander verschiedener Nutzungen bietet deutliche Merkmale dieser geforderten städtischen Strukturen. Gleichzeitig ist eine kleinteilige Nutzungsmischung für das soziale und wirtschaftliche System Stadt unverzichtbar.[10] Quartiere innerhalb der europäischen Stadt können Synergieeffekte, hervorgerufen durch unterschiedliche Nutzungsarten, sowie eine räumliche Nähe und funktionale Dichte in einer überschaubaren Nachbarschaft, bieten.[11]

Die empirisch gesicherte Feststellung, einer gestiegenen Wertschätzung der Innenstadt als Wohn- und Arbeitsstandort, hat entsprechende Konsequenz für Politik und Stadtplanung sowie die Finanz-, Wohnungs- und Immobilienmärkte.[12] Nur erscheint die „Renaissance der Stadt" aus einer historisierenden Perspektive betrachtet eher als eine Zwischenstation einer Entwicklung, die in den 1970ern ihren Ausgang nahm. Daher ist zu fragen: Wie wird das Bild der Stadt

---

6 Häußermann 2003, S. 22.
7 Vgl. z.B. Feldtkeller 2001, S. 18ff; Tölle 2005, S. 77; Brühl et al. 2006, S. 11ff; zit. nach Schütz/ Feldmann 2008, S. 845.
8 Vgl. Feldtkeller 2001, S. 13.
9 Vgl. z.B. Schmals 2005, S. 47.
10 Vgl. Pätz/ Soehlke 2001, S. 57.
11 Vgl. Speer 2005, S. 9.
12 Vgl. DGD 2008, S. 15.

im Jahre 2030 aussehen?[13] Darauf aufbauend ist – eine Ebene konkreter – zu fragen: Wie werden in Zukunft innerstädtische Quartiere aussehen?

Bei einer Betrachtung bestehender kleinteiliger Quartiere wird sehr schnell die Individualität eines jeden Quartiers deutlich. Schon aufgrund ihrer Lage, Architektur und Nutzer gleicht kaum eines dem anderen. Bei näherer Betrachtung wird deutlich, dass es immer wieder sehr herausragende Quartiere mit durchweg positiven Image und Flair gibt. Andere Quartiere kämpfen wiederum mit einem negativen Ruf. Die einen sind fast durchgehend belebt, erfreuen sich einer hohen Nachfrage nach Büro-, Gewerbeflächen und Wohnraum und erzielen durchweg stabile Mieten. Die anderen sind geprägt durch hohen Leerstand, ständige Mieterfluktuation, Vandalismus, soziale Distanz, Einsamkeit und kulturellen Mangel.

Für die Eigenschaften eines erfolgreichen Quartiers können teilweise sehr „allgemeine" Erfolgsfaktoren aufgezeigt werden. Diese „allgemeinen" Erfolgsfaktoren können städtebauliche, soziale und ökologische Aspekte wie Lage, ansprechende Architektur, Fassadengestaltung, Kubatur, geeignete Aufenthaltsqualität, Wegeverbindungen, passende Art der Nutzung sowie stimmiger Nutzungsmix, geforderte Wohn- und Arbeitsformen, Nachhaltigkeit, Infrastruktur, Sicherheit etc. sein.[14] Darüber hinaus scheint es jedoch noch Eigenschaften zu geben, die – über die „allgemeinen" Erfolgsfaktoren hinaus – zur Werthaltigkeit und Attraktivität eines Quartiers beitragen.

Vor dem Hintergrund der anfangs skizzierten Entwicklung soll anhand einer empirischen Untersuchung ausgewählter Quartiere erforscht werden, welche Eigenschaften und Maßnahmen zu einem dauerhaft werthaltigen Quartier führen. Hierbei werden zwei Ebenen angesprochen, zum einen die des Anbieters (Investor, Eigentümer, Vermieter etc.) zum anderen die des Nutzers (Mieter, Gewerbetreibender, Passant etc.). Der Begriff Werthaltigkeit steht für Beständigkeit. Unter einem fortwährenden werthaltigen Quartier ist in diesem Kontext ein Quartier zu verstehen, welches durch seine spezifischen Eigenschaften dauerhaft wertvolle städtebauliche und soziale Aspekte bietet. Werthaltigkeit steht für eine ökonomische Stabilität, die sowohl Investoren, Grundeigentümern, Vermietern als auch Mietern und Gewerbetreibenden langfristig wirtschaftliche Sicherheit verschafft.

---

13 Vgl. Brühl et al. 2006, S. 18.
14 Vgl. Wieland 2009, S. 25.

## 1.1 Fragestellung und Zielsetzung der Arbeit

Angesichts einer Pluralisierung der Lebensstile und damit verbundener Bedarfe an vielfältigen Wohn-, Arbeits- und Lebensformen, stellt sich bei einer Betrachtung der zuvor genannten Merkmale eines erfolgreichen Quartiers die Frage: Was genau macht diese Quartiere im Einzelnen so erfolgreich, so lebenswert und so attraktiv? Warum können sie sich einer so hohen Nachfrage erfreuen? Darauf aufbauend ergibt sich die Frage: *Wie lässt sich ein erfolgreiches Quartier entwickeln? Welche Eigenschaften haben – über die „allgemeinen" Erfolgsfaktoren hinaus – zu dem bestehenden Erfolg und der Werthaltigkeit geführt? Welche Maßnahmen haben zum Erfolg beigetragen?*

Zusammenfassend lautet die Hauptforschungsfrage: *Was genau war bei der Planung und Entwicklung eines Quartiers für dessen Erfolg ausschlaggebend?*

Um der bisher vernachlässigten Frage nach einer Generierung von Erfolgsfaktoren zur Entwicklung eines erfolgreichen Quartiers nachzugehen, sollen folgende Aspekte, Maßnahmen und Themen untersucht und beantwortet werden:
- Welche Methoden, Planungsinstrumente, Umsetzungsverfahren, Maßnahmen, Ideen und Konzepte kamen bei der jeweiligen Planung und Entwicklung zum Einsatz?
- Welche Trägerschaften und Akteurskonstellationen lagen vor?
- Was war ursprünglich geplant und was wurde letztendlich realisiert? Welche Entscheidungsparameter lagen der endgültigen Realisierungsform zugrunde?
- Spielt der Zufall in der Quartiersentwicklung eine viel entscheidendere Rolle als bisher angenommen?
- Wie viel Planung bedarf überhaupt eine marktgerechte Quartiersentwicklung?

Zielsetzung dieser Arbeit ist es, den Wissensstand zu erhöhen, der für eine erfolgreiche Entwicklung nutzungsgemischter Quartiere notwendig ist. Es soll herausgearbeitet werden, mit welchen Planungs- und Entwicklungsprozessen sich ein erfolgreiches und werthaltiges Quartier entwickeln lässt. Dies soll geschehen, indem die Eigenschaften und Maßnahmen, die zum Erfolg einer werthaltigen Quartiersentwicklung geführt haben, näher beleuchtet und transparent gemacht werden.

Bei dem zu beobachtenden Trend der „Renaissance der Stadt" wird vermutet, dass die Entwicklung nutzungsgemischter Quartiere weiter zunehmen wird. Denn nutzungsgemischte Quartiere bieten, gerade weil sie über ein vielfältiges

Angebot verschiedenster Nutzungen verfügen können, die „Vorteile der Stadt".[15] Daher konzentriert sich diese Untersuchung auf die Entwicklungs- und Planungsprozesse von ausschließlich nutzungsgemischten Quartieren.

Weiterhin bestehen bei der Entwicklung neuer nutzungsgemischter Quartiere immer wieder Lücken zwischen Planungsanspruch und praktischer Umsetzung. Die Implementierung von Vielfalt und Nähe der Nutzungen stellt somit eine städtebauliche Herausforderung dar.[16] Die Arbeit soll einen Beitrag dazu leisten, diese Lücke ein Stück weiter zu schließen.

Zur Erreichung der genannten Zielsetzung werden folgende Teilziele gesetzt:

- Herausarbeitung der Erfolgsfaktoren, die zu einem dauerhaft werthaltigen Quartier beigetragen haben
- Untersuchung der Planungs- und Entwicklungsprozesse von erfolgreichen nutzungsgemischten Quartiersentwicklungen mit Hilfe eines zu entwickelnden Forschungsmodells
- Analyse der angewandten Methoden, Planungsinstrumente und Maßnahmen sowie der Konzepte und Ideen, die der jeweiligen Planung zugrunde lagen

Aus den Erkenntnissen der Analyse sollen Handlungsempfehlungen für die Planung und Entwicklung künftiger nutzungsgemischter Quartiere gegeben werden. Die Arbeit soll einen Beitrag dazu leisten, das hohe wirtschaftliche Risiko, welches mit fast jeder Immobilienprojektentwicklung einhergeht, zu minimieren. Es sollen Empfehlungen gegeben werden, die u.a. dazu dienen, Entwicklungs-, Planungs- und Projektsteuerungskosten zu reduzieren sowie den Verwaltungsaufwand, Leerstände und eine hohe Fluktuation der Mieter zu vermeiden. Ferner soll aufgezeigt werden, mit welchen Instrumenten und Verfahren eine höhere Planungs- und Entwicklungssicherheit erreicht werden kann.

## 1.2 Einordnung und Abgrenzung

Viele Kommunen ziehen sich aus stadtplanerischen Prozessen immer stärker zurück, daher rückt die Verantwortung der Investoren und Projektentwickler für die Zukunft der Städte verstärkt in den Mittelpunkt des öffentlichen Interesses. Die Entwicklung von Gesamtkonzepten für Areale, die einer stadtplanerischen Überarbeitung bedürfen, wird nicht mehr allein von der öffentlichen Hand erarbeitet. Vielmehr sind es Projektentwickler, die nach Bereitstellung des hierfür

---

15 Vgl. Wieland 2009, S. 23.
16 Vgl. Breuer/ Schmell 2007, S. 7f.

geeigneten städtebaulichen Instrumentariums durch die Kommune, zunächst ein geeignetes Gesamtkonzept entwickeln. Daraufhin die Schaffung von Planungs- und Baurecht, entweder allein oder in Kooperation mit einem privatem Stadtplanungsbüro, übernehmen und damit Aufgaben der Stadtentwicklung betreiben. Gerade bei der Entwicklung eines Gesamtkonzeptes kommt einer durchzuführenden Markt- und Standortanalyse eine erhebliche Bedeutung zu. Weiterhin beinhaltet die Erforschung des Nutzerverhaltens Potential, welches zur Belebung bzw. Neupositionierung ganzer Stadtquartiere beitragen kann. Dementsprechend ergeben sich für viele Projektentwickler ein immer größerer Einfluss sowie eine zunehmende Bedeutung für die Stadtentwicklung und Stadtplanung.[17]

Die Entwicklung eines erfolgreichen Quartiers lässt sich unter anderem an einer guten Nutzungsstruktur, einer sozialen Ausgewogenheit, einem städtebaulich-architektonischen Anspruch und einer wirtschaftlichen Rentabilität ablesen. Daher erscheinen die Prozesse der Entwicklung einer Immobilie bzw. Stadtteils und damit auch eines Quartiers sehr ähnlich und vergleichbar, ferner erlauben sie eine enge Orientierung am jeweils anderen.[18]

„Der Lebensraum des Menschen baut sich in gestuften Größenordnungen auf. Elementar und unmittelbar erfassbar sind die Wohnung und das Haus, das sie umschließt [...]. Zur täglichen Erfahrung schon des Kindes gehört die nähere Umgebung des Hauses: [...] das engere Stadtquartier [...]"[19] Das engere Stadtquartier bildet somit eine Grundeinheit, die klein, überschaubar und flexibel ist.[20] Um eine klare Abgrenzung zu erreichen, soll daher der Fokus dieser Arbeit auf engeren Stadtquartieren mit wenigen Hektar Fläche liegen und nicht auf den sogenannten „neuen Stadtquartieren"[21] mit einem Orientierungswert von mehr als 10 Hektar Gebietsfläche (siehe hierzu Kap. 2.1.1). Ebenfalls bleiben erfolgreiche Bestandsquartiere, wie bspw. historische Ortskerne oder Quartiere der Gründerzeit, unberücksichtigt (siehe hierzu auch Kap. 1.3). Des Weiteren fällt im Sinne dieser Arbeit unter die Terminologie Quartiersentwicklung keine *soziale*

---

17 Vgl. Bone-Winkel 2001, S. 16f; zit. nach Bone-Winkel/ Gerstner 2005, S. 772.
18 Vgl. Bone-Winkel/ Gerstner 2005, S. 775.
19 Albers/ Wékel 2008, S. 9.
20 Vgl. auch Billand 2005, S. 2.
21 Der Begriff „neue Stadtquartiere" wurde vom Bundesamt für Bauwesen und Raumordnung (BBR) definiert. Hierunter fallen „[...] solche Stadtquartiere, die aufgrund einer gewissen Mindestgröße und ihrer Funktion im Siedlungszusammenhang gesamtstädtische oder gar stadtregionale Ausstrahlung entfalten." Breuer/ Schmell 2007, S. 21. Als Orientierungswerte werden dabei Mindestgrößen von ≥ 500 Wohneinheiten oder ≥ 1.000 Einwohner oder ≥ 10 ha Gebietsfläche genannt. Vgl. Breuer/ Schmell 2007, S. 21. Weiterhin definiert das BBR „neue Stadtquartiere" als Areale mit Wohnfunktion die nach 1990 gebaut wurden und deren Planung eine einheitliche Städtebaukonzeption zugrundelag. Vgl. Breuer/ Schmell 2007, S. 22.

# Einleitung 23

*Stadtentwicklungspolitik*[22], wie sie oft unter der dauerhaften sozialen und wirtschaftlichen Verbesserung von bestehenden Stadtquartieren zu verstehen ist. Es werden somit keine sozialen und räumlichen Segregationen oder entsprechende *Gentrification-Prozesse*[23] untersucht. Vielmehr ist die Entwicklung eines Quartiers in vielerlei Hinsicht vergleichbar mit der Entwicklung eines Großprojektes. Die Parameter, wie z.B. die allgemeine Größe der zu überplanenden Grundstücke, das *Maß der baulichen Nutzung*[24], der lange Planungs- und Entwicklungsprozess oder die hohen Gesamtinvestitionskosten, sind oftmals vergleichbar.

Weiterhin muss sich ein Projektentwickler bei einem *Großprojekt*, wie bspw. der Entwicklung eines Shoppingcenters, um die Agglomeration passender Nutzergruppen, ähnlich wie in einem lebendigen Quartier, kümmern.[25]

In der vorliegenden Arbeit sollen die Ursachen, Gründe und Maßnahmen, die zum Erfolg eines Quartiers geführt haben, untersucht werden. Die Möglichkeit der Qualitätsbeeinflussung bei einer Projektentwicklung nimmt mit fortschreitender Entwicklung des Planungs- und Bauprozesses immer mehr ab[26], daher ist es nur logisch, dass die Planungs- und Entwicklungsprozesse von Quartiersentwicklungen Untersuchungsgegenstand dieser Arbeit sind. Denn in dieser Anfangsphase des gesamten Entwicklungsprozesses werden nicht nur die wichtigsten Entscheidungen getroffen, sondern auch die größten Fehler begangen. Demzufolge konzentriert sich der empirische Teil dieser Arbeit (Kap. 3) auf die Untersuchung der Projektinitiierung und Projektkonzeption der jeweiligen Quartiere, da Projektinitiierung und Projektkonzeption die beiden ersten Phasen eines Projektentwicklungsprozesses[27] bilden.

---

22 Vgl. zur sozialen Stadtentwicklungspolitik das seit 1999 bestehende Bund-Länder-Programm „Stadtteile mit besonderem Entwicklungsbedarf – Soziale Stadt"; vgl. z.B. Kocks et al. 2009, S. 7ff.
23 Unter dem Begriff Gentrification ist in erster Linie der Vorgang einer sozialen Aufwertung von weniger angesehenen Wohngebieten zu verstehen. Sanierung, Modernisierung und vor allem Umwandlung von Miet- in Eigentumswohnungen führen zur Verdrängung weniger wohlhabender Menschen und gleichzeitig zur Ansiedlung einer finanziell besser gestellten Bevölkerungsgruppe. Vgl. bspw. Grabener 2012.
24 Zum Maß der baulichen Nutzung zählen: GRZ (Grundflächenzahl), GFZ (Geschossflächenzahl), H (Höhe der baulichen Anlagen), Z (Zahl der Vollgeschosse), BMZ (Baumassenzahl). Vgl. hierzu ausführlich § 16 ff BauNVO.
25 Vgl. von Nell/ Emenlauer S. 118.
26 Vgl. z.B. Lammel 2008, S. 729; Bohn 2007, S. 286.
27 Zum Phasenmodell des Projektentwicklungsprozesses siehe Kap. 2.2.3.

## 1.3 Gang der Untersuchung

Die vorliegende Arbeit unterteilt sich in sechs aufeinander aufbauende Teile. Im Rahmen der Einleitung erfolgt die Problembenennung, die wissenschaftliche Fragestellung und Zielsetzung dieser Arbeit. Darauf folgen die Einordnung in den theoretischen Kontext sowie eine Abgrenzung der Problemstellung.[28] Der zweite Teil der Arbeit befasst sich mit dem wissenschaftlichen Stand sowie der theoretischen Herleitung. Durch eine Literaturrecherche wird der bisherige Kenntnisstand dokumentiert und entsprechende Definitionen werden abgeleitet.

Zu Beginn steht im Kapitel 2.1 das städtische Quartier im Zentrum der Betrachtung. Im Anschluss folgt in Kapitel 2.2 eine Einführung zum Thema Immobilienprojektentwicklung mit entsprechender Abgrenzung zur Projektentwicklung auf Quartiersebene. Darauf aufbauend wird das Thema Nutzungsmischung ausführlich in Kapitel 2.3 behandelt; insbesondere werden die Qualitäten von Nutzungsmischung herausgearbeitet und in Bezug zum städtischen Quartier sowie zur Projektentwicklung gesetzt. Einen besonderen Schwerpunkt der Arbeit bildet die anschließende intensive Diskussion im Kapitel 2.4 zum Erfolg von Stadtquartieren mit Ableitung einer entsprechenden Definition. Das vorletzte Kapitel 2.5 des theoretischen Teils widmet sich den erforderlichen Kompetenzen und Qualitäten, die bei einer erfolgreichen Quartiersentwicklung notwendig sind. Im Kapitel 2.6 wird die wissenschaftliche Anknüpfung thematisiert und eine Überleitung zum empirischen Teil gegeben.

Das dritte Kapitel bildet den empirischen Teil der Arbeit. In Kapitel 3.1 wird die Vorgehensweise und der methodische Einsatz ausführlich erläutert. Vor dem Beginn der Fallbeispielanalyse wird im Kapitel 3.2 eine Forschungskonzeption entwickelt. Anhand dieser wird im darauffolgenden Kapitel 3.3 die eigentliche Analyse der vier Fallbeispiele durchgeführt.

Im vierten Kapitel folgen eine zusammenfassende Betrachtung sowie die Ergebnisse der Fallbeispielanalyse. Gleichzeitig werden aus den gesammelten Erkenntnissen Planungs- und Handlungsempfehlungen für zukünftige Quartiersentwicklungen gegeben.

Im fünften Kapitel wird abschließend die gesamte Arbeit kritische betrachtet und reflektiert, anschließend wird ein Ausblick in die Zukunft der Quartiersentwicklung gegeben und weiterer Forschungsbedarf aufgezeigt.

---

28 Vgl. Atteslander 2000, S. 22.

# 2 Stand der Wissenschaft und theoretische Grundlagen der Quartiersentwicklung

Im folgenden Kapitel erfolgen ein Einstieg und eine Definition zum Begriff Stadtquartier. Anschließend wird eine Abgrenzung von der Projektentwicklung auf Quartiersebene zur „normalen" Projektentwicklung gegeben. Im darauf folgenden Teil wird der Frage nachgegangen, was Nutzungsmischung ausmacht. Es werden die unterschiedlichen Arten sowie die Vorbehalte diskutiert und insbesondere Nutzungsmischung und Projektentwicklung in Bezug gesetzt. Darauf aufbauend wird die Begrifflichkeit „erfolgreiches Quartier" thematisiert und definiert. Abschließend schließt eine Untersuchung und Beschreibung der erforderlichen Kompetenzen, die insbesondere ein Projektentwickler zur Entwicklung eines erfolgreichen Quartiers benötigt, an.

## 2.1 Das Stadtquartier

Quartiere sind für den Gesamtkontext Stadt besonders wichtig, da auf Quartiersebene vorhandene oder fehlende Qualität der gebauten Stadt in der Alltagserfahrung seiner Nutzer am ehesten wahrgenommen und erlebt werden kann. „Auf der [...] Quartiersebene wird im Besonderen deutlich, was die Stadt zu bieten hat, aber auch wie verletzlich ihre Strukturen sind."[29] Quartiere können sowohl positive als auch negative Impulse in das Gesamtgefüge Stadt entsenden. Nach *Frick* kann von guten Lebensbedingungen im Quartier eine strukturierende und qualifizierende Wirkung auf die gesamte Stadt ausgehen.[30]

*Pätz* und *Soehlke* sehen die Schaffung städtischer Dichte als ein „...wesentliches Element, das die Entstehung eines urbanen Stadtquartiers bedingt [...]." Trotz negativer Assoziationen die an „[...] enge Hinterhöfe und anonyme Mietskasernen erinnern...", verstehen sie den Begriff Dichte als etwas positives: „als Dichte von Kontakten, Einrichtungen und Angeboten, als Grundlage für das Entstehen eines öffentlichen Lebens und eines Stadtteils der kurzen Wege."[31]

---

29 Frick 2008, S. 71f.
30 Vgl. Frick 2008, S. 72.
31 Pätz/ Soehlke 2001, S. 62.

## 2.1.1 Definition und Begriffsabgrenzung

Die Ansichten darüber, was ein Quartier ist, variieren oftmals.[32] Es existiert keine einheitliche Definition zum Begriff Quartier. Der *Duden* beschreibt es als eine Unterkunft von Truppen oder einfach als Stadtviertel.[33] Ferner wird ein Quartier als eine „Räumlichkeit, in der jmd. vorübergehend (z.b. auf einer Reise) wohnt"[34] bezeichnet. In jedem Fall erscheint ein Quartier jedoch weitaus mehr zu sein, als nur eine Unterkunft oder Ansammlung von verschiedenen Gebäuden. Daher folgt eine Annäherung des Quartiersbegriffes anhand verschiedener Begriffsabgrenzungen, unterteilt in baulich-räumliche, soziale, ökonomische und ökologische Aspekte.

„Die jeweils materiell-physisch vorhandene Stadt ist das Ergebnis von Bautätigkeit, das heißt der Errichtung von Gebäuden, technischen Anlagen und Pflanzungen und des (mehr oder weniger gezielten) Entstehens von Zwischenräumen."[35] Dieses Ergebnis – auf einen bestimmten Bereich bezogen (z.b. Quartier) bezeichnet *Frick* als *baulich-räumliche Organisation*.[36] Diese *baulich-räumliche Organisation* spiegelt sich in unterschiedlichen Maßstabsebenen wider. Die folgende Tabelle verdeutlicht wo sich die „Maßstabsebene Quartier" nach *Frick* einordnen lässt.

---

32 Vgl. Schütz/ Feldmann 2008, S. 846.
33 Vgl. Duden 1996, S. 599.
34 Duden Bedeutungswörterbuch 1985, S. 506.
35 Frick 2008, S. 15.
36 Vgl. Frick 2008, S. 15ff; „Die Art der baulich-räumlichen Organisation insgesamt liefert die materiell-physische Vorbedingungen [sic!] für bestimmte menschliche Aktivitäten, für Behausung und Bewegung, für die Wahrnehmung und Nutzung von Stadt." Frick 2008, S. 19.

*Tabelle 1: Komponenten baulich-räumlicher Organisation nach Maßstabsebenen*

| Maßstabsebene<br>Komponenten | Inselfläche/ Block (oder Raumabschnitt) | Quartier/ Stadtteil | Gesamtstadt | Region |
|---|---|---|---|---|
| Bodeneinteilung | Grundstücke/ Parzellen | Inselfläche/ Blockflächen | Quartiere/ Stadtteile | Siedlungseinheiten |
| Bebauung, Erschließung, Bepflanzung | Gebäude, technische Anlagen, Pflanzungen | Bebauungstypen, Erschließungs-typen | Baugebietstypen | Siedlungstypen |
| Öffentlicher Raum | Raumabschnitte: Straßen, Plätze, Parks | örtliches Raum-Netz | Raumgerüst | Landschaftsräume |
| Orte und Netze | Grundständige Orte | örtliche Zentren, örtliches Wegenetz | Hauptzentren, überörtliche Wegenetze | ‚zentrale Orte', (über)-regionale Wegenetze |

Quelle: Eigene Darstellung in Anlehnung an Frick 2008, S. 70.

Eine Stadt ist somit durch unterschiedliche Maßstabsebenen bestimmt, die eine Gliederung im Hinblick auf Nutzung und Wahrnehmung darstellen. Inselflächen, Blöcke, Quartiere und Stadtteile bilden räumliche Organisationsstufen und zugleich unterschiedliche Bewegungsfelder.[37] Zwischen diesen Maßstabsebenen gibt es jedoch keine scharfe Trennung, „[...] sie bilden vielmehr ein Beziehungssystem [...]."[38]

Für *Feldtkeller* ist ein „...Quartier (Kiez, Veedel, Grätzel usw.)... nicht einfach ein beliebiger Stadtteil, sondern eine lokale Mikrowelt, in der vieles zu Fuß in der eigenen Straße oder um die Ecke erledigt werden kann; daraus ergibt sich eine Zugehörigkeit, die zwar anonym bleibt, aber Verantwortlichkeit für das Leben im Quartier mit sich bringt."[39]

*Feldmann* gibt eine äußerst umfangreiche Definition des sogenannten neuen Stadtquartiers. Er hält an der Differenzierung zwischen baulich-räumlichen und sozialen Aspekten fest und leitet eine Reihe von Definitionsmerkmalen durch

---

37 Vgl. hierzu auch Frick 2008, S. 19.
38 Albers/ Wékel 2008, S. 13.
39 Feldtkeller 2001, S. 34.

bereits bestehende Literatur ab. Darauf aufbauend entwickelt er folgende Definition:[40]

„Das Stadtquartier ist ein intuitiv abgrenzbarer, innerstädtischer oder innenstadtnaher Bereich, geprägt durch Nutzungsmischung, mit einer gehobenen baulichen Dichte, einer robusten Stadtstruktur, einem individuellen Erscheinungsbild, einer funktionierenden Nahversorgungsinfrastruktur, mit einem oder mehreren, gemeinsamen Bezugs- bzw. Orientierungspunkten im öffentlichen Raum und einer guten Verknüpfung mit der Stadt als Ganzes. Darüber hinaus ist das Stadtquartier ein unmittelbarer Lebensraum in fußläufiger Erreichbarkeit mit einer einheitlichen, starken und positiven Selbstidentität und einem positiven und starken Fremdbild im Sinne eines Images sowie einer ausgeglichenen Sozialstruktur und einer hohen sozialen Interaktionsdichte der Nutzer."[41]

Um eine klare Abgrenzung zum Begriff Quartier im Kontext dieser Arbeit zu geben, erscheint die Definition von *Frick* als geeignet: „Als Quartier sei eine soziale und baulich-räumliche Einheit bestimmter Größenordnung bezeichnet, die sich innerhalb (bestehender oder zu schaffender) bebauter städtischer Gebiete von außen oder von innen her abgrenzen lässt, die sich insgesamt von den umgebenden Siedlungsteilen unterscheidet, die eine spezifische Qualität und Identität aufweist." Unter Abgrenzung von außen versteht *Frick* baulich-räumliche oder sozial/ ökonomische Grenzlinien, die Abgrenzung von innen bezieht er „[…] auf die Reichweite konsumbezogener Einrichtungen im Quartier oder auf spezifische Aktionsradien der Einwohner."[42] Dabei können mehrere Quartiere gegebenenfalls einen Stadtteil bilden.[43] Baulich-räumlich lässt sich ein Quartier im Sinne dieser Arbeit grob in der oben genannten Maßstabsebene *Quartier/Stadtteil* einordnen. Dabei können wie bei *Frick* in einem Stadtteil mehrere Quartiere liegen. Ein Quartier kann wiederum aus mehreren Blöcken bzw. bebauten oder teilweise auch unbebauten Grundstücken bestehen. Der Fokus liegt somit auf engeren Quartieren[44] bis maximal 5 Hektar.

Auch die Definition von *Lohr* kommt dem Begriffsverständnis dieser Arbeit sehr nah. Als ein Quartier bezeichnet *Lohr* innerstädtische oder in Stadtteilen gelegene Stadträume zwischen zwei und vier Hektar Ausdehnung, die neben einer wahrnehmbaren und vielfältigen Nutzungsmischung auch öffentliche Räume aufweisen. Ihre Struktur sowie ihr Selbstverständnis sind homogen und stabil. Darüber hinaus beinhalten sie gleichzeitig Entwicklungspotential.[45]

---

40 Vgl. Feldmann 2009, S. 105-123.
41 Feldmann 2009, S. 122f.
42 Frick 2008, S. 72f.
43 Vgl. Frick 2008, S. 71.
44 Vgl. hierzu auch Albers/ Wékel 2008, S. 9.
45 Vgl. Lohr 2003, S. 7.

Da es, wie beschrieben, verschiede definitorische Merkmale eines Quartiers gibt, erscheint es notwendig, eine Begriffsabgrenzung im Sinne dieser Arbeit herzuleiten:

> *Ein Quartier ist ein innerstädtischer Stadtraum mit einer Ausdehnung von 1 bis 5 Hektar, der eine robuste und vielfältige Nutzungsmischung aufweist, öffentlich zugänglich ist und sich deutlich durch eine spezifische Qualität und Identität von der Umgebung abgrenzt.*

### 2.1.2 Das Quartier in der europäischen Stadt

Die Geschichte des nutzungsgemischten Quartiers ist dicht verbunden mit der „europäischen Stadt", welche sich seit dem 11. Jahrhundert herausgebildet hat.[46] Für *Siebel* ist die „…europäische Stadt… der Ort, an dem die bürgerliche Gesellschaft entstanden ist."[47] Als Teil des Ganzen war das Quartier schon immer ein wichtiger Baustein im Gesamtgefüge Stadt. Gerade in europäischen Städten befinden sich in den über sehr lange Zeit gewachsenen vielfältigen städtischen Strukturen immer wieder attraktive Quartiere, die sich neben großer Beliebtheit gerade auch durch Robustheit[48] und Nutzungsmischung auszeichnen. Daher folgt an dieser Stelle ein kurzer Einstieg zum Thema „europäische Stadt".

Die „europäische Stadt" identifiziert sich durch ihre gebaute Gestalt; die hochgetürmte Stadt bildet das Gegenüber zum platten Land, zur Krone und Rathaus, Markt und Kirche. Sie ist Abbild der urbanen Lebensweise und Hoffnung ihrer Bürger, welche sich in der politischen, ökonomischen und kulturellen Freiheit widerspiegelt. Die „europäische Stadt" ist geprägt durch bauliche Dichte, soziale Vielfalt und Nutzungsmischung. Ihre Stabilität verdankt sie neben dem Instrumentarium der Bauleitplanung, auch der sozialen und technischen Infrastruktur, dem sozialen Wohnungsbau sowie den zahlreichen öffentlichen Kultureinrichtungen und der allgemeinen Sozial- und Wirtschaftspolitik von Staat und Kommunen. Der Grund, warum die deutschen Städte nach dem Zweiten Weltkrieg so eng entlang der alten Strukturen wieder aufgebaut wurden, ist in erster Linie den staatlichen Investitionen in die Infrastruktur sowie den privaten Eigentumsverhältnissen zu verdanken. Für *Siebel* bildet damit das Grundbuch das stabilste Element einer Stadt. Hinzukommend bilden viele europäische Städte

---

46 Vgl. Siebel 2004, S. 13.
47 Siebel 2004, S. 13.
48 Unter Robustheit wird in diesem Kontext eine gewisse Beständigkeit gegenüber gewissen Veränderungen und Schwankungen verstanden. Diese Veränderungen bzw. Schwankungen können bspw. wirtschaftlicher, sozialer oder architektonischer Natur sein. Durch eine bestimmte Robustheit können Quartiere somit gewisse Veränderungen besser kompensieren und bleiben auf einem gleich hohen Niveau. Vgl. hierzu bspw. auch Frick 2008, S. 44.

mit ihren abwechslungsreichen Straßen, Plätzen und Gebäuden oftmals steingewordene Zeugen individueller und kollektiver Erinnerung. Ihre Stabilität hat sich daher in vielen Köpfen verankert.[49] Ferner hat die „europäische Stadt" ihre relative Stabilität der Einteilung in viele unterschiedliche Stadtteile und Quartiere zu verdanken, innerhalb derer sich nicht nur Aufstieg und Niedergang vollziehen, sondern auch gleichzeitig neue Impulse für das Gesamtgefüge Stadt entstehen können.[50] Die „europäische Stadt" bezeichnet *Bodenschatz* auch als „traditionelle Stadt", die durch konkrete Ausformung struktureller Merkmale jeweils regional unterschiedlich geformt und Ausdruck kultureller Vielfalt ist. „Die konkrete europäische Stadt ist in diesem Sinne die materielle Interpretation ihrer jeweils besonderen Geschichte, die es zu erhalten bzw. zu reproduzieren gilt."[51]

Städte und damit auch ihre Quartiere sind über lange Zeiträume durch regionale und vielfältige Gestaltung und Umgestaltung entstanden. Sie sind somit nicht das Ergebnis eines überregionalen Plans, sondern sie bilden eine Kombination aus natürlichen Gegebenheiten mit menschlicher über oftmals lange Zeiträume hinweg geschaffener Umwelt.[52] Dichte, die heute als ein häufig positives Merkmal der kompakten europäischen Stadt erachtet wird, ist auf die Zwänge unterentwickelter Transportsysteme sowie einer massiven Zuwanderung und schierer Armut in den damaligen Städten zurückzuführen. Kleinbetriebliche Strukturen von Handel und Gewerbe sorgen für eine lebendige Mischung von Wohnen und Arbeiten, Erholung und Verkehr. Die europäische Stadt müsste ohne diese Beschaffenheit aufwendig musealisiert oder neu inszeniert werden.[53]

---

49 Vgl. Siebel 2005, S. 2.
50 Vgl. Frick 2008, S. 72.
51 Bodenschatz 2005, S. 8.
52 Vgl. Stachel 2007, S. 14.
53 Vgl. Siebel 2010, S. 119.

## 2.2 Projektentwicklung auf Quartiersebene

Nach *Bone-Winkel* und *Gerstner* befindet sich die klassische Einteilung der Prozesse und Verteilungen der Rollen zwischen Projektentwicklung und Stadtplanung in der Auflösung. Diese Wandlung ist gekennzeichnet von Bemühungen zur Synchronisierung der Vorgehensweise und Prozesse auf beiden Seiten, „[...] da erkannt wurde, welche Optimierungspotentiale in einem konzentrierten Vorgehen liegen. Die Zielsetzung ist nahezu identisch, wenn auch der Betrachtungswinkel ein anderer ist: das Funktionieren eines Quartiers."[54]

### 2.2.1 Einführung und Abgrenzung zur Einzelprojektentwicklung

Für den Begriff der Projektentwicklung liegt keine gesetzliche Definition vor. Um sich dennoch der Thematik (Immobilien-) Projektentwicklung besser nähern zu können, folgen an dieser Stelle zwei definitorische Abgrenzungen. Diese beiden Begriffsbestimmungen beziehen sich in erster Linie auf die „normale" Projektentwicklung, also auf die Entwicklung einer Einzelimmobilie, in der Regel lassen diese sich jedoch auf die Quartiersentwicklung übertragen, da eine Quartiersentwicklung aus mehreren Einzelentwicklungen (Projektentwicklungen) verschiedener Entwickler bestehen kann.

Auch in der Praxis hat sich bisher keine einheitliche Begriffsbestimmung durchsetzen können. Wissenschaftlich erlangt die Definition von *Diederichs* immer mehr Verbreitung:[55]

„Durch Projektentwicklungen sind die Faktoren Standort, Projektidee und Kapital so miteinander zu kombinieren, dass einzelwirtschaftlich wettbewerbsfähige, arbeitsplatzschaffende und -sichernde sowie gesamtwirtschaftlich sozial- und umweltverträgliche Immobilienobjekte geschaffen und dauerhaft rentabel genutzt werden können."[56]

Durch diese drei Ausgangssituationen der Projektentwicklung werden zwei Wirkungsebenen angesprochen: „Zum einen wird die gesamtwirtschaftliche Ebene berührt, auf welcher die Frage zu beantworten ist, inwieweit die Bauinvestition bzw. die Immobilie als deren Ergebnis öffentlichen Belangen entgegenkommt. Zum anderen wird die einzelwirtschaftliche Ebene angesprochen [...]."[57] Nach *Schulte* et al. muss die Begriffsbestimmung von *Diederichs* unter

---
54 Bone-Winkel/ Gerstner 2005, S. 775.
55 Vgl. hierzu bspw. Schulte/ Bone-Winkel 2008, S. 27; Schäfer/ Conzen 2007a, S. 1; Alda/ Hirschner 2007, S. 6.
56 Diederichs 1994, S. 43; und Diederichs 2006, S. 5.
57 Schulte/ Bone-Winkel/ Rottke 2002, S. 32ff.

dem Einfluss des Faktors „Zeit" betrachtet werden. Denn mit einer externen Veränderung, wie z.b. einer Änderung der Bauleitpläne, geht die Anpassung der Projektidee bzw. der Nutzungskonzeption und des zu investierenden Kapitals einher.[58]

Nach *Dietrich* umfasst „Die Projektentwicklung ... alle technischen, wirtschaftlichen und rechtlichen Vorgänge, die bei der Realisierung eines Projekts von der Projektidee bis zum Ende der geplanten Nutzungszeit anfallen."[59]

Der größte Unterschied zwischen der Entwicklung einer Einzelimmobilie (Projektentwicklung) gegenüber der Quartiersentwicklung liegt laut *Schütz* und *Feldmann* „[...] in der Größe des Entwicklungsgebietes. Während bei der Einzelimmobilie das einzelne Grundstück i.d.R. die Größe bestimmt und dadurch die Ausmaße der potentiellen Entwicklung ablesbar und oftmals auch durch das Umfeld vorbestimmt sind, haben Quartiere eine weitaus größere Dimension. Allerdings gibt es keine einheitliche Größendefinition."[60] *Schütz* und *Feldmann* heben hervor, dass neben der räumlichen Dimension einer Quartiersentwicklung auch formal- und materiell-rechtliche Gegebenheiten sowie entsprechende Marketingmaßnahmen zu einer Entwicklungszeit von über 15 Jahren führen können.[61] Anzumerken sei hier jedoch, dass es sich bei solch langen Entwicklungszeiten um große Entwicklungsflächen von mindestens 10 Hektar handeln muss. Die Entwicklungszeiträume der in dieser Arbeit zu analysierenden Quartiere waren gerade aufgrund ihrer geringeren Größe deutlich kürzer (siehe Kap. 3.3).

### 2.2.2 Akteurskonstellationen

„Die Realisierung von nutzungsgemischten Projekten ist ein aufwendiger Prozess. Sie dauert lange und trifft auf viele Akteure."[62] Hinzukommt, dass am Immobilienmarkt neben einer Vielzahl auch teilweise sehr unterschiedliche Akteure direkt oder indirekt am Projektentwicklungsprozess beteiligt sind. Im folgenden Kapitel werden daher die entsprechenden Akteure benannt bzw. kurz vorgestellt. Eine besondere Darstellung liegt jedoch bei den unterschiedlichen Anbietern von Projektentwicklungen, da diese Akteure eine wichtige Rolle im empirischen Teil dieser Arbeit einnehmen. Folgende Akteure können am Projektentwicklungsprozess beteiligt sein: Projektentwickler, Nutzer/ Mieter, Investoren, Finanziers, Grundstückseigentümer, Architekten, Stadtplaner, Ingenieure, Bauunternehmen, öffentliche Hand, Dienstleister, Bürger, Makler etc.

---

58 Vgl. Schulte/ Bone-Winkel/ Rottke 2002, S. 32ff.
59 Dietrich 2005, S. 129.
60 Schütz/ Feldmann 2008, S. 846.
61 Vgl. Schütz/ Feldmann 2008, S. 847.
62 BBR 2006, S. 4.

Aufgrund der vielen Akteure, die am Projektentwicklungsprozess beteiligt sind und die damit verbundenen unterschiedlichen zu lösenden Problemstellungen, ist es dem Projektentwickler in der Regel nicht möglich alle Aufgaben selbst zu bewältigen.[63] „Seine Aufgabe besteht vielmehr darin, den Projektentwicklungsprozess zu koordinieren und die effiziente Zusammenarbeit zwischen seinem Entwicklungsteam und externen Akteuren sicherzustellen."[64]

Grundsätzlich lassen sich drei verschiedene Projektentwicklertypen unterscheiden: *Trade-, Investor-* und *Service-Developer*.[65]

Der *Trade-Developer* erbringt Projektentwicklung im engeren Sinne. Als „Bauherr auf Zeit" trägt er das Risiko eines Zwischeninvestors auf eigene Rechnung und Namen von der Initiierung bis zur Fertigstellung. Er kauft Grundstücke oder Bestandsimmobilien, schafft, wenn erforderlich notwendiges Baurecht und entwickelt diese im Rahmen von Neubautätigkeiten oder Revitalisierungen. Entweder während der Entwicklungsphase oder nach Fertigstellung verkauft der *Trade-Developer* die Immobilienprojekte an einen Endinvestor. Hierzu benötigt er neben ausreichend Eigenkapital ebenfalls einen entsprechenden Zugang zu notwendigem Fremdkapital. Gerade bei institutionellen Anlegern bilden professionelle *Trade-Developer* gefragte Geschäftspartner.

Der *Investor-Developer* ist ebenfalls wie der *Trade-Developer*, auf eigenes Risiko, für den gesamten Projektverlauf verantwortlich. Nach Fertigstellung der Immobilienprojekte behält der *Investor-Developer* diese jedoch im eigenen Bestand. Trotz der grundsätzlichen Ähnlichkeiten der beiden Developer-Typen, können sich die Zielstruktur und das Anspruchsniveau an die Projekte häufig ändern.[66] Dies ist durch den Unterschied in der zeitlichen Flexibilität des „Exits", also im Verkauf der Projekte und in der Tatsache, dass der *Investor-Developer* für den eigenen Bestand entwickelt, begründet.

Der *Service-Developer* zeichnet sich durch seine Dienstleistungstätigkeit häufig im Auftrag großer Bestandshalter aus. Er übernimmt die Konzeptentwicklung bis zur Baufreigabe einschließlich Projektmanagement und ggf. Marketing- und Vermietungstätigkeiten. Eine Beauftragung erfolgt meist phasenweise, die Vergütung kann sich nach vertraglich geschlossen Wertschöpfungsstufen und dem Erfolg richten.

Darüber hinaus existieren noch eine Reihe weiterer Projektentwicklungsgesellschaften, die privatwirtschaftlicher, kommunaler, kirchlicher oder sozialer

---

63 Vgl. Schulte/ Bone-Winkel 2008, S. 56.
64 Schulte/ Bone-Winkel 2008, S. 56.
65 Vgl. Brühl/ Menke/ Straub 2007, S. 599; vgl. auch Schulte/ Bone-Winkel 2008, S. 61f.
66 Vgl. Schulte/ Bone-Winkel 2008, S. 62.

Natur sein können. *Kötter* zählt hierzu folgende Projektentwicklungsunternehmen auf:[67]
- Kommunale Entwicklungsgesellschaften
- Bundesweit tätige Stadtentwicklungsgesellschaften
- Landesentwicklungsgesellschaften, Heimstätten, Siedlungsgesellschaften
- Private, lokale oder regional tätige Consultingunternehmen
- Private Bau- und Erschließungsträger
- Projektentwicklungsgesellschaften von Baukonzernen bzw. Banken
- Immobilientöchter von Industrieunternehmen

Wobei die letzten Jahrzehnte von einer Privatisierung vieler öffentlicher Dienstleistungen geprägt waren. *Lütke Daldrup* und *Zlonicky* beobachten hierbei, dass die meisten Investitions- bzw. Stadtentwicklungsvorhaben von privaten Entwicklern vorgenommen werden. Die ehemals gemeinnützigen Wohnungsbaugesellschaften wurden somit als Hauptakteure der Stadtentwicklung abgelöst.[68]

Eine generelle weitere Differenzierung erscheint nicht sinnvoll, denn trotz der teilweise sehr unterschiedlichen Struktur, lassen sich in der Regel alle Entwickler unter den zuvor beschriebenen Developer-Typen wiederfinden. Allerdings erscheint eine differenzierte Betrachtung der oftmals sehr ungleichen „Zielstrukturen und Anspruchsniveaus"[69] der unterschiedlichen Developer-Typen an ihre Projekte, als sehr wichtig, denn es bleibt anzunehmen, dass der Erfolg einer Quartiersentwicklung von der Art des Entwicklers abhängen kann. Wobei dies keine verallgemeinernde Aussage darstellen soll, denn jeder Developer-Typ ist „[...] auch gezwungen, die Interessen der Endabnehmer (Eigennutzer, Immobilienfonds, institutionelle Kapitalanleger) zu reflektieren."[70]

### 2.2.3 Ablaufphasen der Quartiersentwicklung

Jede Projektentwicklung durchläuft verschiedene Phasen in ihrer Entwicklung. Um die Phase des Planungs- und Entwicklungsprozesses besser in den gesamten Projektentwicklungsprozess einzuordnen, erfolgt im Folgenden ein Einstieg in den theoretischen Gesamtablauf einer Quartiersentwicklung. Da in dieser Arbeit Planungs- und Entwicklungsprozesse untersucht werden sollen, wird auf diese Teile ein besonderer Schwerpunkt gelegt.

---

67 Vgl. Kötter 2001, S. 150f.
68 Vgl. Lütke Daldrup/ Zlonicky 2009, S. 11.
69 Vgl. Schulte/ Bone-Winkel 2008, S. 62.
70 Aring/ Altena/ Pfeiffer 1997, S. 20f.

In der Wissenschaft existieren verschiedene Phasenmodelle eines Projektentwicklungsprozesses.[71] Dies ist der Prozess, der sämtliche Tätigkeiten umfasst, „[...] die erforderlich sind, um ein Projekt von der Initiierung bis zur Baufertigstellung und Nutzerübergabe heranzubilden."[72] Zu nennen sind z.B. Gleichgewichts-, Institutionen-, Phasenmodelle und das Strukturmodell.[73]

Das Phasenmodell nach *Bone-Winkel* erscheint für diese Arbeit am geeignetsten, da sich dieses Modell weniger auf die Inhalte der Planungs- und Bauabwicklung (Projektmanagement), sondern in erster Linie auf die wesentlichen Entscheidungsschritte in der Entstehung und Realisierung eines Projektes stützt. Nach diesem Modell gliedert sich der Projektentwicklungsprozess in fünf Hauptkomponenten: in die Projektinitiierung, Projektkonzeption, Projektkonkretisierung, Projektmanagement und in die Projektvermarktung.[74]

Die Projektinitiierung und die Projektkonzeption bilden die normativen Phasen für den empirischen Teil dieser Arbeit, denn der größte Anteil eines jeden Planungs- und Entwicklungsprozesses einer Quartiersentwicklung lässt sich hier einordnen. Im nächsten Kapitel werden insbesondere diese ersten beiden Hauptkomponenten mit den jeweils enthaltenden Unterpunkten erörtert. Da aber ein Planungs- und Entwicklungsprozess zwangsläufig auch die übrigen drei Phasen tangieren kann, werden im Folgenden alle fünf Phasen kurz erläutert. Die folgende Abbildung zeigt das Phasenmodell des Projektentwicklungsprozesses.

*Abbildung 1: Phasenmodell des Projektentwicklungsprozesses*

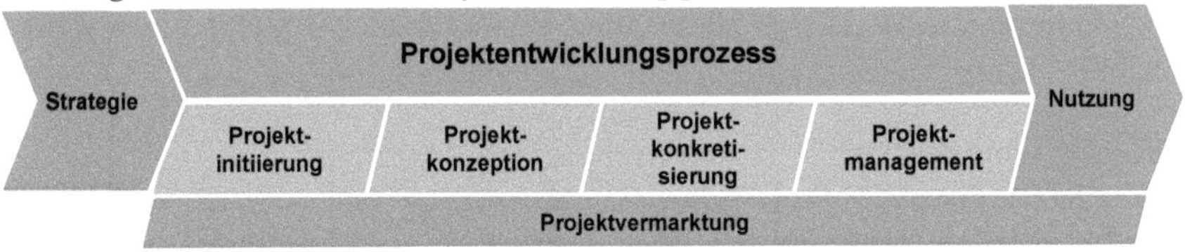

Quelle: Eigene Darstellung nach: Bone-Winkel 1994, S. 54.

**Projektinitiierung**:
Am Anfang eines jeden Projektentwicklungsprozesses steht die Projektinitiierung. In dieser Phase der Projektentwicklung sucht der Immobilienprojektentwickler entweder ein passendes Konzept für sein vorhandenes Grundstück oder im umgekehrten Fall ein Grundstück für ein geplantes Konzept. Die Projektidee bzw. die Nutzungskonzeption stehen hier im Vordergrund. Weiterhin nimmt das

---

71 Vgl. bspw. Bohn 2007, S. 345; Bone-Winkel/ Gerstner 2005, S. 753ff.
72 Schulte/ Bone-Winkel 2008, S. 37.
73 Vgl. Bone-Winkel/ Gerstner 2005, S. 753f.
74 Vgl. Schulte/ Bone-Winkel 2008, S. 36ff.

benötigte Kapital bzw. eine entsprechende Kapitalbeschaffung eine erhebliche Rolle ein.[75]

**Projektkonzeption:**
In der zweiten Phase erfolgt eine systematische Analyse des in der Projektinitiierung umrissenen Projektes. Diese Analyse kann einen Projektentwickler in die Lage versetzen, die Realisierungsfähigkeit seines Projektes anhand detaillierter Daten und Prognosen zu verifizieren. Anderen an der Projektentwicklung beteiligten Institutionen, insbesondere potentiellen Finanziers, Investoren und Nutzer sowie die Öffentlichkeit, kann auf diesem Wege das Projekt nachvollziehbar begründet werden.[76]

**Projektkonkretisierung:**
Wird das Projekt als erfolgreich erachtet, so folgt die Einleitung einer Verhandlungs- und Entscheidungsphase. Die Projektkonkretisierung beinhaltet die Grundstückssicherung, die Schaffung des Baurechts bzw. Baugenehmigung, die architektonische Planung, Ausschreibung und Vergabe der Bauleistungen, Mietvertragsverhandlungen, Sicherung der Finanzierung etc.[77]

**Projektmanagement:**
In dieser Phase übernimmt der Projektentwickler die Rolle des Bauherrn. Schwerpunkt bildet das Qualitäts-, Kosten- und Terminmanagement, welches sowohl intern als auch extern durch einen Projektsteuerer vorgenommen werden kann.[78]

**Projektvermarktung:**
In der letzen Phase des Projektentwicklungsprozesses verlagert sich die Aktivität des Entwicklers zugunsten des Projektmarketings.[79] Schwerpunkt des Marketings liegt in der Vermietung und der Veräußerung des Projektes.[80]

Zusammenfassend ist festzuhalten, dass das zuvor beschriebene Phasenmodell den Projektentwicklungsprozess in einer idealtypischen Form wiedergibt. In der Praxis können die einzelnen Phasen nicht immer in der angegebenen Form durchlaufen werden. Parallele Abläufe, Rückkopplungseffekte und Überlappun-

---

75 Ebenda S. 37ff.
76 Ebenda S. 41ff.
77 Ebenda S. 53f.
78 Vgl. Bone-Winkel/ Isenhöfer/ Hofmann 2008, S. 260; vgl. hierzu auch ausführlich Bohn 2007, S. 285ff.
79 Vgl. Schulte/ Bone-Winkel 2008, S. 54 in Bezug auf McMahan 1989, S. 393.
80 Vgl. Schulte/ Bone-Winkel 2008, S. 54 in Bezug auf Graaskamp 1981/ 1991, S. 633.

gen sind bei konkreten Projekten eher die Regel.[81] Wie zuvor erwähnt, können die Zeiträume von der ersten Projektidee bis zum Abschluss der Quartiersentwicklung sehr unterschiedlich sein. Eine konstante Unterstützung während der gesamten Zeit durch möglichst alle Akteure, erscheint als äußerst wichtig.[82]

---

81 Vgl. Schulte/ Bone-Winkel 2008, S. 55.
82 Vgl. bspw. von Lüpke 2007, S. 43.

## 2.3 Quartiersentwicklung durch Nutzungsmischung

Die Nutzungen in einem Quartier oder in der unmittelbaren Umgebung können sehr vielfältig sein. Beispielhaft können Wohnungen, Büros, Einzelhandel, Dienstleister, Kultureinrichtungen, Hotels, Kinos, Gastronomie, Ärzte, Krankenhäuser, Kindergärten, Bildungs- und Pflegeeinrichtungen etc. genannt werden. Diese Aufzählung lässt sich fast beliebig fortsetzen. Die Nutzungen Wohnen, Gewerbe und Freizeit lassen sich jedoch als Hauptnutzungen herauskristallisieren, da sich fast jede Nutzung, wenn auch nur sehr grob, unter diesen dreien subsumieren lässt. Dabei ist die Frage: Wie ein Gebäude, Gebäudeteil, Platz oder Straße von den Bewohnern und Nutzern genutzt oder bespielt wird, für die eigentliche Nutzung entscheidend. Und nicht die Frage nach dem Nutzer. Denn z.B. können in einem Restaurant sowohl Bewohner arbeiten als auch ihre Freizeit verbringen, in erster Linie wird das Restaurant jedoch in seiner Außenwirkung für Freizeitzwecke genutzt. Folglich sind die spürbare Außenwirkung und die konkrete Typologie des Raumes bei der Frage nach der Nutzung entscheidend.

Des Weiteren kommt eine vielfältige Infrastruktur und die mit ihr verbundene Nutzungsmischung sowie kurze Distanzen,[83] „[...] den Anforderungen der Wissensökonomie ebenso entgegen wie den Lebensstilen, die sie hervorbringt."[84] Darüber hinaus gestalten Lebensstile „[...] die Bindung der Bewohner an Quartier und Stadt nachhaltiger als sozialer Rang und Schichtspezifität des Gebietes [...]."[85] Die Nachfrage nach verschiedenen Formen urbaner Lebensstile beeinflusst Entscheider aus politisch-administrativen Bereichen sowie Developer in ihrem Handeln. Als Schauplatz dieser intensiven Beteiligung nennt *Altrock* die Lebenswelt des in Zentrumsnähe liegenden Quartiers.[86]

Der Endbericht der *ExWoSt*-Forschungsfeld „Nutzungsmischung im Städtebau"[87] kommt zu dem Ergebnis, dass Nutzungsmischung als städtebauliches Ziel unter Planern fast unumstritten ist. „Es wird als wichtigstes Element einer nach-

---

83 Vgl. Häußermann/ Läpple/ Siebel 2008, S. 370.
84 Häußermann/ Läpple/ Siebel 2008, S. 370.
85 Lüdtke 1989, S. 146.
86 Vgl. Altrock 2005, S. 378.
87 Mit dem Forschungsprogramm Experimenteller Wohnungs- und Städtebau (ExWoSt) fördert das Bundesministerium für Verkehr, Bau und Stadtentwicklung (BMVBS) und das Bundesamt für Bauwesen und Raumordnung (BBR) innovative Planungen und Maßnahmen zu städtebaulichen und wohnungspolitischen Themen. Von 1995 bis 1999 wurden im ExWoSt-Forschungsfeld „Nutzungsmischung im Städtebau" 13 städtebauliche Modellvorhaben wissenschaftlich begleitet, mit denen die Entwicklung nutzungsgemischter Quartiere auf innerstädtischen Brachen, in neuen Quartieren am Stadtrand sowie im Bestand verfolgt wurde. BBR 2006.

haltigen Stadtentwicklung und einer Stadt der kurzen Wege gesehen."[88] Diesbezüglich ist klarzustellen, dass Nutzungsmischung zur Nachhaltigkeit beiträgt. Allerdings kann es keine nachhaltige Nutzungsmischung geben.[89]
Zwar gibt es in vielen deutschen Städten Mischungsprojekte, sie bilden aber noch die Ausnahmen gegenüber reinen Gewerbe- und Wohngebieten. Die reale Entwicklung der deutschen Städte ist durch Entmischung und Funktionstrennung geprägt und Nutzungsmischung spielt im Planungsalltag eine eher sekundäre Rolle.[90] Dies wird besonders bei einer Betrachtung vieler Wohngebiete, die zwischen 1930 und 1980 in Deutschland entstanden sind, deutlich. Gerade bei den zahlreichen Zeilenbauten die nach dem Zweiten Weltkrieg gebaut wurden, lässt sich die zuvor genannte Entmischung und Funktionstrennung oftmals gut erkennen. Diese Quartiere sind häufig geprägt durch schwer vermietbare Erdgeschossetagen und Rasenflächen die nur die Funktion einer Abstandsfläche zwischen Straße und Gebäude darstellen. Aber auch bei vielen Neubauten liegt das Erdgeschoss bzw. das Hochparterre immer noch weit über dem Straßenniveau. Aufgrund einer gewissen gewollten Distanz der Bewohner zur Straße ist dies auch verständlich, nur führt diese Planungsart zu einer starken Zäsur zwischen dem öffentlichen Leben im Straßenraum und den Gebäuden die ihn begrenzen. In der Folge dieser baulich-räumlichen Trennung können eintönige und triste Straßenzüge entstehen, die u.U. keine ausreichende soziale und kulturelle Abwechslung und Vielfalt bieten.[91]

Die Ergebnisse der *ExWoSt*-Studie zeigen, dass nutzungsgemischte Projekte erfolgreich sind, wenn die Rahmenbedingungen, wie Standort und Situation auf dem städtischen Gewerbeflächen- und Wohnungsmarkt, das städtebauliche Konzept sowie das Umsetzungsverfahren „stimmen". Da sich aufgrund der Tertiärisierung die Standortanforderungen von Industrie und Gewerbe ebenso gewandelt haben wie das Arbeitsleben, lassen sich Wohnungen mit Läden, Büros und Dienstleistungen, aber auch mit Handwerks- und verarbeitenden Betrieben vielerorts mischen.[92] Für eine räumliche Annäherung von Wohnen und Wirtschaft haben sich die technologischen Voraussetzungen gebessert. Moderne Maschinen und umweltfreundliche Haustechnik sind sauber und geräuscharm geworden. Somit lassen sich produzierende Klein- und Mittelbetriebe in nutzungsgemischten Stadtquartieren integrieren.[93] Das dies möglich ist, wird am Beispiel der „Gläsernen Manufaktur" der *VW-Fabrik*, die mitten in Dresden und in relativer

---

88 BBR 2006, S. 1; vgl. hierzu auch Breuer/ Schmell 2007, S. 31.
89 Eine ausführlichere Erläuterung und Abgrenzung folgt im Kapitel 2.4.1.2 Konzeption.
90 Vgl. BBR 2006, S. 1ff.
91 Vgl. Wieland 2009, S. 9f.
92 Vgl. BBR 2006, S. 1ff. Zum Tertiäsierungstrend vgl. ausführlich Gornig/ Mundelius 2012, S. 130ff; Brake 2012, S. 22ff.
93 Vgl. Feldtkeller 2001, S. 14.

Nähe zur barocken Altstadt errichtet wurde, deutlich. Der jahrzehntelange städteplanerische Grundsatz der Moderne, dass Wohnen und Arbeiten in der Stadt unvereinbar sein, gilt nicht mehr.[94]

Gerade in multifunktionalen innerstädtischen Altbaugebieten um 1900 lässt sich die Vereinbarkeit von Familie und Beruf sowie Anforderungen an zeitliche Flexibilität und eine beständige Suche nach neuen Kontakten und Kooperationsmöglichkeiten sehr viel leichter organisieren.[95] „Die kleinteilige Mischung aus Wohnen und Arbeit, Kultur und sozialen Einrichtungen ist unter vielen Aspekten unverzichtbar für das soziale und wirtschaftliche System Stadt."[96] Nutzungsgemischte Stadtteile sind in ihrer Urbanität[97] nicht auf Ladenschlusszeiten beschränkt, sie sind durchgängig belebte Stadtteile. Dies hat direkte positive Auswirkungen auf das subjektive Sicherheitsempfinden ihrer Bewohner. Wirtschaftliche Prozesse sind direkt beeinflussbar, da sie sich nicht auf übergeordneten Ebenen befinden, sondern lokal präsent sind.[98]

Nutzungsmischung führt jedoch nicht automatisch zu einer Verkehrsverminderung, denn zumindest Berufsverkehre lassen sich nicht durch ein räumliches Nebeneinander von Wohnungen und Arbeitsplätzen entscheidend verringern. Dennoch werden von Bewohnern nutzungsgemischter Quartiere weniger Wege mit dem Auto zurückgelegt als in monofunktionalen Stadtteilen. Es werden also Angebote in der Nähe wahrgenommen. Dies fördert die lokale Wirtschaft und ist gleichzeitig für Bevölkerungsgruppen mit eingeschränkter Mobilität – wie Kinder, Jugendliche, Alleinerziehende und Ältere – ein großer Vorteil für den Wohnstandort, der ihre Wohnzufriedenheit fördert.[99] Nutzungsmischung steht für Abwechslung und Attraktivität, sowohl im Bezug auf die Wahrnehmung als auch auf die funktionalen Strukturen.[100]

Bereits im Jahre 1961 hat *Jacobs* in ihrem Essay "The Death and Life of American Cities" erkannt, dass „[...] vier Voraussetzungen unerläßlich" sind „Um eine reiche Mannigfaltigkeit in den Straßen und Bezirken [...] zu erzeugen [...]."[101] Gerade die dritte Voraussetzung erscheint für eine dauerhafte Nutzungsmischung eines Quartiers heute noch nach wie vor aktuell: „Der Bezirk muß Gebäude mischen, deren Alter und Zustand verschieden ist; auch alte Gebäude müssen in vernünftigem Verhältnis darunter sein, damit alle Gebäude

---

94 Vgl. Bode 2002, S. 123; vgl. auch Christiaanse 2002, S. 4.
95 Vgl. Häußermann/ Läpple/ Siebel 2008, S. 370.
96 Pätz/ Soehlke 2001, S. 57.
97 „Urbanität kann als ein Spannungsverhältnis beschrieben werden zwischen physischer Nähe und sozialer Distanz, zwischen Dichte und Fremdheit." Siebel 2010, S. 123.
98 Vgl. Pätz/ Soehlke 2001, S. 57.
99 Vgl. BBR 2006, S. 5f.
100 Vgl. Aring/ Altena/ Pfeiffer 1997, S. 10.
101 Jacobs 1961/1963, S. 95.

zusammen hinsichtlich der wirtschaftlichen Rente, die sie einzubringen haben, variieren. Diese Mischung muss ziemlich feinkörnig sein."[102]

Durch ein Angebot älterer und teilweise längst abgeschriebener Gebäude wird die Unterbringung vielfältiger – darunter auch wirtschaftlich nicht so ertragreicher – Nutzungen erlaubt.[103] Über einen reduzierten Ausbau- und Modernisierungsstandard können so ökonomisch schwächere private Haushalte und Betriebe, die die gewöhnlichen Neubaumieten nicht bezahlen können, gehalten und sogar gewonnen werden. Dieser wesentliche Beitrag des Bestandes kann für nutzungsgemischte Quartiere sehr hilfreich sein.[104]

Traditionell nutzungsgemischte Stadtteile um 1900 zeichnen sich durch ein verhältnismäßig homogenes Bild bei den Gebäudegrößen und Baumassen aus. Im Idealfall als Blockrandbebauung mit einer einheitlichen Traufhöhe, sind Wohnungen, Büros, Praxen und Geschäfte in ähnlichen Gebäuden untergebracht. Bezeichnenderweise ist gerade in diesen Quartieren die Mischung innerhalb eines Gebäudes recht häufig, weil offensichtlich die Proportionen stimmig sind und die Gebäudeformen eine hohe Nutzungsflexibilität ermöglichen. Gründerzeitliche Gebäude, mit hohen und oft ähnlich großen Räumen, die zum Teil sehr flexibel genutzt werden können, unterscheiden sich von Neubauten mit nutzungsspezifischen Grundrissen, die auf bestimmte Funktionen hin optimiert und damit sehr stark spezialisiert sind. Diese Spezialisierung der funktionsspezifischen Grundrisse sorgt dafür, dass nachträglich geplante unterschiedliche Nutzungen, nur mit einem zusätzlichen Investitionsaufwand stapelbar sind, weil z.B. die Abflusssysteme nicht vertikal übereinander passen.[105] Viele stadtaffine Mieter und Nutzer von gründerzeitlichen Gebäuden gehen darüber hinaus aber auch bereitwillig Kompromisse ein, weil sie gerade Art, Typ und Lage dieser Immobilien sehr schätzen. Individuelle Unternehmen wie bspw. kleine Werbe-, PR-, Marketingagenturen und Architekturbüros etc. nutzen diese Gebäude, denn für sie haben Charme, Individualität und Repräsentanz eine wichtige Bedeutung.[106]

**Arten der Nutzungsmischung**
Grob lassen sich zwei mögliche Arten der Nutzungsmischung unterscheiden. Zur Verdeutlichung folgt an dieser Stelle eine Abbildung, die erstens, eine beispielhafte vertikale Mischung in einem Einzelgebäude und zweitens eine denkbare horizontale Mischung in einem Quartier zeigt.

---

102 Jacobs 1961/ 1963, S. 95.
103 Vgl. Feldtkeller 2001, S. 15.
104 Vgl. Jessen 1999, S. 9.
105 Vgl. Aring/ Altena/ Pfeiffer 1997, S. 29ff.
106 Vgl. Wieland 2009, S. 12.

*Abbildung 2: Arten der Nutzungsmischung*

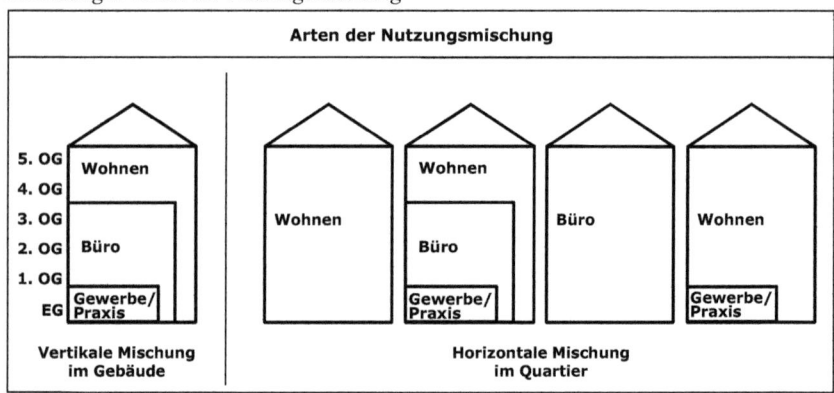

Quelle: Wieland 2009, S. 13.

Bei vielen Stadtplanern gilt Nutzungsmischung in einem Gebäude als Inbegriff von Urbanität. Dementsprechend zahlreich wird seitens der kommunalen Planung zunächst eine vertikale Mischung im Gebäude gefordert, insbesondere wenn in innerstädtischen Quartieren Baulücken geschlossen werden sollen.[107]

**Vorbehalte gegenüber Nutzungsmischung**
Von Seiten der Privatwirtschaft gibt es dabei jedoch immer wieder erhebliche Vorbehalte gegenüber Nutzungsmischung, daher werden im folgenden Teil dieser Arbeit die Nachteile, die sich durch Nutzungsmischung ergeben können, aus Sicht von Projektentwicklern, Investoren und Nutzern, beschrieben.

Bedingt durch den Wandel der Produktionsbetriebe, sind die die Umwelt belastenden Faktoren nun nicht mehr die des Industriezeitalters, sondern die der „Erlebnisgesellschaft". Umweltstörungen wie Gaststättenlärm, Autolärm, Suchverkehr aufgrund des Mangels an Parkplätzen sowie Luft- und Lichtverschmutzung lassen Konflikte zwischen sogenannten *Urban Entertainment*[108] und Wohnnutzung in innerstädtischen Bereichen entstehen.[109]

Allerdings ist das größte Problem für Projektentwickler immer die von der Kommune aufoktroyierte Nutzungsmischung wie bspw. Büro und Einzelhandel

---

107 Vgl. bspw. Aring/ Altena/ Pfeiffer 1997, S. 28.
108 „Die grundsätzliche Philosophie von Urban Entertainment Centern (UEC) besteht in der Übertragung des Shoppingcenter-Gedankens auf den Freizeit- bzw. Entertainmentbereich. [...] UEC sind kombinierte Freizeit- und Entertainmentanlagen in Verbindung mit erlebnisorientierten Handelseinrichtungen und Gastronomiebetrieben." (bspw. Multiplex-Kino, Musical-Theater, Großdiskotheken usw.). Falk et al. 2004, S. 853.
109 Vgl. Brühl et al. 2006, S. 17.

aber vor allem eine Übereinanderschichtung von Büro und Wohnen in einem Gebäude. Denn bereits in der Phase der Projektinitiierung muss für einen Projektentwickler klar sein, ob sein Projekt später überhaupt vermarktungsfähig sein wird, weil viele Endinvestoren, wie Immobilienfonds und Versicherungen, keine Wohnungen oder nutzungsgemischte Objekte kaufen.[110] Im Sinne der Risiko- und Renditestruktur wird Nutzungsmischung in einem Gebäude eher als störend empfunden und daher in der Regel vermieden. Demzufolge sind potentielle Investitionsobjekte institutioneller Investoren oftmals Einzelimmobilien mit einer monofunktionalen Nutzung.[111]

Die Studie „Chancen für Nutzungsmischung aus Sicht von Investoren"[112] beschreibt genau diese hohe Skepsis unter den Projektentwicklungsgesellschaften gegenüber dieser Art Nutzungsmischung. Viele Projektentwickler haben tiefsitzende Vorbehalte gegenüber einer Mischung in einem Einzelobjekt. Insbesondere in Zeiten eines verstärkten Kostendrucks werden folgende Punkte kritisch gesehen:[113]
- höhere Investitionskosten
- höhere Bewirtschaftungskosten
- häufige gegenseitige Beeinträchtigungen der Nutzer
- schwierigere Vermarktbarkeit bei verschiedenen potentiellen Kapitalanlegern

„Bereits bei den Investitionskosten unterscheiden sich monofunktionale Gebäude von Objekten mit vertikaler Mischung."[114] Aus brandschutztechnischen Gründen, der Abschirmung der Nutzer voneinander und einer einfacheren Bewirtschaftung ist es vielfach notwendig, für die unterschiedlichen Nutzungen separate Treppenhäuser zu planen. Besonders aufwendig gestaltet sich die Planung von mehreren Büroetagen im unteren Bereich eines Gebäudes mit einer darüber liegenden Wohnnutzung. Denn um die Verwaltungs- und sonstige Probleme, wie Kinderwagen oder Fahrräder im Treppenhaus, z.B. einer auf Status und Repräsentativität bedachten Anwaltskanzlei, vermeiden zu wollen, muss für die oberen

---

110 Vgl. Aring/ Altena/ Pfeiffer 1997, S. 25ff.
111 Vgl. Schütz/ Feldmann 2008, S. 847.
112 Die Studie „Chancen für Nutzungsmischung aus Sicht von Investoren" stellt ein Sondergutachten zum oben beschriebenen ExWoSt-Programms „Nutzungsmischung im Städtebau" dar. Im Auftrag der Bundesforschungsanstalt für Landeskunde und Raumordnung (heute: Bundesamt für Bauwesen und Raumordnung, BBR) hat das Beratungsunternehmen Empirica erforscht, wie Investoren das Leitbild „Nutzungsmischung" sehen, inwiefern es handlungsrelevant werden kann und welche Investitionskalküle in welcher Gewichtung zum Tragen kommen. Vgl. Aring/ Altena/ Pfeiffer 1997, S. 9ff.
113 Vgl. Aring/ Altena/ Pfeiffer 1997, S. 28.
114 Aring/ Altena/ Pfeiffer 1997, S. 28.

Wohnungen ein eigenes Treppenhaus gebaut werden. Dies hätte zur Folge, dass im gleichen Gebäude bei gleicher Substanz zwei Treppenhäuser existieren würden. Zu den zusätzlichen Investitionskosten kommen auch zusätzliche Verwaltungs- und Betriebskosten.[115] Besonders gravierend ist jedoch der Flächenverlust durch den zusätzlichen Erschließungskern, denn für diese Nebenflächen kann der Investor sowohl im gewerblichen Bereich als auch im Geschosswohnungsbau keine Miete oder Kaufpreise erzielen.

Aber auch der Publikumsverkehr von Gewerbemietern wird häufig von Wohnungsmietern als störend empfunden, weswegen von Seiten der Mieter gegebenenfalls auch getrennte Treppenhäuser als notwendig empfunden werden können.[116]

Werden Wohnen und gewerbliche[117] Nutzung durch den gleichen Hauseingang erschlossen, ergibt sich oft noch eine weitere logistische Schwierigkeit. Hier kann im Falle eines Verkaufs das Problem der Realteilung[118] auftreten: Befinden sich im Obergeschoß Eigentumswohnungen und im Untergeschoß Gewerbeflächen, kann das Problem entstehen, dass im Falle eines Verkaufs – an einen oder mehrere Käufer – nur mit sehr großem notariellen Aufwand horizontal geteilt werden kann. Oftmals bildet dies sowohl für den Projektentwickler als auch für den zukünftigen Endinvestor eine Hemmschwelle.[119]

*Feldtkeller* sieht weitere Gründe, für Vorbehalte von Investoren, in der Schwierigkeit ökonomische und kulturelle Vielfalt durch eine Bedarfsanalyse vorherzubestimmen, denn für ihn entsteht Nutzungsmischung nicht durch die einfache Kombination aus Wohnen, Nahversorgung und Büros.[120]

Die üblichen Kombinationsformen von nutzungsgemischten Objekten können z.B. Wohnen-Handel, Wohnen-Büro-Handel, Büro-Handel oder Wohnen-Praxis sein. Die folgende Abbildung zeigt die Rendite- und Konflikterwartungen von beispielhaft nutzungsgemischten Objekten im Überblick. Hier wird deutlich, dass Büro und Handel die größte Rendite erwarten lassen, während gleichzeitig

---

115 Vgl. Aring/ Altena/ Pfeiffer 1997, S. 28f.
116 Vgl. Kretschmer 1994, S. 246.
117 Unter gewerblich bzw. Gewerbe wird zugrundegelegt, dass es sich hier bewusst um unscharfe und offene Begriffe handelt. Hierunter fallen alle Einrichtungen in denen Menschen angestellt, freiberuflich oder ehrenamtlich arbeiten. Hierunter fallen Büros, Praxen, Restaurants, Cafés, Handwerksbetriebe, Läden, Dienstleister bis hin zu sozialen und kulturellen Initiativen. Vgl. Pätz/ Soehlke 2001, S. 59f.
118 Vgl. hierzu § 8 Abs. 1 WEG: Der Eigentümer eines Grundstücks kann durch Erklärung gegenüber dem Grundbuchamt das Eigentum an dem Grundstück in Miteigentumsanteile in der Weise teilen, dass mit jedem Anteil das Sondereigentum an einer bestimmten Wohnung oder an nicht zu Wohnzwecken dienenden bestimmten Räumen in einem auf dem Grundstück errichteten oder zu errichtenden Gebäude verbunden ist.
119 Vgl. hierzu z.B. Aring/ Altena/ Pfeiffer 1997, S. 28.
120 Vgl. Feldtkeller 2009, S. 162.

die Konflikterwartungen, der Verwaltungsaufwand und die Baukosten gering sind. Vor diesem Hintergrund wird die Skepsis vieler Projektentwickler und Investoren gegenüber Nutzungsmischung im Gebäude, insbesondere Wohnen-Büro-Handel, deutlich.[121]

*Abbildung 3: Nutzungsmischung im Gebäude - Rendite und Konflikterwartungen*

| Nutzungsmischung im Gebäude Rendite- und Konflikterwartungen bei verschiedenen Mischungsformen | | | | |
|---|---|---|---|---|
| | 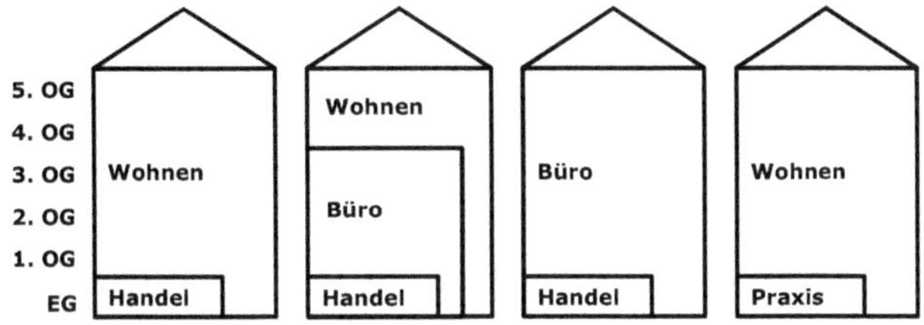 5. OG / 4. OG / 3. OG / 2. OG / 1. OG / EG: Wohnen / Handel | Wohnen / Büro / Handel | Büro / Handel | Wohnen / Praxis |
| relative Renditeerwartung | gering | mittel | hoch | gering |
| relative Konflikterwartung | mittel | hoch | gering | mittel |
| relativer Verwaltungsaufwand | hoch | hoch | gering | hoch |
| relative Baukosten | gering | hoch | gering | gering |

Quelle: Eigene Darstellung nach Aring/ Altena/ Pfeiffer 1997, S. 34.

Etwas begrenzter gestaltet sich der Kostenaufwand, wenn im Erdgeschoss Geschäftsräume und in darüber liegenden Etagen Wohnen geplant sind.[122] Bei dieser Planung kann meistens auf einen zweiten Erschließungskern verzichtet werden, denn diese Art der Nutzungsmischung erlaubt einen Zugang zu den Geschäftsräumen im Erdgeschoss meistens direkt von der Straße aus.

---

121 Vgl. Aring/ Altena/ Pfeiffer 1997, S. 33f.
122 Vgl. Aring/ Altena/ Pfeiffer 1997, S. 28f.

*Abbildung 4: Erschließung Wohnen mit Gewerbe im EG*

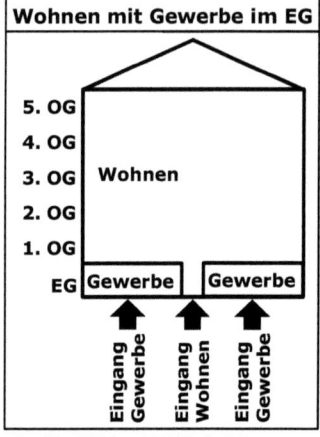

Quelle: Wieland 2009, S. 16.

Das Erdgeschoss eignet sich, in dicht bebauten Quartieren, aufgrund der unmittelbaren Nähe zur Straße, am wenigsten für Wohnzwecke. Eine Nutzung für gewerbliche oder kulturelle Zwecke ist für *Feldkeller* gerade wegen des engen Kontaktes zum öffentlichen Raum ein typischer Baustein städtischer Strukturen.[123] Diese Art der Nutzungsmischung funktioniert jedoch nur dort, wo eine ausreichende Nachfrage nach gewerblichen Flächen vorhanden ist.

Diese zuvor genannten Vorbehalte vieler Investoren gegenüber Nutzungsmischung im Gebäude münden allerdings nicht in einer grundsätzlichen Ablehnung dieser. Urbanität und Belebtheit werden durchaus als Vorteil gesehen.[124] Im Gegensatz zu einer Nutzungsmischung in einer Einzelimmobilie ist eine horizontale Nutzungsmischung im Quartier oft gewollt, da gerade hier die Nutzerbedürfnisse und die Risikostreuung es verlangen. Dabei kann je nach städtebaulichem Kontext und lokalen Marktgegebenheiten das Stadtquartier durch einen bestimmten Nutzungsschwerpunkt geprägt sein. Durch gegenseitige Ergänzungen der Nutzungen können Synergien gebildet werden, sodass sie im Sinne des Gesamtproduktes *nutzungsgemischtes Quartier* ein komplementäres Element bilden.[125]

Gerade sogenannte „Kleininvestoren"[126] bilden oft eine Ausnahme. Bei diesen Akteuren handelt es sich um Investoren, die ein Mietobjekt errichten um es selbst langfristig in den eigenen Beständen zu halten. Für ihre Investitionsentscheidungen spielen weder kurzfristige Renditeüberlegungen noch mögliche durch einen Verkauf realisierbare Wertsteigerungen eine Rolle. Wichtig ist vielmehr, dass das Gebäude in einer langfristigen Perspektive ein geringes Vermietungsrisiko aufweist. Für diese Investoren kommen nutzungsgemischte Gebäude

---

123 Vgl. Feldtkeller 2001, S. 35; vgl. hierzu auch die praktische Umsetzung im „Französischen Viertel" in Tübingen in dem sich die Bewohner der Etagenhäuser verpflichten mussten ihre Erdgeschosse für gewerbliche, kulturelle oder soziale Zwecke vorzuhalten. Vgl. Feldtkeller 2009, S. 162.
124 Vgl. Aring/ Altena/ Pfeiffer 1997, S. 9f.
125 Vgl. Schütz/ Feldmann 2008, S. 847f.
126 Hier wird zugrunde gelegt, dass „Kleininvestoren" unter die Gruppe der Privatinvestoren fallen und den Typ des Einzelanlegers – der Selbstnutzer oder Besitzer einer oder weniger Immobilien ist – vertreten. Vgl. Falk et al. 2004, S. 506f.

(unten Geschäfte, Praxen oder Büros und oben Wohnen) insbesondere in Betracht, wenn Baugrundstücke oder Bestandsgebäude in Stadtteilen mit einer historisch gewachsenen Mischung zur Disposition stehen. Die oben beschriebenen Probleme bei nutzungsgemischten Objekten lassen sich hier begrenzen, weil die Gebäude oft mit max. 1.000 m² BGF vergleichsweise klein sind, und weil der Grundeigentümer nur eines oder wenige Objekte im Bestand hält, sodass der Druck zu einer Verwaltungsoptimierung gering bleibt.[127] Neben „Kleininvestoren" bilden, unabhängig von der Objektgröße und Anzahl, ebenfalls die zuvor beschriebenen *Investoren-Developer* und die *Service-Developer* bzw. deren Auftraggeber (Bestandshalter) eine besondere Rolle.

Einzelhandels- und sonstige Dienstleistungsbetriebe können durchaus mit der Existenz von Büros, Arztpraxen oder Wohnungen harmonieren. Die einzelnen Nutzungsarten können jeweils zusätzlich von der Frequenz der anderen profitieren. Daher befindet sich z.B. oft eine Apotheke oder ein Augenoptiker in einem Ärztehaus bzw. einem Gebäude mit mehreren Arztpraxen. Die Verbundwirkung mehrerer Arztpraxen im Objekt wird von den Ärzten sehr geschätzt. Krankengymnasten oder Masseure sehen in der Niederlassung eines Sportarztes oder Orthopäden, in unmittelbarer Nähe, Vorteile für ihre eigene Praxis. Ähnliche Synergieeffekte sind bei der Verbindung größerer Büroeinheiten mit Gastronomie und Einzelhandel zu beobachten.[128] Ferner nehmen gewerbliche Nutzer bei der Entwicklung nutzungsgemischter Quartiere eine zentrale Rolle ein.[129] „Sie wirken als Pioniere und ‚Anker': Eigentümer, aber auch Mieter binden sich durch Investitionen in Gebäude- und Betriebsausstattungen an den Standort."[130]

### 2.3.1 Renaissance nutzungsgemischter Quartiere

Um einen besseren Einblick in die Funktion nutzungsgemischter Quartiere zu geben, erfolgt eine Reflexion, weshalb es in den letzten Jahren vermehrt zur Planung und Entstehung nutzungsgemischter Quartiere gekommen ist.

Als Grund für die Planung und Entstehung nutzungsgemischter Quartiere können die seit mehreren Jahren beschriebenen Entwicklungen, die als „Renaissance der Stadt" oder die unter dem Schlagwort „Reurbanisierung" geführten Diskussionen, gesehen werden.[131] Wobei sowohl die mediale Berichterstattung als auch der fachliche Diskurs über Reurbanisierung nur scheinbar homogen

---

127 Vgl. Aring/ Altena/ Pfeiffer 1997, S. 19.
128 Vgl. Kretschmer 1994, S. 248ff.
129 Vgl. BBR 2006, S. 2.
130 BBR 2006, S. 2.
131 Vgl. Lütke Daldrup/ Zlonicky 2009, S. 11; Dziomba 2009, S. 35ff; Kaiser/ Pohlan 2008, S. 65f; vgl. auch z.B. Köppen 2008, S. 14; Braun 2005; Dolif 2005; Rauterberg 2005.

verlaufen.[132] *Brake* und *Urbanczyk* betonen, dass „[...] sich die Begrifflichkeit als äußerst diffus, uneinheitlich und teilweise sogar kontraproduktiv ... [dargestellt], mit ganz verschiedenen Konnotationen, die sich zudem oft auch überschneiden, ausschließen oder widersprechen können und mit erheblicher Inhaltlicher Dehnung bzw. Relation des Bergriffs."[133] Die folgende Definition von *Brake* und *Herfert* zum Reurbanisierungsdiskurs erscheint hierzu nicht nur besonders aktuell sondern ebenso passend: „Mit Reurbanisierung soll ein Entwicklungsprozess gemeint sein, der mit dauerhafter Wirkung zu einer neuerlichen Bedeutungszunahme von Städten durch eine belebende Nutzung ihrer zentralen Gebiete beiträgt."[134] Ferner konstatiert *Brake*, dass Reurbanisierung als eine neuartige *Wieder-in-Wert-Setzung* spezifisch komplexer stadträumlicher Leistungspotenziale belastbar diskutiert werden kann.[135]

Bereits im Jahre 2001 beschrieb *Bone-Winkel* die „...Beschränkung von Projekten auf nur eine Nutzungsart [...]" als nicht mehr zeitgemäß, denn solch eine Einschränkung „[...] wird städtebaulichen und immobilienwirtschaftlichen Anforderungen immer weniger gerecht [...]."[136] Die Studie „Wohnen in der Innenstadt – Eine Renaissance?" des *Deutschen Institutes für Urbanistik* (*Difu*) zeigt, dass ein verstärktes Interesse am Wohnen in der Stadt zu beobachten ist. Es ist in erster Linie die (gehobene) Mittelschicht, die aufgrund eines bestimmten Lebensstils, aufgewertete Areale in innenstadtnahen Bereichen wiederdeckt und dadurch eine „Wiederentdeckung innenstadtnahen Wohnens" vollzieht. Hierbei handelt es sich nicht um eine ganz bestimmte Lebensstilgruppe, für die der innenstadtnahe Bereich zum Wohnstandort erster Wahl wird, sondern um Personen aller Lebensphasen, Haushaltsgrößen, mit unterschiedlichen Lebensstilen und Gewohnheiten. Klassische schichtbestimmende Merkmale, wie Einkommen, Bildung, Beruf sind dabei jedoch weiterhin von vorrangiger Bedeutung.[137] In den Städten zentral zu wohnen scheint wieder „in" zu sein, selbst bei Familien und anderen Gesellschaftsgruppen, die bisher eher am Stadtrand, im Umland oder in den Vororten, ihre Reihen- und Einfamilienhäuser bauten. Doch die Ansprüche all dieser Gesellschaftsgruppen an die Qualität des innerstädtischen Wohnumfeldes sowie der Wohnungen selbst, sind überaus stark und sehr different. Einige bestimmte Stadtteile und Quartiere werden stärker nachgefragt, andere eher gemieden.[138]

---

132 Vgl. Brake/ Urbanczyk 2012, S. 34.
133 Brake/ Urbanczyk 2012, S. 34.
134 Brake/ Herfert 2012, S. 14f.
135 Vgl. Brake 2012, S. 29.
136 Bone-Winkel 2001, S. 16.
137 Vgl. Brühl et al. 2006, S. 13f.
138 Vgl. Kaiser/ Pohlan 2008, S. 66.

Als Gründe für potenzielle Attraktivitätsgewinne städtischer Wohnquartiere sehen *Meng* et al. veränderte Werteorientierungen, die ihren Ausdruck unter anderem in der demographischen Alterung, im Aufkommen und der Etablierung neuer Haushaltsformen sowie in einem gewandelten Verhältnis zwischen Wohnen, Arbeiten und Freizeit finden. Da viele Städte im Vergleich zum suburbanen Raum infrastrukturell vielfach besser ausgestattet sind, gewinnt insbesondere der zunehmende Anteil älterer Menschen an immer größerer Bedeutung für innerstädtische Quartiere.[139] Urbane Qualitäten – wie kurze Wege durch Agglomerationsvorteile – werden für älter werdende Menschen, wegen sich abzeichnender zunehmender individueller Immobilität, immer wichtiger.[140] Bislang wird jedoch einem möglichen Einfluss jüngerer intraurban wachsender Haushalte bzw. Familien hingegen nur wenig Beachtung geschenkt.[141] Meist geben harte Faktoren, wie arbeitsmarktbezogene Gründe, nach wie vor den Anlass für einen Wohnortwechsel. Bei der Wahl des Wohnstandortes gewinnen dabei weiche Faktoren, wie etwa das Wohlfühlen im weiter gespannten sozialen Umfeld, die Intensität nachbarschaftlicher Kontakte, die subjektiv beurteilte Sicherheit im eigenen Quartier oder der Wunsch, in der Nähe von Parks und Grünflächen zu wohnen, sowie Einkaufs- und Shoppingmöglichkeiten oder Kultureinrichtungen in unmittelbarer Nachbarschaft zu haben, zunehmend an Bedeutung.[142] Die städtische Infrastruktur wird extensiv genutzt, um ausreichend Zeit und Energie für den Beruf und für die aufwendigen Freizeitaktivitäten zu haben.[143] Innenstädte bieten Lebensqualität, welche durch Kulturvielfalt, lebendiges Straßenleben, den Charakter der Innenstadt, gute Alltagsorganisation sowie durch Unabhängigkeit der Lebensführung zu beschreiben ist.[144]

Der Eintritt ins Informationszeitalter sowie die Dienstleistungs- und Wissensgesellschaft begünstigen oder erfordern sogar für *Brühl* et al. einen Lebensstil, bei dem sich beide Lebenssphären – Berufs- und Privatsphäre – miteinander vereinigen lassen,[145] sowohl zeitlich als auch in räumlich flexiblen Organisationsformen. Denn ein Merkmal der Arbeits- und Lebensweise der urbanen Wissensökonomie ist eine enge Verbindung von beruflichem, sozialem und persönlichem Leben. Weiterhin wird durch den Anstieg der Frauenerwerbstätigkeit und einer damit verbundenen Doppelerwerbstätigkeit der Familie, sowie einer Erosi-

---

139 Vgl. Meng/ Schmitz-Veltin/ West 2008, S. 103.
140 Vgl. Köppen 2008, S. 8.
141 Wachsende Haushalte und Familien werden für die hier diskutierten Ergebnisse als Haushalte definiert, in denen mindestens eine Person unter 18 Jahren lebt. Meng/ Schmitz-Veltin/ West 2008, S. 103.
142 Vgl. Meng/ Schmitz-Veltin/ West 2008, S. 103.
143 Vgl. Häußermann/ Siebel 1996, S. 309.
144 Vgl. Empirica 2009, S. 14.
145 Vgl. Brühl et al. 2006, S. 12.

on des gesellschaftlichen Zeitgefüges das familiäre Alltagsleben an suburbanen Standorten – mit langen Wegen und Pendlerzeiten – immer schwieriger.[146] „Zurück in die Stadt" bedeutet jedoch nicht zwangsläufig zurück in die älteren Quartiere der Innenstadt, somit ist es nicht nur eine Lifestyle-Erscheinung, welche es auf den Chic der Gründerzeitetage abgesehen hat. Vielmehr geht es um die oben beschriebenen städtischen Strukturen, um Alltagstauglichkeit und Alltagsgefühle.[147] „Angesichts dieser Vielfalt ist anzunehmen, dass sich auch die Reurbanisierung nicht zu einem Leittrend der städtischen Bevölkerungsentwicklung erheben, sondern nur punktuell auftreten wird."[148] Für *Just* stellt der Reurbanisierungsprozess eher eine Akzentverschiebung dar, die nicht an jedem Orte und schon gar nicht gleich stark zu beobachten sein wird.[149] Eine *Empirica*-Studie kommt zu einem noch deutlicheren Ergebnis. Gemessen an den „Innenstadtzu- bzw. Innenstadtwegziehern" können die deutschen Städte nur einen sehr leichten Bevölkerungszuwachs aus dem Stadtumland von 1% verzeichnen.[150] Denn die Gründe zur Verlagerung eines Wohnstandortes werden, wie zuvor beschrieben, von der Lebensführung und den damit verbundenen Wohnpräferenzen,[151] sowie dem zur Verfügung stehenden Einkommen beeinflusst. Weiterhin ist eine Reurbanisierung bislang vorrangig in prosperierenden Städten nachzuweisen, denn in Städten mit einer schwachen Wirtschaftsentwicklung ziehen die ökonomisch potenten Haushalte weiterhin ins Umland. Im wirtschaftlichen Wettbewerb der Städte weisen die Gewinner jedoch deutliche Aufwertungsprozesse in ihren Innenstädten auf.[152] Hierbei stellt sich die Frage, inwieweit Reurbanisierung nur ein kurzweiliger Trend oder eine mittelfristig wirksame Tendenz ist? *Brake* sieht eine klare Tendenz, die als Paradigmenwechsel verhandelt werden kann und keine kurzatmige Mode.[153]

Durch revitalisierte Innenstadtquartiere mit einem entsprechend qualitativem Wohnangebot versuchen viele Städte die städtebauliche Leitidee von der „europäischen Stadt" wieder zu beleben.[154] Dabei bedarf es eines umfassenden Konzeptes einer integrierten Stadt- bzw. Stadtteilentwicklung. Als wichtige Kooperationspartner für diese Entwicklung nennt *Habermann-Nieße* die Stadtgesellschaft, die Stadtpolitik und die Stadtplanung sowie die Wohnungswirt-

---

146 Vgl. Läpple 2006, S. 6.
147 Vgl. Feldtkeller 2001, S. 18.
148 DGD 2008, S. 15.
149 Vgl. Just 2012, S. 178.
150 Vgl. Empirica 2009, S. 9; Rebhan 2009, S. 8.
151 Vgl. Meng/ Schmitz-Veltin/ West 2008, S. 106.
152 Vgl. Brühl et al. 2006, S. 15.
153 Vgl. Brake 2012, S. 28f.
154 Vgl. Brühl et al. 2006, S. 28f.

schaft.[155] Des Weiteren wird für *Altrock* Reurbanisierung in einem doppelten Wortsinn verwendet. Zum einen geht es um „qualitative Reurbanisierung", darunter soll „[...] die Wahrnehmung eines Zugewinns an Attraktivität für die Innenstadt durch deren potentielle Nutzer [...] verstanden werden [...]."[156] Insbesondere die Aufwertung von Altbauquartieren in Städten mit stabilen Bevölkerungszahlen sowie steigendem gesellschaftlichen Wohlstand und einem damit verbundenen Flächenkonsum führt tendenziell zu einer Verringerung der Wohndichte. Spürbar wird dies bspw. in steigenden Bodenpreisen oder verstärkten Investitionen und zwar ohne einen zwangsläufigen Anstieg der statistisch gemessenen Nutzungsintensität. Zum anderen konstatiert *Altrock* den quantitativ messbaren Zugewinn an Innenstädtern als „quantitative Reurbanisierung". Dies bedeutet, dass eine steigende Attraktivität von innerstädtischen Wohnquartieren und besagten steigenden Bodenpreisen sowie verstärkten Investitionen als „qualitative Reurbanisierungsindikatoren" sich nicht zwangsläufig in quantitativ messbarer Zuwanderung erklären lassen.[157]

### 2.3.2 Eigenschaften von Nutzungsmischung

Im vorangegangenen Kapitel wurde bisher über Nutzungsmischung im Allgemeinen, im Gebäude, in traditionell gewachsenen Gründerzeitquartieren und in neu entstandenen Quartieren diskutiert. Die Untersuchung städtebaulicher Nutzungsmischung soll nun anhand der Beantwortung folgender Fragen abgeschlossen werden: Was sind die Vor- und Nachteile von Nutzungsmischung? Was sind eigentlich moderne nutzungsgemischte Stadtquartiere? Wie funktionieren sie? Wie sind sie aufgebaut? Wie organisiert? Für wen sind sie interessant?

Diesbezüglich ist festzuhalten, dass Nutzungsmischung je nach Standort, Zielen der Planung und Umsetzungsverfahren vertikal und horizontal, fein- und grobkörnig, im Gebäude, im Block oder im Quartier möglich ist.[158] Je höher aber die Ansprüche an die Vielfalt der Nutzungsmischung sind, desto aufwendiger und schwieriger gestaltet sich die Planung und Durchführung.[159] Dabei haben sich die Ansprüche an die „Stadt" und ihre einzelnen Nutzungen verändert und in der Folge dessen die angebotenen Nutzungen selbst. Dieser Prozess ermöglichte erst das Angebot neuer Mischungen und neuer Kombinationen von Nutzungen.[160]

---

155 Vgl. Habermann-Nieße 2006, S. 5.
156 Altrock 2012, S. 180.
157 Vgl. Altrock 2012, S. 190.
158 Vgl. BBR 2006, S. 1ff.
159 Vgl. Jessen 1999, S. 29; Jessen 1996, S. 246.
160 Vgl. Herkommer 2005, S. 357.

Mit Nutzungsmischung werden Qualitäten wie Dichte, Lebendigkeit, Robustheit oder Räume für die Öffentlichkeit verbunden. Nutzungsgemischte Quartiere sind vor allem langfristig wirtschaftlich, ihre Strukturen ermöglichen es, sich an veränderte soziale und wirtschaftliche Anforderungen anzupassen.[161] *Wentz* verbindet mit Nutzungsmischung auch eine städtische Verdichtung. Somit werden für ihn ressourcenschonende Rückgriffe auf bestehende Strukturen vorgenommen, die den Abbau räumlicher Funktionstrennung und zugleich mehr Vielfalt und Urbanität zulassen.[162]

Viele Menschen finden in den Städten und speziell in nutzungsgemischten Quartieren, mit ihren breiten Angeboten an Beschäftigungsmöglichkeiten, vielfältigen Dienstleistungen vor Ort, wie Kindergärten mit unterschiedlichen Öffnungszeiten, Betreuungsangebote für Kinder, Schulen für unterschiedliche Begabungen, ein breites Bildungs- und Kulturangebot, Einkaufsmöglichkeiten und eine differenzierte Gesundheitsvorsorge und Versorgung, genau diese Vorteile. Für alle, die wenig Zeit für Haushaltsarbeiten haben oder ihre Zeit anders nutzen wollen, besteht ein reiches Angebot an Restaurants, Lieferdiensten, Haushaltshilfen, Wäschereien usw. Um diesen Wohn- und Arbeitsformen zu entsprechen, sind urbane Strukturen gefragt.[163] In nutzungsgemischten Quartieren lassen sich urbane Strukturen gut verwirklichen. Ebenfalls ist eine Vereinbarkeit von Beruf und Familie in diesen Quartieren gut möglich. Ein entsprechendes infrastrukturelles Angebot im Quartier oder in der unmittelbaren Umgebung bildet jedoch eine notwendige Voraussetzung.[164] Jedoch können Schmutz oder Lärm von Partys und Nachbarn sowie zu wenige Parkplätze, Staus, überfüllte Bahnen, zu wenige Grünflächen und die allgemeine Hektik in der Stadt wesentliche Belastungsfaktoren für die Nutzer eines Quartiers darstellen.[165]

Nutzungsgemischte Quartiere eignen sich sehr gut für Wohn-, Arbeits- und als generelle Lebensstandorte, denn sie erfüllen die Bedürfnisse und bieten die Lebenskonzepte, welche mit der „Renaissance der Stadt" gefordert werden. Hierbei sind es oftmals die gleichen zuvor beschriebenen weichen Faktoren, welche die Menschen aus dem Speckgürtel in die Städte ziehen lassen. In einem nutzugsgemischten Quartier können diese Faktoren eine noch intensivere Bedeutung erfahren, denn ein gutes soziales Umfeld, eine gewisse Intensität nachbarschaftlicher Kontakte oder die subjektiv beurteilte Sicherheit, lassen sich insbesondere in belebten nutzungsgemischten Quartieren antreffen.[166]

---

161 Vgl. BBR 2006, S. 4f.
162 Vgl. Wentz 2005, S. 74.
163 Vgl. Läpple 2006, S. 6f.
164 Vgl. Wieland 2009, S. 23.
165 Vgl. Empirica 2009, S. 15.
166 Vgl. Wieland 2009, S. 24.

Für die Qualität moderner nutzungsgemischter Quartiere sind somit neben physischen Unterschieden gerade immaterielle Aspekte von großer Relevanz. Maßgeblich sind hier die Wahrnehmung des Quartiers sowie die Assoziation mit der es in Verbindung gebracht wird. Hierbei werden sowohl in der Stadtplanung als auch im Marketing Begriffe der raumbezogenen Identität und des Images benutzt, wobei Ersteres das entsprechende Selbstbild, das Zusammengehörigkeitsgefühl, die Kundenbindung sowie eine gemeinsame Bezugsbasis der Quartiersnutzer meint; Letzteres beschreibt die Assoziation Außenstehender und damit den allgemeinen Ruf des Quartiers. Auch wenn diese Aspekte nur bedingt beeinflussbar sind, können sie jedoch maßgeblich über den Erfolg des gesamten Quartiers entscheiden.[167]

Für den Erfolg einer Quartiersentwicklung kann die Kombination aus Wohnungen und Büros endscheidend sein, denn Wohnungen können einen wichtigen Treiber für die Vermarktung von Büros darstellen. Ein bedeutendes Attraktivitätsmerkmal für einen Büroarbeitsplatz kann die Nähe zum Wohnstandort sein.[168] Zielführend ist es daher, nicht jede Nutzung für sich alleine optimal, sondern immer in Analogie mit weiteren Nutzungen zu organisieren. Weitere Erfolgsfaktoren eines attraktiven Quartiers, bilden oftmals halböffentliche Räume im selbigen, denn sie können den Bewohnern ein Mehr an Privatsphäre und Eigentum suggerieren.[169] Diese halböffentlichen Innenwelten können dem städtebaulichen Kontext einen doppelten Boden verleihen.[170] Oftmals empfinden Besucher eines Quartiers halböffentliche Räume und Plätze eher als störend, da sie nicht immer gleich erkennen können, ob sie diese Räume und Plätze nutzen dürfen. Halböffentliche Räume sind im Gegensatz zu privaten oder öffentlichen Räumen oftmals nicht klar definiert. Eine Regelung über eine allgemeine Zugänglichkeit, Begrenzung, Nutzung etc. fehlt. Nach *Häußermann/ Läpple/ Siebel* kann die Polarität öffentlicher und privater Räume in funktionalen, juristischen, sozialen und symbolischen Dimensionen beschrieben werden. Die Dimension *Funktional* bedeutet, dass dem öffentlichen Raum die Funktionen Markt und Politik, den privaten Räumen die der Produktion und Reproduktion zugeordnet sind. Dabei unterliegen öffentliche Räume dem öffentlichen Recht und privat dem Hausrecht des Eigentümers. Die Dimension *Sozial* beschreibt die Begegnung der Menschen im öffentlichen Raum als grundsätzlich Fremde, die auf Distanz bleiben und nur eine sehr spezialisierte Kontaktaufnahme verfolgen. Die Dimension *Symbolisch* beschreibt, wie mit einer Vielzahl von architektonischen und städtebaulichen Merkmalen Offenheit und Geschlossenheit, Zugänglichkeit

---

167 Vgl. Schütz/ Feldmann 2008, S. 848; vgl. Weichhart 1990, S. 20ff.
168 Vgl. Empirica 2009, S. 16; vgl. auch Rebhan 2009, S. 8.
169 Vgl. Wieland 2009, S. 25.
170 Vgl. Christiaanse 2002, S. 3.

sowie Exklusivität signalisiert werden.¹⁷¹ Oftmals ist eine Beschreibung dieser vier Dimensionen bei halböffentlichen Räumen nicht möglich, und genau hier liegen der Reiz und die Attraktivität die viele Menschen bewusst oder unbewusst nutzen. Dies stellt einen wesentlichen Mehrwert für die Bewohner und täglichen Nutzer des Quartiers dar, denn durch eine häufige Nutzung halböffentlicher Plätze z.B. für Mittagspausen oder um mit Kindern zu spielen, werden diese Räume durch die Bewohner und Nutzer automatisch angeeignet. In Teilen liegt der Erfolg eines städtischen Quartiers somit in einem idealen Zusammenspiel aus speziellen architektonischen und städtebaulichen Lösungen sowie einer räumlich-sozialen Kognition¹⁷² und Identifikation seiner Nutzer.¹⁷³ Es sind spezielle architektonische und städtebauliche Lösungen, wie Stadthäuser mit Gärten, Wohnungen mit Dachterrassen bzw. terrassenartigen Balkonen sowie individuelle Wohnqualitäten in verdichteten urbanen Strukturen¹⁷⁴, in Verbindung mit einer „verträglichen" gewerblichen Nutzung, die die Qualität nutzungsgemischter Quartiere ausmachen. Gerade eine gewerbliche oder kulturelle Nutzung der Erdgeschossebene kann aufgrund des engen Kontaktes zum öffentlichen Raum sehr zum positiven belebten Straßenbild beitragen.

Die entsprechende Kombination und Umsetzung, sowohl aus urbanen als auch suburbanen, globalen wie lokalen Wohnorientierungen, bildet, neben den innenstadtaffinen Bewohnern und Nutzern, die selbige fordern und annehmen, die Grundvoraussetzung für ein erfolgreiches funktionierendes nutzungsgemischtes Quartier.¹⁷⁵ Aber es bleibt eine Frage des zur Verfügung stehenden Einkommens, ob man sich den Wohnraum in den neu entstehenden Quartieren der Innenstadt leisten kann,¹⁷⁶ „[...] und erst an zweiter Stelle steht die Frage nach lebensstiltypischen Differenzierungen, die sich dann allerdings auch räumlich auswirken können."¹⁷⁷ Neben den oftmals sehr hohen Mieten in den begehrten Innenstadtlagen fehlt es ebenfalls häufig an geeignetem Wohnraum für Familien.¹⁷⁸

Aus wirtschaftlicher Sicht spricht für eine vertikale Nutzungsmischung im Gebäude, dass es sich – in guten zentralen Lagen – im Erdgeschossbereich an-

---

171 Vgl. Häußermann/ Läpple/ Siebel 2008, S. 301.
172 Unter Kognition (lateinisch „das Erkennen", „Kennenlernen") wird hier eine Sammelbezeichnung für alle Prozesse und Strukturen, die mit dem Wahrnehmen und Erkennen zusammenhängen, verstanden. Vgl. Meyers Lexikon online 2008.
173 Vgl. auch Wieland 2009, S. 25.
174 Vgl. Köster 2006, S. 17.
175 Zur „Wohnorientierungen" vgl. Meng/ Schmitz-Veltin/ West 2008, S. 103; zur „Grundvoraussetzung" vgl. Wieland 2009 S. 25.
176 Vgl. Brühl et al. 2006, S. 14.
177 Brühl et al. 2006, S. 14.
178 Vgl. bspw. Beyer/ Heyer 2008, S. 140f.

bietet die Fläche direkt von der Straße mit einem eigenem Eingang zu erschließen, so lässt sich im Erdgeschoss eine Nutzung realisieren, die eine höhere Rendite verspricht als im Übrigen Büro- oder Wohnbereich.[179] In guten zentralen Lagen bringen Einzelhandelsnutzungen speziell im Erdgeschoss üblicherweise den höchsten Mietertrag. In den Obergeschossen reduziert sich bei einer Einzelhandelsnutzung, ebenso bei einer Nutzung als Büro oder Praxis, der Mietpreis gegenüber dem Erdgeschoss. Die oberen Geschosse können meist nur als Büros, Praxen oder Wohnungen genutzt werden. Wobei Wohnungen in guten und vor allem in zentralen (Einzelhandels-) Lagen gegenüber der gewerblichen Nutzung die niedrigsten Mieten erzielen. Indessen kann es gerade in (Einzelhandels-) Nebenlagen durchaus ertragsreicher sein, anstelle von Büros Wohnungen zu etablieren.[180] Wobei sich eine Gewerbeeinheit im Erdgeschoss im Grunde nur in Bürogebäuden und im Mietwohnungsbau realisieren lässt, bei Eigentümergemeinschaften ist dies nahezu unmöglich. Dies liegt an den völlig unterschiedlichen Interessen der Eigentümergemeinschaft und dem Gewerbetreibenden, evtl. sehnt sich die eine Partei nach möglichst viel Privatsphäre und Ruhe, für die andere Partei ist bspw. Laufkundschaft existentiell.[181]

Nutzungsmischung in einem Gebäude erzeugt im Allgemeinen jedoch eher höhere Investitions-, zusätzliche Bewirtschaftungs- und höhere Nebenkosten und ist in der Verwaltung schwerer abzugrenzen und zu managen als monofunktionale Gebäude. Befinden sich in einem Gebäude sowohl Wohnungen als auch Büros, kann es, rein von der Verwaltungseffizienz her, ein wesentliches Kostenproblem geben. Zusätzlich tritt das Problem auf, dass Mieter, in einer eigenen Wohnung, häufig erheblich emotionaler an ihr Heim gebunden sind, als ein gewerblicher Nutzer an sein Büro. Dies bedeutet, dass geringfügige Probleme meist emotional sehr hoch angesiedelt werden. Die Folgen sind dementsprechend häufig ein unverhältnismäßiger Instandhaltungs- und Betriebsaufwand.[182] Eine wesentliche Rolle spielt hier jedoch die Lage und die mit ihr verbundene Nachfrage nach der Nutzungsart, denn außerhalb von Toplagen für Einzelhandels- und Bürostandorte kann eine Wohnnutzung das Leerstandsrisiko erheblich verringern.[183]

Die in der folgenden Tabelle aufgelisteten Vor- und Nachteile von Nutzungsmischung im Gebäude als auch im Quartier verdeutlichen, weshalb große Kapitalanleger gerade nutzungsgemischten Objekten kritisch gegenüber stehen. Das mangelnde Interesse vieler Kapitalanleger an nutzungsgemischten Immobi-

---

179 Vgl. Aring/ Altena/ Pfeiffer 1997, S. 22.
180 Vgl. Kretschmer 1994, S. 250.
181 Vgl. Wieland 2009, S. 26.
182 Vgl. Aring/ Altena/ Pfeiffer 1997, S. 30.
183 Vgl. Kretschmer 1994, S. 250f.

lien führt dazu, dass Projektentwickler, die ihre Objekte schnell weiterverkaufen, ebenso reagieren müssen.[184]

Tabelle 2: Nutzungsmischung Pro & Kontra

| Nutzungsmischung im Gebäude | | Nutzungsmischung im Quartier | |
|---|---|---|---|
| **Pro** | **Kontra** | **Pro** | **Kontra** |
| höhere Mieteinnahmen als bei reinen Wohngebäuden[185] | höhere Investitionskosten | Qualitäten wie Dichte, Lebendigkeit, Robustheit | Störungen durch Gaststätten, Autolärm, Luft- und Lichtverschmutzungen |
| geringeres Leerstandsrisiko | höhere Bewirtschaftungskosten | Förderung der Wohnzufriedenheit | |
| in speziellen Fällen sind Synergien erkennbar und die Nähe zu anderen Nutzern wird ausdrücklich gewünscht | außerordentlich schwer zu managen | Förderung der lokalen Wirtschaft | |
| | geringere Rendite | weniger Autoverkehr | |
| | schwierigere Vermarktbarkeit | Abwechslung und Attraktivität | |
| | häufige gegenseitige Beeinträchtigungen | Räume für die Öffentlichkeit | |
| | Beeinträchtigung des Wohlbefindens der Nutzer durch Nachbarn oder Umfeld | gute Anpassung an veränderte soziale & wirtschaftliche Anforderungen | |
| | nur im Mietwohnungsbau | langfristig wirtschaftlich | |

Quelle: Eigene Darstellung nach Wieland 2009. S. 27.

---

184 Vgl. Aring/ Altena/ Pfeiffer 1997, S. 32.
185 Bei konstanter Nutzfläche erbringen nutzungsgemischte Objekte eine höhere Miete als reine Wohngebäude, weil i.d.R. Laden-, Praxen- und Büromieten in guten zentralen Lagen deutlich über den Wohnungsmieten liegen.

Eine vertikale Mischung, wie bspw. ein Ladenlokal im Erdgeschoss, Büros in den mittleren Etagen und Wohnungen im Dachgeschoss, lehnen die meisten Projektentwickler und Endinvestoren kategorisch ab. Daher hat es sich als schwierig erwiesen, Wohnen und Büronutzung innerhalb eines Gebäudes seitens kommunaler Planung durchzusetzen. Gegen eine Nutzungsmischung innerhalb eines Gebäudes können also zum Teil funktionale und finanzielle Gründe aber auch Akzeptanzgründe sprechen.[186]

Für *Jessen* ist die Planung und Realisierung horizontaler Nutzungsmischung in einem Quartier schwierig aber möglich. Eine Verfügung der öffentlichen Hand über den entsprechenden Grund und Boden, ein kommunalpolitischer und verwaltungsinterner Ziel- und Verfahrenskonsens sowie eine kooperative Organisation des Planungs- und Durchführungsprozesses bilden für ihn wichtige ökonomische und politische Erfolgsvoraussetzungen. Günstige städtebauliche Randbedingungen sind gegeben, wenn das Plangebiet zentrumsnah liegt, modernisierbaren und umnutzbaren Gebäudestand aufweist und eine enge Vernetzung mit den angrenzenden Stadtgebieten möglich ist. Für ein breit akzeptiertes nutzungsgemischtes Quartier sind eine breite Nutzungsvielfalt, eine Dominanz der Wohnfunktion, belebte Erdgeschosszonen und ausgeprägte öffentliche Räume sowie eine gute externe und interne Erreichbarkeit wichtige funktionale und städtebauliche Merkmale. Weiterhin betont *Jessen,* dass die Planung städtebaulicher Nutzungsmischung eines robusten Planungskonzeptes bedarf, das für eine zeitlich und räumlich flexible Entwicklung des Quartiers und somit für verschiedene Entwicklungen auf dem Wohnungs- wie dem Arbeitsmarkt offen ist. Dies erfordert ein möglichst differenziertes Angebot an gewerblichen Flächen und Wohnbauflächen, das nach Standort, Parzellenzuschnitt, Mischungsart und Größe unterschiedliche Betriebs- und Branchentypen bzw. eine differenzierte Wohnungsnachfrage bedient. Gleichzeitig sollte das Angebot Übergangslösungen ermöglichen und flexibel gegenüber wechselnden Nachfragesituationen sowie unterschiedlichen Investorengruppen sein.[187] *Altrock* konstatiert, dass sich im Rahmen der veränderten Lebens- und Konsumstile der öffentliche Raum in Großstadtzentren für eine intensivere Nutzung anbietet. Die Ausdehnung des Einzelhandels und der Gastronomie „...in den öffentlichen Straßen- und Platzraum kann als weitere Runde der Kapitalisierung von Orten menschlichen Zusammenlebens begriffen werden. Dies drückt sich aber auch in einem Gewinn an wahrgenommener Lebensqualität der Stadtbewohner aus und ist damit ein Geschäft zum beiderseitigen Nutzen. Sofern dadurch nicht andere Nutzungsformen in den Hintergrund gedrängt oder verunmöglicht werden."[188]

---

186 Vgl. Aring/ Altena/ Pfeiffer 1997, S. 28ff.
187 Vgl. Jessen 1999, S. 27ff.
188 Altrock 2010, S. 200.

Der bereits zuvor erwähnte Endbericht zum Forschungsfeld „Nutzungsmischung im Städtebau" kommt darüber hinaus zu dem Ergebnis, dass nutzungsgemischte Projekte für Investoren attraktiv sein können, weil sie einerseits eine Risikostreuung gegenüber Nachfrageschwankungen auf den verschiedenen Immobilien-Teilmärkten versprechen und andererseits ihr Image einen Mehrwert bei der Vermarktung erhoffen lässt. Eine Mischung von Wohn- und Gewerbeflächen kann das Risiko für den Projektentwickler mindern, weil unterschiedliche Nachfragekonjunkturen für Wohn-, Büro-, Einzelhandels-, oder andere Betriebsflächen abgefedert werden können. Viele Investoren sehen in der Nutzungsmischung eine besondere Qualität der Immobilie, die ihnen wirtschaftliche Vorteile gegenüber monofunktionalen Quartieren verspricht. Höhere Planungs-, Bau- und Bewirtschaftungskosten können durch höhere Erträge ausgeglichen werden. An zentralen städtischen Standorten kann auch eine feinkörnige Mischung – gebäude- oder sogar geschossweise – wirtschaftlich tragfähig sein.[189] Wobei die meisten Projektentwickler versuchen eine Nutzungsmischung über ein Quartier zu streuen und nicht in einem einzelnen Gebäude unterzubringen.[190]

Nachfrageschwankungen in den unterschiedlichen Teilmärkten und ein längerer Zeitraum bei der Realisierung von nutzungsgemischten Projekten können oft zu Stockungen und Verzögerungen bei der Umsetzung führen. In solchen Situationen mangelt es jedoch oft an der politischen Unterstützung, dabei sind nutzungsgemischte Projekte auf eine solche dauerhaft angewiesen.[191]

In der quartiersbezogenen Nutzungsmischung liegen die Grenzen in der teilweise schlechten Kombinationsmöglichkeit unterschiedlicher Gebäudegrößen und Baumassen, in nutzungsbezogenen Bodenwerten und Bodenpreiserwartungen der Grundeigentümer sowie in der oftmals begrenzten Planbarkeit nutzungsgemischter Quartiere.[192]

---

189 Vgl. BBR 2006, S. 2.
190 Vgl. Aring/ Altena/ Pfeiffer 1997, S. 10.
191 Vgl. BBR 2006, S. 2.
192 Vgl. Aring/ Altena/ Pfeiffer 1997, S. 10.

## 2.3.3 Vision und Realität

Eine theoretisch schlüssige und technisch fehlerlose Planung kann für *Albers* und *Wékel* erfolglos bleiben, „[...] wenn sich bestimmte Annahmen über das voraussichtliche Verhalten der Personengruppe, an die sich die Planung wendet – seien dies nun Investoren, Verkehrsteilnehmer oder Wohnungssuchende –, als zum Zeitpunkt der Ausführung nicht mehr zutreffend erweisen."[193] Somit wird in der praktischen Umsetzung die ursprünglich angestrebte Planung oftmals nicht erreicht.[194] Diese Fehlschläge führen *Albers* und *Wékel* in erster Linie auf das Nichterkennen von Nebenwirkungen der geplanten Maßnahmen zurück.[195] In der klassischen Projektentwicklung wird darüber hinaus häufig mit schnellen und grundsätzlichen Entwicklungsmodellen gearbeitet, die oftmals keinen ausreichenden Spielraum für ein „organisches" Wachstum des Standortes und des Projektes ermöglichen.[196] Bei der Quartiersentwicklung kommt erschwerend hinzu, dass im Gegensatz zu einer Einzelimmobilie bei der oftmals „nur" die spezifischen Bedürfnisse einer bestimmten Nutzergruppe erfüllt werden müssen, sich die Nutzerstruktur auf Quartiersebene deutlich vielfältiger und damit auch komplizierter darstellt.[197]

Die Schaffung, Erhaltung und Weiterentwicklung von nutzungsgemischten Projekten ist oftmals davon abhängig, ob sich aktive Promotoren in der Privatwirtschaft und der städtischen Verwaltung finden lassen.[198] *Feldkeller* konstatiert, dass es nicht genügt, nur die planungsrechtlichen Voraussetzungen zu schaffen, hinzukommen sollte ein strategischer Faktor, der bewirkt, dass der geschaffene Rahmen auch wirklich baulich ausgefüllt und mit städtischem Leben gefüllt wird.[199] „Dazu müssen Impulsgeber und Akteure animiert werden, den konzeptionellen Rahmen als besondere wirtschaftliche und kulturelle Chance zu nutzen."[200] Denn oftmals ist es vielen Händlern, Gastronomen und Galeristen aufgrund hoher Mieten nicht möglich, sich dort niederzulassen, wo man sie zur Belebung der Innenstadt bräuchte.[201]

---

193 Albers/ Wékel 2008, S. 17.
194 Vgl. Breuer/ Schmell 2007, S. 31.
195 Vgl. Albers/ Wékel 2008, S. 54.
196 Vgl. Spars 2010, S. 84; Spars spricht hierbei die Nutzungsbedürfnisse und die Zahlungsbereitschaft von kreativen Klein- und Jungunternehmen sowie Künstlern an. Die diskutierte Thematik betrifft jedoch auch viele weitere „klassische" Nutzer und kann daher als ein allgemeines Problem im Projektentwicklungsprozess angesehen werden.
197 Vgl. Schütz/ Feldmann 2008, S. 848.
198 Vgl. BBR 2006, S. 2.
199 Vgl. Feldkeller 2001, S. 20f.
200 Feldkeller 2001, S. 21.
201 Vgl. Pesch 1999, S. 26.

Ferner kann Zeitdruck nutzungsgemischte Projekte immer wieder erheblich erschweren, denn gerade private Entwickler stehen oftmals unter enormer finanzieller Belastung, ein längeres Vorhalten von Flächen bis zu dem Zeitpunkt, an dem sich von der ursprünglichen Planung gewünschte Nutzer finden, ist daher in den meisten Fällen nicht möglich. Daher können z.b. Zwischennutzungen ein wichtiges Element einer Strategie für die Entwicklung nutzungsgemischter Quartiere darstellen.[202] Unter Zwischennutzungen werde temporäre Nutzungen eines Gebäudes oder Gebäudeteils verstanden. Die zeitlich begrenzte Nutzung bspw. durch Startup Unternehmen, Galerien, Kunstprojekte, Gastronomie etc. trägt nicht nur zur besseren Vermietungsbilanz bei, sondern kann gerade für eine Belebung und Etablierung des Standortes sorgen.

Darüber hinaus können es sich viele private Projektentwickler, aus besagten wirtschaftlichen Gründen, nicht leisten, z.b. zur Schaffung von geeignetem Baurecht, Grundstücke über einen längeren Zeitraum liegenzulassen. Denn gerade die Finanzierung über Fremdkapital führt dazu, dass die Gebäude möglichst schnell errichtet und verkauft werden müssen, um die Zinslast so gering wie möglich zu halten.[203]

Wie zuvor dargestellt, ist bei der Planung und der Realisierung neuer nutzungsgemischter Quartiere, eine Verfügung der öffentlichen Hand über den entsprechenden Grund und Boden eine wichtige ökonomische und politische Voraussetzung.[204] Genau hier liegt jedoch häufig die Problematik, denn Grund und Boden befinden sich oftmals gerade nicht im Besitz der Kommune. Liegt das Areal des geplanten nutzungsgemischten Quartiers im privaten Eigentum eines oder gar mehrerer Grundeigentümer, so ist der Projektentwickler aufgrund der oftmals hohen Grundstückspreisforderungen gezwungen eine kostengünstigere monofunktionale Mischung zu realisieren. Die Kommune kann zwar mit Hilfe der Bauleitplanung eine entsprechende Nutzungsmischung vorgeben, entsprechen jedoch die Grundstückspreisforderung nicht den Vorstellungen des Projektentwicklers bei gleichzeitig starren Festhalten an den ursprünglichen kommunalen Vorgaben und Planungen, so wird vermutlich kein Investor bereit sein, das entsprechende Risiko einzugehen.

Ebenfalls wird eine Reproduktion der feinkörnigen Nutzungsmischung, wie sie bis heute in vielen Gründerzeitquartieren anzutreffen ist, sicherlich nicht gelingen.[205] „Die Häuser der Gründerzeit mit ihrer Nutzungsvielfalt waren das Resultat kühlen, ökonomischen Kalküls. [Bspw.] ... Berliner Stadthäuser mit Läden im Erdgeschoss, teuren Wohnungen darüber, Werkstätten in den Höfen

---

202 Vgl. BBR 2006, S. 2.
203 Vgl. Aring/ Altena/ Pfeiffer 1997, S. 39.
204 Vgl. Jessen 1999, S. 27.
205 Vgl. Adrian 2001, S. 69.

und billigeren Wohnungen in den Hinterhäusern waren wirtschaftlich optimierte Bautypen."[206] Wie beschrieben, führt heute ökonomisches Kalkül oftmals zu Monofunktionalität. Aus volkswirtschaftlicher Sicht ist Nutzungsmischung vernünftig, betriebswirtschaftlich betrachtet häufig nicht oder nur bestimmte Arten lassen einen ökonomischen Mehrwert erhoffen. Hieraus ergibt sich ein Eingriffs- und Regelungsbedarf, denn es sollte versucht werden, neue Gebäudetypen zu entwickeln, die es ermöglichen, durch die Kombination verschiedener Nutzungen höhere Erträge zu generieren. Denn nur durch die Möglichkeit ausreichend hohe Erträge abzuschöpfen, lassen sich Stadtstrukturen mit heterogenen Funktionen entwickeln.[207]

Bei vielen Quartieren, insbesondere bei einer Größe von nur einem bis fünf Hektar ist der Wohnanteil häufig gering. Dies ist teilweise der Lage eines Quartiers geschuldet, denn häufig eignet sich der Standort nur bedingt für eine Wohnnutzung. Oder das Baurecht sieht nur einen sehr geringen Wohnanteil vor. Wohnen ist eine Nutzung, die sehr stark zur Belebung, Stabilität, Sicherheit etc. beiträgt, da es jedoch nicht den Standard-Nutzungsmix gibt, sollte die Nutzung immer dem Standort entsprechen. Oftmals ist ein hoher Wohnanteil gar sinnlos, da die Lage nicht der Nachfrage nach Wohnraum entspricht. Im Rahmen des *ExWoSt-Forschungsfeld* "Nutzungsmischung im Städtebau" wurden insgesamt 15 Empfehlungen zur Nutzungsmischung gegeben. Die dritte Empfehlung beschreibt die genannte Problematik sehr gut: „Die Stadtplanung sollte nicht versuchen, ein ‚ideales' Modell von Nutzungsmischung durchzusetzen. Je nach Standort und Anforderungen der Nutzer sind Mischungen vertikal und horizontal, im Gebäude, im Block oder im Quartier möglich."[208] Immer wieder wird jedoch der Hauptgrund für eine Dominanz der Büro- und Gewerbeflächen auf die wirtschaftlichen Interessen des Investors zurückgeführt. Aufgrund der bereits erläuterten Rendite- und Konflikterwartungen kann es durchaus sinnvoll sein, den Wohnanteil so gering wie möglich zu halten. Hierbei sollte jedoch genauestens zwischen wirtschaftlichen und stadtplanerischen Interessen abgewogen werden. Für die Entscheidungsträger in den Bauämtern ist es daher wichtig, nicht nur politische Interessen zu vertreten, sondern auch die Belange der Investoren möglichst bis ins Detail zu verstehen. Denn nur so lässt sich eine vernünftige Abwägung treffen und in Folge dessen eine wirtschaftlich sowie städtebaulich sinnvolle Entscheidung fällen.

Die Studie „Chancen für Nutzungsmischung aus Sicht von Investoren" verdeutlicht, dass es eine sehr unterschiedliche Bewertung von *Nutzungsmischung im Gebäude* und *Nutzungsmischung im Quartier* gibt. Der vertikalen Mischung

---

206 Adrian 2001, S. 69.
207 Vgl. Adrian 2001, S. 69f.
208 Bundesinstitut für Bau-, Stadt- und Raumforschung 2010.

in einem Gebäude wird sehr viel Skepsis entgegengebracht, gleichzeitig sollte aber auch immer die Frage nach der „richtigen Körnigkeit" von Nutzungsmischung gestellt werden. Denn die einer Nutzungsmischung im Gebäude entgegengebrachten Argumente verlieren oftmals auf der gröberen Körnigkeitsebene an Gewicht. Die zahlreichen Gegenargumente können somit kein grundsätzliches Veto für eine Nutzungsmischung bilden. Eine *horizontale Nutzungsmischung* im Quartier wird vorwiegend mit positiven Aspekten verbunden.

Ferner ist die spezifische Art der Nutzungsmischung in einem Gebäude entscheidend, denn wie zuvor beschrieben, kann ein Wohngebäude mit einer separat erschlossenen Handels- oder Gewerbefläche im Erdgeschoss eine höchst wirtschaftlich rentable Form der Nutzungsmischung darstellen und gleichzeitig zur Belebung und Mannigfaltigkeit des Straßenraums beitragen.[209]

---

[209] Vgl. Wieland 2009, S. 29.

## 2.4 Diskussion zum Thema: Erfolgreiches Quartier

Um sich der Begrifflichkeit „erfolgreiches Quartier" zu nähern, folgt in diesem Kapitel eine Diskussion zur Gesamtthematik. Zu Beginn erfolgt ein Einstieg zum Begriff Erfolg. Als zweites wird herausgearbeitet, wann ein Quartier überhaupt als erfolgreich erachtet werden kann (Kriterien) und für wen es eigentlich erfolgreich sein soll. Danach werden die Voraussetzungen erörtert, die zum entsprechenden Erfolg eines Quartiers führen können. Im Anschluss folgt die Ableitung einer Definition zum Erfolg eines Quartiers. Abschließend wird auf die Messung des Erfolges von Quartieren eingegangen.

Eine allgemein anerkannte Begriffsabgrenzung zum Kontext Erfolg existiert nicht. Im allgemeinen Verständnis wird unter Erfolg häufig das Erreichen von Zielen verstanden. Oder ein „positives Ergebnis einer Bemühung".[210] In der Betriebswirtschaftslehre wird der Erfolg eines Betriebes als Differenz zwischen bewertetem Ertrag und bewertetem Einsatz der Produktionsfaktoren begriffen.[211] Die Managementkompetenz eines Unternehmens spielt dabei eine zentrale Rolle. Sogenannte strategische Erfolgsfaktoren haben dabei eine besondere Bedeutung. Es wird unterschieden nach „weichen" Faktoren (kultureller Stil, Personal, Fähigkeiten) und „harten" Faktoren (Strategie, Organisationsstruktur, Managementsystem).[212]

Bei der Vergegenwärtigung des Begriffes Erfolg, gerade in Verbindung mit einem städtischen Raum, kommt die Frage nach der Qualität des Raumes auf. Unter Qualität kann wiederum eine „[positiv bewertete] Beschaffenheit"[213] verstanden werden. Wobei Qualität (lat. Beschaffenheit, Eigenschaft) sich in diesem Zusammenhang nicht einfach mit einer DIN-Norm erklären lässt. Denn Qualität im städtebaulichen Kontext erscheint zu komplex, als dass sie sich mit einer Definition abgrenzen ließe. Kriterien wie Aufenthaltsqualität, Wohnqualität, Standortqualität, Lagequalität, Nutzungsqualität, Qualität des Umfeldes, ökonomische Qualität etc. sind sehr vielfältig und liegen immer im Auge des Betrachters (Bewohner, Nutzer, Investor, Vermieter etc.). Dabei spielt das „Vorstellungsbild"[214] des Betrachters eine wesentliche Rolle. Gleichzeitig haben die genannten Kriterien einen erheblichen Einfluss auf den Erfolg eines Quartiers, denn wird ein Quartier, aufgrund fehlender Qualitäten, nicht durch seine Nutzer

---

210 Duden Bedeutungswörterbuch 1985, S. 229.
211 Vgl. Wöhe/ Döring 2002, S. 46.
212 Vgl. Thommen/ Achleitner 2006, S. 966.
213 Duden Bedeutungswörterbuch 1985, S. 506.
214 Zum „Vorstellungsbild" vgl. ausführlich Lynch 2007, S. 107ff.

angenommen, so ist es von vorneherein zum Scheitern verurteilt. Das Maß der Qualität bestimmt daher den Erfolg eines Quartiers.

Auch *Dziomba* setzt sich mit der „Schaffung von Qualität" auseinander: „Eine gute Gestaltung hebt den Wert einer Immobilie. [...] Eine prämierte Architektur und die attraktive Gestaltung der Außenanlagen kann z.b. als Werbefaktor bei der Vermarktung der Flächen eingesetzt werden."[215]

Wobei der Frage nachgegangen werden muss, für wen ein Quartier erfolgreich ist oder sein soll. Hierbei kommen die Interessen und Anliegen der jeweiligen Betroffenen zum Tragen. Aus der Perspektive der öffentlichen Hand kann ein Quartier als erfolgreich anerkannt werden, wenn z.b. kostengünstiger Wohnraum geschaffen wird. Oder durch moderne Büro- und Gewerbeflächen Unternehmen in der Stadt gehalten oder gar angelockt werden. Ansprechende Plätze oder bestimmte kulturelle Nutzungen können zur Attraktivität der Stadt beitragen. Veräußert die Stadt eines ihrer Grundstücke, so gilt der „[...] angestrebte Preis innerhalb des vorgesehenen Vermarktungszeitraumes als Erfolg."[216]

Für den Projektentwickler sind in erster Linie monetäre Aspekte interessant. Für ihn ist ein Projekt erfolgreich, wenn die Erwartungen, die mit der Kalkulation einhergehen, eintreffen. Auf den geldwerten Gewinn, der sich in Form des *Trading Profit* darstellt, haben die Höhe der Mieten, der Vervielfältiger, die Flächeneffizienz sowie sämtliche Kosten einen erheblichen Einfluss. Für einen Endinvestor, der eine einzelne Immobilien oder gar das gesamte Quartier u.U. über Jahre im eigenen Bestand hält, ist z.b. der Mietzins sowie die Bonität der Mieter wichtig; aber auch eine möglichst einfache Bewirtschaftung und Verwaltung sowie eine konstant hohe Nachfrage nach Wohnraum, Büro- und Gewerbeflächen.

Aus der Perspektive von Bewohnern und Büromietern spielen Mietzins, städtebauliche Qualität, Lebensqualität, Sicherheit etc. eine wichtige Rolle. Allgemeine Nutzer, wie Kunden und Besucher des Quartiers, haben ein starkes Interesse an einem attraktiven Nutzungsmix mit entsprechenden Angeboten an Geschäften, Restaurants, Dienstleistungen sowie Aufenthaltsmöglichkeiten. Erfolgreiche Quartiere müssen demzufolge sogenannte „Leuchtturmprojekte" sein, die durch die Schaffung einer *Win-Win-Situation* für möglichst alle direkt und indirekt Beteiligten oder vom Projekt betroffene Personen und Institutionen, aus vielerlei Hinsicht gewisse Qualitäten bieten. Die Eigenschaften und Faktoren, die ein erfolgreiches Quartier ausmachen, müssen daher sehr vielfältig sein. Dies erscheint bei einem derart komplexen Gegenstand, der, wie bereits beschriebenen, durch verschiedene baulich-räumliche, soziale, ökonomische und ökologische Aspekte geprägt ist, nicht außergewöhnlich.

---

215 Dziomba 2009, S. 106.
216 Ebenda S. 103.

## 2.4.1 Erfolgsvoraussetzungen einer Quartiersentwicklung

Eine Erfolgsvoraussetzung für ein Projekt wird von *von Nell* und *Emenlauer* wie folgt beschrieben: „Jeder Projektentwickler muss daran interessiert sein, die richtige Nutzungskonzeption[217] im dafür optimalen Gebäude am für die (vorgesehenen) Nutzer besten Standort zum richtigen Zeitpunkt und mit der passenden Finanzierung zu schaffen. Die optimale Voraussetzung für eine erfolgreiche Projektentwicklung [...]" verstehen *von Nell* und *Emenlauer* in einem „[...] direkte[n] Zugang zu dem Nutzer, [einer] Beherrschung der Absatzwege der Vermietung und des Verkaufs, [sowie einer] Umsetzung des Konzepts mit einem sehr guten Team [...]." Treffen diese Voraussetzungen zu, wird ein Projekt als erfolgreich angesehen, wenn es sowohl über eine breite öffentliche Akzeptanz verfügt, eine Aufwertung des Standortes erreicht als auch einzelwirtschaftlich erfolgreich ist.[218] *Diederichs* wird etwas konkreter und beschreibt die wichtigsten Erfolgsfaktoren einer Projektentwicklung als „[...] die Kombination aus ‚Lage, Qualität, Preis und Timing', im Hinblick auf die aktuelle und künftig zu erwartende Situation auf dem Immobilienmarkt."[219]

Im Bezug auf eine normative Theorie des Städtebaus nennt *Frick* das Erreichen bestimmter Zielvorstellungen und Handlungsfelder. „Zielvorstellungen und die Definition der Handlungsfelder sind sowohl Ausdruck fachlicher Übereinkunft als auch mit gesellschaftlichen Wertsetzungen verbunden [...]"[220] Dabei bezieht *Frick* die Ziele auf die Komponenten *baulich-räumlicher Organisation*. Für den Städtebau und die Architektur nennt er folgende vier querschnittsbezogene Oberziele einer städtebaulichen Planung: *Grundsicherung, Nutzbarkeit, Verständlichkeit* und *Nachhaltigkeit*. Unter *Grundsicherung* fallen technische Anlagen, Pflanzungen, Außenräume und Infrastruktur. Die „[...] *Nutzbarkeit* steht für die Zweckentsprechung der Gebäude, technischen Anlagen, Pflanzungen und Außenräume, im Einzelnen wie im städtischen Zusammenhang, und zwar im Sinne einer praktischen und bequemen Nutzung."[221] Mit *Verständlich-*

---

217 Unter Nutzungskonzeption wird auch der Begriff der Projektidee im engeren Sinne verstanden. Unter Projektidee im weiteren Sinne fallen zusätzlich die baulich-räumliche Ausformung einer Nutzungskonzeption sowie die Lösung der mit der Projektidee zusammenhängenden Organisations-, Finanzierungs- und Marketingfragen. Vgl. hierzu von Nell/ Emenlauer 2002, S. 116. Vgl. hierzu ausführlich Kap. 2.5.
218 von Nell/ Emenlauer 2002, S. 115; vgl. auch Bone-Winkel/ Gerstner 2005, S. 773.
219 Diederichs 2006, S. 102.
220 Frick 2008, S. 83. „Definierte Zielvorstellungen sollen die Motive planungspraktischen Handelns bewusst machen, die Ziele in eine begründete, nachvollziehbare Verbindung zueinander bringen und die Kommunikation zwischen Bevölkerung, gewählten Entscheidungsträgern und Fachleuten befördern." Frick 2008, S. 204. Unter Handlungsfelder versteht Frick: Stadterweiterung, Stadterneuerung und Stadtumbau.
221 Frick 2008, S. 90.

*keit* ist die visuelle und körperliche Wahrnehmbarkeit oder auch Ästhetik der Stadt, des Raumes, des Quartiers usw. gemeint. *Nachhaltigkeit* steht für „die langfristige und umfassende Sicherung der Lebens- und Leistungsfähigkeit der sozialen, ökonomischen, ökologischen und baulich-räumlichen Systeme von Stadt unter weit gehendem Verzicht auf die Nutzung nichtregenerierbarer Ressourcen."[222] Diese vier Oberziele bilden weitere Erfolgsvoraussetzungen und sollen im weiteren Verlauf dieses Kapitels gesondert diskutiert werden.

Diese genannten Erfolgsvoraussetzungen erscheinen jedoch zu allgemein und zu rudimentär, denn insbesondere bei einer erfolgreichen Quartiersentwicklung muss es noch eine ganze Reihe weiterer Eigenschaften und Faktoren geben. Um diese ergründen zu können, folgt im nachstehenden Teil eine Operationalisierung[223] zur Begrifflichkeit „erfolgreiches Quartier". Hierbei werden weitere Erfolgsfaktoren und Eigenschaften herausgearbeitet, indem eine sehr grobe und soweit mögliche Kategorisierung in insgesamt sieben Teilbereiche (Erfolgsvoraussetzungen) vorgenommen wird. Diesen Teilbereichen lassen sich verschiedene Indikatoren nach städtebaulichen, architektonischen, ökonomischen, ökologischen, sozialen, kulturellen und infrastrukturellen Aspekten zuordnen.

### 2.4.1.1 Lage und Standortaufwertung

Das Grundstück kann zu den kritischen Erfolgsvoraussetzungen einer Projektentwicklung gezählt werden, denn gerade bei innerstädtischen Projekten repräsentiert es oftmals den höchsten Kostenblock, gleichzeitig kann es über den Wert von Grund und Boden maßgeblich die Wertsteigerungsmöglichkeiten des Projektes bestimmen.[224] Solche Wertsteigerungsmöglichkeiten sind z.B. durch die nachträgliche Anbindung des Standortes an den ÖPNV und MIV möglich. Durch die Schaffung von allgemeinem oder gar höherwertigem Baurecht kann der Wert eines Grundstückes extrem gesteigert werden. Derartige Spekulationen auf eine höherwertige Nutzung können jedoch mit einem erheblichen Risiko verbunden sein, denn vergibt die Kommune das angestrebte Baurecht erst nach Jahren oder gar nicht, so kann sich dies auf die Kalkulation des Projektentwicklers äußerst negativ auswirken. Mögliche unerwartete Kontaminierungen des Bodens oder der Fund von historischen Überresten eines denkmalgeschützten Gebäudes können für den Bauherrn ebenfalls erhebliche negative Auswirkungen auf den Wert seines Grundstückes haben.

---

222 Ebenda S. 201.
223 Vgl. hierzu bspw. Bortz/ Döring 2006, S. 3.
224 Vgl. hierzu bspw. Schulte/ Bone-Winkel 2008, S. 39; vgl. hierzu auch Schäfer/ Conzen 2007b, S. 96.

Ein Developer kann eine gute Lage daher durch eine langfristig umsichtige Planung schaffen. Gleichermaßen können Immobilien oder ganze Quartiere, wenn sie dominant genug sind, selbst ihre eigene Lage kreieren.[225]

Der Standort eines Projektes ist somit (neben weiteren Faktoren) ausschlaggebend für den Wert einer Immobilie. Mit der Lage eines Projektes gehen nicht nur die Entfernung zur Innenstadt, die Verkehrsanbindung und infrastrukturelle Ausstattung oder das Image und Bedeutung der Immobile oder gar des Quartiers einher, sondern auch die Qualität des gesamten Umfeldes mit Makro- und Mikrolage.[226]

### 2.4.1.2 Konzeption

Die vielfach vertretene Auffassung, der Erfolg einer Projektentwicklung sei vor allem von den drei Faktoren *Lage, Lage, Lage* abhängig, ist zu relativieren. Ebenso entscheidend für eine Immobilie bzw. ein Quartier ist es eine hochwertige und tragfähige Nutzung zu entwickeln. Dies sollte nach dem Konzept des „highest and best use"[227] geschehen. Denn eine gute Lage ergibt sich erst unter Berücksichtigung der jeweiligen Nutzung.[228] *Lammel* geht noch einen Schritt weiter, für ihn ist das Hauptkriterium für den Erfolg einer Immobilie nicht die „[...] häufig dreifach beschworene ‚Lage' eines Gebäudes, sondern [...] eindeutig die Qualität, und der einzige wirkliche Maßstab wiederum für ein Gebäude ist das Wohlbefinden seines Nutzers."[229] *Bone-Winkel* sieht in einer guten Lage und einer guten Architektur in Verbindung mit einem nachhaltigen Nutzungskonzept[230] wesentliche Säulen des Erfolges.[231] Als Beispiel kann die Realisierung einer zukunftssicheren Bürolösung genannt werden: „Durch die Entscheidung für oder gegen ein bestimmtes Bürokonzept werden Arbeitsprozesse, Verhaltensweisen, Effizienz und Wohlbefinden der Mitarbeiter entscheidend geprägt."[232] Die Entwicklung eines passenden Nutzungskonzeptes zum richtigen Zeitpunkt am richtigen Ort, bildet, gerade in Anbetracht der oftmals langen Pla-

---

225 Vgl. Lammel 2005, S. 444.
226 Vgl. Diederichs 2006, S. 102.
227 "The use of property that will produce the highest economic returns over time. Also defined as the purpose that has the highest comparative advantage or least comparative disadvantage in relation to possible alternative uses." McMahan 2007, S. 549; vgl. hierzu auch Bone-Winkel 2008, S. 37.
228 Vgl. Dziomba/ Walther/ Muncke 2007, S. 8.
229 Lammel 2008, S. 723.
230 Ein Nutzungskonzept ist meistens ein Bestandteil der Projektidee bzw. der Projektkonzeption. Vgl. hierzu ausführlich Kap. 2.5.1.
231 Vgl. Bone-Winkel 2001, S. 10.
232 Kern/ Bauer/ Kelter 2007, S. 258.

nungs- und Entwicklungszeiträume, eine besondere Herausforderung. Eine ausreichende Flexibilität für sich verändernde oder wegbrechende Märkte, Mieter- und Endinvestorenwünsche ist unabdingbar.

*Frick* spricht von der bereits genannten *Nutzbarkeit*, die für eine Zweckentsprechung der Gebäude, technischen Anlagen, Außenräume und Pflanzungen, im Einzelnen wie im städtischen Zusammenhang steht. Dabei bezeichnet die *Nutzbarkeit* die schaffende Beziehung zwischen den Menschen und der Stadt. Diese von *Frick* aufgeführte abstrakte Beziehung des Menschen zu seinem Quartier, seiner Stadt geht bis auf *Cerdá* zurück. Anzunehmen ist, dass *Frick* hierrunter eine Verbindung und Identifizierung des Menschen mit seiner Umwelt begreift und zwar sozial im Sinne der Gesellschaft, also mit den Nachbarn und Mitmenschen, sowie architektonisch bzw. städtebaulich im Sinne von Gebäuden, Straßen und Plätzen. Im Hinblick auf bewusste und unbewusste Ansprüche der Bewohner einer Stadt wird unter *Nutzbarkeit* somit die Angemessenheit und Zweckdienlichkeit der gebauten Stadt verstanden. Folglich bedarf die Anordnung und Zueinanderordnung der Gebäude, technischen Anlagen und Pflanzungen eine praktische und bequeme Nutzung, die sinnvoll nutzbar und technisch praktikabel ist.[233]

Erst die passende Verbindung von Lage und Nutzung führt somit zu einer Standortaufwertung welche zur Bildung einer „Adresse" führen kann. Mit Hilfe einer geeigneten Nutzungsmischung kann ein Quartier geprägt und belebt werden (siehe hierzu ausführlich Kap. 2.3.2). Ein Aufgreifen und eine zeitgemäße Neuinterpretation der Geschichte können zu einer Wiederbelebung des Quartiers führen.[234] Des Weiteren kann die Ansiedlung der Kreativbranche[235] einen gewissen Charme haben, denn Quartiersentwicklungen mit kreativen Nutzern können ein „interessantes Image" transportieren und dazu beitragen andere „biedere" Nutzungen anzuziehen. Für den Projektentwickler ist die Zahlungsfähigkeit des kreativen Nutzers jedoch eine entscheidende Voraussetzung.[236]

Eine bestehende Subkultur aus bspw. Kreativen, Studenten, Künstlern, Cafés, Kneipen oder Bars kann eine Voraussetzung für ein erfolgreiches Quartier sein. In reinen Neubauquartieren ohne ältere Bestandsgebäude lässt sich eine Subkultur oder ein kreatives Milieu nur sehr schwer integrieren, denn die meisten der zuvor genannten Nutzer können sich die hohen Neubaumieten nicht leisten (siehe Kap. 2.3). Daher bilden Künstler gerade für private Projektentwickler

---

233 Vgl. Frick 2008, S. 90.
234 Vgl. hierzu von Nell/ Emenlauer 2002, S. 121.
235 Mit der Bezeichnung Kreativbranche sind an dieser Stelle keine gut florierenden Werbe-, PR-, Medienagenturen etc. gemeint, sondern ein kreatives Milieu bzw. „[...] Systeme, die jenseits von gesellschaftlichem Stand und sozialer Klasse durch Gruppierungen, Szenen und Atmosphären hervorgebracht werden." Bernegg et al. 2010, S. 23.
236 Vgl. Spars 2010, S. 83.

oftmals ein gewisses Risiko. Eine Anmietung von Räumlichkeiten in einem Gebäude oder Quartier ist oft nur durch eine Quersubventionierung mit „hochpreisigen" Flächen oder durch eine öffentliche Förderung möglich. Ausnahmen können jedoch städtische Entwicklungsgesellschaften bilden.

Weiterhin ist es bei einer Quartiersentwicklung wichtig, den Standort durch ein Alleinstellungsmerkmal aufzuwerten. Solch ein Alleinstellungsmerkmal lässt sich gut durch die Bildung von etwas Einzigartigem, Unverwechselbarem schaffen und in der Folge daraus z.b. lokale Identität bilden.[237] Dies geschieht nicht mit Hilfe herausragender „landmarks", sondern mit einem charakteristischen Quartiersgefüge. Wie z.b. Belebtheit und Mannigfaltigkeit, die durch publikumswirksame Erdgeschossebenen hervorgerufen werden können, einem passenden Mischungsverhältnis von Wohnen, Dienstleistungen, Gewerbe und Einzelhandel sowie einem Nebeneinander von Alt und Neu. Aber auch durch den Charakter und die Vernetzung entstehender Freiräume.[238] Für den Erfolg eines Projektes ist es daher wichtig, „[...] aus Sicht bestimmter Nutzergruppen eine *Unique Selling Proposition* zu offerieren. Dazu gehören nicht nur Emotionen, die Sympathie und Affektionen für die Immobilie an sich erzeugen sollen, sondern auch Umfeldvitalität oder Synergien der Nutzungen in direkter Nachbarschaft."[239]

Als letztes der vier Oberziele städtebaulicher Planung nennt *Frick* die *Nachhaltigkeit*. Hierrunter fallen Energieersparnis, sparsamer und rationaler Einsatz von Rohstoffen unter Nutzung aller verfügbaren Potenziale sowie eine flächensparende Erschließung und Bebauung.[240] Die Entwicklung ökologisch nachhaltiger Immobilien, z.B. durch ressourcenschonendes Bauen, einem geringen Energieverbrauch oder einem generell hohen Anteil an regenerativen Energien etc., wird in der Zukunft eine immer stärkere Beachtung in der Öffentlichkeit erfahren.[241] Insbesondere *Green Buildings* werden immer mehr zum Standard und damit zwingender Teil des Gesamtkonzeptes. Zu diesem Ergebnis kommt eine Studie der *Deutsche Bank Research*. Als ein Haupttreiber einer nachhaltigen Immobilienwirtschaft kann eine gesteigerte Nachfrage nach umweltfreundlicheren Bürogebäuden gesehen werden. *Green Buildings* können dabei einen wichtigen Beitrag zur wachsenden Verbreitung von nachhaltigen Gebäuden leisten.[242] Sie lassen sich im Vergleich zu „herkömmlichen" Immobi-

---

237 Vgl. Wieland 2009, S. 127.
238 Vgl. Feldtkeller 2001, S. 36.
239 Bone-Winkel 2001, S. 16f zit. nach Bone-Winkel/ Gerstner 2005, S. 772.
240 Vgl. Frick 2008, S. 91f.
241 Vgl. hierzu bspw. Zertifizierungen durch die Deutsche Gesellschaft für Nachhaltiges Bauen e.V. (DGNB), www.dgnb.de.
242 Vgl. Nelson/ Rakau/ Dörrenberg 2010, S. 1ff.

lien oftmals leichter vermieten und verkaufen. Ferner kann sich eine Vorzertifizierung positiv auf die Vermarktung auswirken.[243]

Aber die Europäische Union dürfte in erster Linie „[...] mit der Verschärfung der EPBD-Richtlinie[244] die Weichen dafür stellen, dass in zehn Jahren ‚grüne' Gebäude der de-facto Standard für alle Neubauten und Sanierungen sein wird."[245] Bei der Planung nutzungsgemischter Quartiere sollten die zukünftigen geforderten Wohn- und Arbeitsformen berücksichtigt werden. Themen, wie bspw. barrierefreies Wohnen oder eine Haustechnik, die sich über Jahre immer wieder an den neusten Stand der Technik anpassen lässt, sind für einen reibungslosen Betrieb notwendig und tragen daher zur Nachhaltigkeit bei. Darüber hinaus sind "Projekte, die lebenszyklustechnische Fragestellungen in ihrem Konzept verankert haben, ... am Markt eindeutiger positioniert."[246]

Die Anzahl der Stellplätze kann gerade für Quartiere, die einen hohen Anteil an Gewerbeflächen haben, entscheidend sein, denn für viele Einzelhändler ist das Vorhandensein ausreichender Parkmöglichkeiten ein sehr wichtiger Standortfaktor. Ebenfalls kann von Büroraummietern oder Bewohnern im Quartier eine große Nachfrage nach geeignetem Parkraum im Quartier ausgehen. Im Planungsprozess muss daher durch ein geeignetes Konzept (Parkhaus, Tiefgarage, verteilt im Quartier etc.) für ausreichend Parkmöglichkeiten gesorgt werden. Jedoch können durch immer vielfältigere und differenzierte Mobilitätskonzepte, wie bspw. *Car-Sharing*, Fahrgemeinschaften, oder der Ausbau des ÖPNV inkl. Koppelung mit dem MIV unterschiedliche Nutzergruppen angesprochen werden. Ein generell hoher Pkw-Stellplatzanteil wird somit nicht als eine pauschale Erfolgsvoraussetzung für ein Quartier erachtet. Vielmehr kann eine ausreichend hohe Anzahl an Fahrradstellplätzen, gerade in Großstädten, ein wichtiger Konzeptbaustein sein.

Erfolg und die damit einhergehende beschriebene Qualität kann auch danach bemessen werden, in welcher Art und Weise ein Quartier bespielt, genutzt und gemanagt wird. Dieser Prozess kann dazu beitragen, dass sich ein fertig gestelltes Quartier mit Leben füllt und der Erfolg dauerhaft anhält.[247]

---

243 Vgl. Feldhaus 2010, S. 24.
244 „Das Europäische Parlament hat am 18. Mai 2010 die neue Richtlinie zur Gesamtenergieeffizienz von Gebäuden (Energy Performance of Buildings Directive, EPBD) verabschiedet. Seit dem 8. Juli 2010 ist die novellierte Richtlinie in Kraft. Die EU-Länder, unter anderem Deutschland, haben dann zwei Jahre Zeit - also bis Juli 2012 - die Vorgaben der EU-Richtlinie in nationales Recht umzusetzen." dena 16.08.2010.
245 Nelson/ Rakau/ Dörrenberg 2010, S. 1.
246 Jenewein 2004, S. 15.
247 Vgl. Rees 2005, S. 91.

### 2.4.1.3 Art und Grad der Nutzungsmischung

In welcher Art und Weise Nutzungsmischung zum Erfolg eines Quartiers beitragen kann, wurde ausführlich in Kapitel 2.3 beschrieben. Daher werden an dieser Stelle nur die wichtigsten Aspekte genannt: Mit Nutzungsmischung lassen sich Qualitäten wie Dichte, Lebendigkeit, Robustheit, kurze Wege oder belebte öffentliche Räume erzeugen. Hierbei sind die *Art* und der *Grad* der Nutzungsmischung sehr entscheidend. Mit *Art der Nutzungen* sind die verschiedenen Nutzungsarten, also ein Flächenmix aus bspw. Wohnen, Büro, Gewerbe, Freizeit gemeint. Der *Grad* bestimmt die Anzahl bzw. das Verhältnis der Nutzungsarten untereinander. Dieses Verhältnis sollte möglichst ausgewogen und flexibel sein. Jede Nutzung für sich ist dabei von besonderer Bedeutung. Eine Nutzung, die nur einem einzigen Bedarf dient, wäre für ein nutzungsgemischtes Quartier nicht geeignet. Solch eine einseitige Nutzung könnte bspw. eine Reinigung oder ein Restaurant sein, die ausschließlich Serviceleistungen für Büroangestellte im Quartier anbietet und nach Büroschluss zu keiner weiteren Belebung beiträgt und daher keinen weiteren Mehrwert bietet. Eine Nutzung sollte nicht Mittel zum Zweck sein, sondern das Quartier im Sinne seiner Nutzungsmischung prägen. Im Vergleich zu Wohnungen erzielen zwar die ökonomisch stärkeren Büros, Einzelhandelsflächen oder Dienstleistungsflächen oftmals höhere Mieten, dies wäre jedoch für ein nutzungsgemischtes Quartier ein einseitiger Erfolg; im extremsten Fall könnte dies sogar zur Bildung eines monofunktionalen Quartiers führen. Daher wird in einer gut durchdachten und konzeptionellen Verknüpfung der einzelnen Nutzungen eine wesentliche Erfolgsvoraussetzung gesehen. Solch eine Verknüpfung sollte nicht nur die Bedarfe einer Nutzergruppe – wie im zuvor genannten Beispiel – berücksichtigen, sondern möglichst den Bedürfnissen aller Nutzer eines Quartiers genügen. Eine Nutzung erfüllt erst dann ihren Zweck, wenn sie durch die Nutzer angenommen wird. Art und Grad der Mischung aus Wohnungen, Geschäften, Büros, Dienstleistungen etc. sind dabei Teil des Konzeptes, welches wiederum auf die Lage des Quartiers abgestimmt werden muss. Entscheidend ist die passende Kombination und Umsetzung, sowohl aus urbanen als auch suburbanen, globalen wie lokalen Orientierungen. Nutzungsmischung kann gut zur raumbezogenen Identität beitragen und für ein positives Image eines Quartiers sorgen. Dies wird unter anderem durch urbane Strukturen oder die Existenz von halböffentlichen Räumen sowie der beschriebenen räumlich-sozialen Kognition und Identifikation möglich.

## 2.4.1.4 Soziale Aspekte

Ausreichende Aufenthaltsmöglichkeiten sowie entsprechende Möglichkeiten zum Verweilen, in Form von Plätzen und Grünbereichen mit Bänken und Sitzgelegenheiten, sind nicht nur für eine immer älter werdende Bevölkerung relevant, sondern sie fördern auch einen sozialen Austausch aller Nutzer. Ähnlich verhält es sich mit einem abwechslungsreichen Angebot an Restaurants, Bars, kulturellen Einrichtungen etc. Ein abwechslungsreiches Verhältnis von Öffnungen und Plätzen kann für eine gelungene Aufenthaltsqualität sorgen. Dabei tragen gute Wege- und Sichtverbindungen zur besseren Orientierung im Quartier bei. Attraktive architektonische und städtebauliche Lösungen im öffentlichen Raum als auch bei Wohnungen, Büros und Gewerbeeinheiten bilden daher bedeutende Erfolgsvoraussetzungen. *Feldtkeller* weist auf den Verlust der Integrationsfunktion der Städte hin. Dieser Verlust ist unter anderem „[…] häufig der Veränderung sozialer Umstände wie dem Verlust von familiären, korporativen und beruflichen Bindungen, der Schwächung des wirtschaftlichen Mittelstands, der zunehmenden Mobilität, dem Verschwinden von Vereinen u.ä...."[248] zuzuschreiben. Planung und Politik tragen dabei eine Mitverantwortung, derer sie sich bei der Planung und Realisierung neuer Quartiere bewusst sein sollten. Fraglich bleibt jedoch, inwieweit städtebauliche Planung eine Bindungswirkung im Quartier beeinflussen kann.[249] Sie sollten zumindest die oben genannten baulichen Voraussetzungen und sozialen Angebote schaffen. Als eines der vier Oberziele städtebaulicher Planung kommt die *Grundsicherung* nach *Frick* den zuvor beschriebenen sozialen Aspekten sehr nah. Denn „[…] die *Grundsicherung* im Städtebau ist... das, was die sesshafte lokale Gesellschaft an Gebäuden, technischen Anlagen, Pflanzungen und Außenräumen sowie an Infrastruktur mindestens braucht beziehungsweise für erforderlich hält, um im praktischen Sinne zu existieren."[250] Dieses eher technische Verständnis wird jedoch für ein erfolgreiches Quartier als nicht ausreichend erachtet. Im Rahmen einer sozialen Inklusion kommt erfolgreichen Stadtquartieren eine normative Rolle zuteil, denn sie können ihren Bewohnern bspw. durch funktionierende Nachbarschaften ein Zugehörigkeitsgefühl vermitteln, das für eine soziale Stabilität im Quartier wesentlich sein kann.

Der Erfolg einer Quartiersentwicklung könnte davon abhängen, inwieweit es dem Projektentwickler gelingt, die differenzierten sozialen Interessen potentieller Bewohner und Nutzer zu berücksichtigen. Dabei gilt es Alltagsaktivitäten, wie Wohnen, Arbeit, Freizeit, Beziehung, Mobilität oder Kultur jeweils unter-

---
248 Feldtkeller 2001, S. 12.
249 Vgl. Feldtkeller 2001, S. 12.
250 Frick 2008, S. 89.

schiedlich zu kombinieren, sodass die Gestaltung des Alltages möglichst „positiv" – im Sinne von nachbarschaftlich, gesund und nachhaltig – verläuft.[251]
Eine allgemeine angemessene soziale Verträglichkeit wird ebenfalls als eine bedeutsame Erfolgsvoraussetzung angesehen. Zu hohe Mieten, eine starke Kontrolle halböffentlicher Räume oder gar das Fehlen öffentlicher Räume können Segregationseffekte hervorrufen. Eine starke Polarisierung ist daher für die Qualität eines Quartiers schlecht. Wobei eine komplette Durchmischung aller Demographischen-, Bildungs- und Einkommensschichten sowie ethnischer oder religiöser Zugehörigkeit jedoch nicht als maximaler Erfolg angesehen wird, da dies als ein nur sehr schwer zu erreichendes und darüber hinaus als kein sinnvolles Ziel erachtet wird. Ein gewisser Unterschied der einzelnen Lagen einer Stadt wird eher als Bereicherung angesehen, vielfältige und unterschiedliche Quartiere verleihen einer Stadt erst den besonderen Reiz und nicht ein einheitliches homogenes Stadtbild. Das Besondere macht eine Stadt auf Dauer interessant und nicht das Alltägliche. Wobei strikte Regulierungen und Kontrollen innerhalb einer sogenannten „Gated Community" ebenfalls keine Erfolgsvoraussetzungen bilden. Eine soziale Ausgewogenheit in den Quartieren und innerhalb der gesamten Stadt wird daher als erfolgreich erachtet.

### 2.4.1.5 Akzeptanz

Je größer ein Projekt ist, desto größer ist auch die öffentliche Aufmerksamkeit. Quartiere besitzen alleine aufgrund ihrer baulichen Größe, ihrer hohen Anzahl an verschieden Nutzern, ihrer städtebaulichen Auswirkungen etc. eine gewisse Aufmerksamkeit. Die öffentliche Akzeptanz, eines sich in der Planung befindenden Quartiers, kann für dessen Erfolg wesentlich sein. Denn im Rahmen der Bauleitplanung ist die Öffentlichkeit nach § 3 Abs. 1 BauGB zu beteiligen; „[...] ihr ist Gelegenheit zur Äußerung und Erörterung zu geben."[252] Die Bürger haben somit, im gesetzlichen Rahmen, einen nicht unerheblichen Einfluss auf den weiteren Verlauf der Entwicklung. Doch auch abgesehen von der genannten gesetzlich vorgeschriebenen Beteiligung der Öffentlichkeit, ist eine allgemeine öffentliche Akzeptanz für ein Quartier äußerst wichtig. Denn eilt einem Quartier bereits vor seiner Fertigstellung ein negativer Ruf[253] voraus, so ist anzunehmen, dass aufgrund fehlender Nachfrage viele Wohnungen, Büros, Ladenflächen etc. keinen Abnehmer finden. Ohne eine gewisse Anzahl an Nutzern und Mietern

---
251 Vgl. Schmals 2005, S. 57.
252 Baugesetzbuch (BauGB) in der Fassung der Bekanntmachung vom 1. Juli 2005.
253 Vgl. hierzu ausführlich Kapitel 2.3.2.

wird es zu keiner Belebung kommen. Der erkennbare übermäßige Leerstand und die daraus resultierende Ödnis würden das schlechte Image zusätzlich verstärken. Aber auch die Nichtakzeptanz des Projektes von Seiten potentiell finanzierender Kreditinstitute, der Öffentlichkeit oder möglicher Nutzer bildet ein bedeutendes Risiko und ist damit eine weitere Voraussetzung für den Erfolg. Daher wird die Akzeptanz von nur einem Prozessbeteiligten als nicht ausreichend erachtet.[254] Ein gutes Image, ein gewisser Bekanntheitsgrad und eine öffentliche Akzeptanz lassen sich jedoch erreichen.

Schon seit Beginn der Antike bediente man sich im Städtebau der Symbolwirkungen von Architektur und gebauter Stadt. Nach *Frick* eignen sich über diese Symbolwirkungen die Bewohner ihre Stadt an.[255] „Auch die Fremden erkennen eine Stadt unter anderem an ihren charakteristischen Gebäuden, öffentlichen Räumen und Quartieren, an ihrer Stadtsilhouette oder *skyline*. [...]" Weiterhin konstatiert *Frick*: „[...] Einerseits sind klassische, rational erklärbare, ‚harte' Standortfaktoren mit der Wichtigkeit der Orte verbunden; andererseits haben emotionale, Image-bezogene, ‚weiche' Standortfaktoren an Einfluss gewonnen, zu denen unter anderen das historische Erbe gehört. [...] Die wirklich wichtigen Standorte sind aber fast immer noch die von historisch einflussreichen Städten."[256]

In erfolgreichen Neubauquartieren sind die vielseitigen Ideen des städtischen Miteinanders ablesbar und erlebbar. Dies wird durch abwechslungsreiche städtische Grundrisse, durch wohl proportionierte und gut gestaltete öffentliche Räume sowie ansprechende Fassaden ermöglicht.[257] „Klar lesbare morphologische Elemente wie Wege, Grenzlinien, abgegrenzte Bereiche, Schnittpunkte und Merkzeichen erfüllen Orientierungsbedarf und tragen wesentlich zum Wohlbefinden der Bewohner in der Stadt und in weiterer Folge zur Identifikation mit der Stadt bei."[258] Auch für *Strohmeier* stellt die Identifizierbarkeit eines Quartiers einen ersten Schritt für dessen Erfolg dar.[259] „Durch die Mischung unterschiedlicher Funktionen kann [...]" nach *Tölle* „[...] das ... Quartier potenziell zu einem Identifikationsort für unterschiedliche soziale Gruppierungen [...] werden."[260] Die öffentliche Akzeptanz eines Quartiers hängt weiterhin vom Erscheinungsbild der einzelnen Gebäude ab. Die Architektur und besonders die Fassaden werden am ehesten von der Öffentlichkeit wahrgenommen. Hierzu weist *Altrock* auf die intensive Wahrnehmung und die Beurteilung der Qualität einer Fassade durch

---

254 Vgl. Bone-Winkel/ Orthmann/ Schleich 2008, S. 117.
255 Vgl. Frick 2008, S. 12.
256 Frick 2008, S. 12f.
257 Vgl. Schmals 2005, S. 47; vgl. hierzu auch Lichtenberger 2002, S. 41ff.
258 Stachel 2007, S. 14; in Bezug auf Lynch 1960/ 2007.
259 Vgl. Strohmeier 1983, S. 132.
260 Tölle 2005, S. 67.

## Diskussion zum Thema: Erfolgreiches Quartier 75

die Benutzer der Stadt, hin,[261] „[...] die durchaus erheblich von der Beurteilung des Fachpublikums abweichen kann. Damit ist die Fassadengestaltung vermutlich eines der konfliktreichsten Merkmale eines Gebäudes."[262] Um ein positives Erscheinungsbild gerade in der Allgemeinheit zu erhalten, sollten daher die Materialien der Gebäudehülle gut gewählt sein, denn jedes Gebäude sollte „in Würde" altern können, dies „[...] ist weitgehend davon abhängig, welche Materialien verwendet wurden."[263] Die Wahl der richtigen Werkstoffe gilt ebenfalls für das Innere eines Gebäudes. Wie wichtig das Erscheinungsbild bzw. der bauliche Zustand eines Quartiers ist, macht die *Broken-Windows Theorie*[264] deutlich.

Eine gute Gelegenheit, ein Projekt in der Gesellschaft möglichst frühzeitig zu verankern, sieht *Köster* darin, die Idee eines neuen Quartiers im Sinne einer Vision zu kommunizieren.[265] Dies könnte „[...] z.b. über Veranstaltungen zur Wiederentdeckung des Ortes, Installationen zur Vorstellung von Entwürfen für den Ort, zur Imagination der möglichen Zukunft des neuen Quartiers" geschehen.[266] Eine Möglichkeit eine hohe Akzeptanz eines Quartiers zu erlangen, kann durch eine leichte Einprägsamkeit der städtischen Umwelt gelingen. Für *Lynch* bedeutet diese Erhöhung der Einprägsamkeit: „Erkennen und Aufbau des sichtbaren Bildes zu erleichtern."[267] *Lynch* beschreibt dies anhand der Gestaltung von Wegen, hierbei ist es wichtig, eine klare Struktur durch eine gewisse Kontinuität zu gewährleisten. Dies kann durch Farbe oder Textur des Bodenbelages sowie durch eine rhythmische Anordnung von Bäumen geschehen. Die Regelmäßigkeit wie z.B. eine Wiederholung von Raumöffnungen, Monumenten oder Eckläden kann die Einprägsamkeit des städtischen Umfeldes erhöhen.[268]

*Schmals* weist auf die Wirkung einer „[...] Konzeption von Stadtplanung, die eine Ethik der Projektentwicklung beachtet, [hin]. In ihrem Rahmen können

---

261 Vgl. Altrock 2003, S. 15.
262 Altrock 2003, S. 15.
263 Lammel 2008, S. 724.
264 Zur „Broken-Windows Theorie" vgl. ausführlich Wurtzbacher 2008, S. 18ff: Vor dem Hintergrund eskalierender Kriminalität in innerstädtischen Armutsquartieren in den USA „[...] spitzten 1982 die beiden konservativen Politologen James Q. Wilson und George L. Kelling den Zusammenhang zwischen Nachbarschaft und sozialer Kontrolle unter dem Titel Broken Windows in der These zu, wonach der physische Zustand einer Nachbarschaft Voraussagen über deren Kriminalitätsbelastung zulasse. Sobald Zeichen baulichen Verfalls oder sozialer Verwahrlosung auftauchen, werden Straßen, Wege und Plätze einer Nachbarschaft von den Bewohnern gemieden, und es entstehen sozial wenig kontrollierte Räume, die eben dadurch wiederum kriminelles Verhalten provozieren und die Gefahr eines vollständigen Zusammenbruchs der sozialen Kontrolle einer Nachbarschaft heraufbeschwören." Wurtzbacher 2008, S. 18, zitiert nach Wilson/ Kelling 1982.
265 Vgl. Köster 2006, S. 215.
266 Köster 2006, S. 215.
267 Lynch 2007, S. 114.
268 Vgl. Lynch 2007, S. 114ff.

der individuelle Erfolg der Projektentwickler, die Bedürfnisse der Nutzer und das gesellschaftliche/ städtische Gemeinwohl zur Einheit gebracht werden." Nach *Schmals* bilden die „[...] soziologische[n] Bausteine wie Größe, Dichte, Homogenität und Heterogenität der Sozialstruktur, Milieu und Lebenstil [sic!], Nachbarschaft, Bau- und Infrastruktur [...]" für Projektentwickler „[...] den differenzierten Rahmen, um für souveräner werdende Konsumenten auf dem Immobilienmarkt erfolgreich tätig zu sein."[269]

Als ein weiteres „[...] entscheidendes Merkmal erfolgreicher Quartiere [...]" versteht *Feldmann* das *räumliche Milieu*,[270] welches „[...] sowohl als soziale Bezugsbasis als auch Normen- und Wertesystem, als Integrationshilfe für verschiedene Nutzergruppen [...]"[271] agiert. Das Wohlbefinden und die damit einhergehende gefühlte Sicherheit ist nicht nur für den Einzelnen eine endscheidende Voraussetzung für die Akzeptanz des Quartiers, sondern auch eine allgemeine soziale Verträglichkeit und eine damit verbundene Segregation bilden weitere, wichtige Erfolgsvoraussetzungen, die von der Öffentlichkeit kritisch wahrgenommen werden.

### 2.4.1.6 Qualitätsvolle Wirkung

Eng mit einer allgemeinen Akzeptanz ist eine qualitätsvolle Wirkung des Quartiers verbunden. Das allgemeine Wohlfühlen im Quartier, als auch im speziellen in den jeweiligen Gebäuden, stellt eine wichtige Erfolgsvoraussetzung dar und kann durch eine qualitätsvolle Wirkung hervorgerufen werden. Städtebauliche und architektonische Qualitäten können für eine dauerhafte Belebung und stetige Nachfrage nach Wohnraum, Büro- und Gewerbeflächen sorgen. Aufenthaltsqualitäten bieten nicht nur den Bewohnern und Büronutzern einen Mehrwert, sondern können und sollten auch Besucher in das Quartier locken. Sichtverbindungen, Nutzungsbeziehungen, Nutzungsvielfalt und Nutzungsmix, aber auch Beleuchtungskonzepte, Oberflächenmaterialien und deren Haptik sind wichtige baulich-räumliche Elemente, die durch alle Nutzer eines Quartiers bewusst oder unbewusst auf ihre Qualität hin bewertet werden. Die Beliebtheit eines Quartiers hängt folglich von der wahrgenommen Qualität des Raumes und seiner Nutzungen ab.

Eng mit einer qualitätsvollen Wirkung ist ebenfalls die *baulich-räumliche Organisation* eines Quartiers verbunden. Unter *baulich-räumlicher Organisation*

---

269 Schmals 2005, S. 65.
270 Ein Milieu definiert Keim als „städtische Einheit, in der sozialstrukturelle mit raumstrukturellen Eigenschaften dauerhaft in wechselseitig abhängigen Beziehungen stehen." Keim 1979, S. 47.
271 Feldmann 2009, S. 116.

versteht *Frick*: „Die Art und Weise der Anordnungen von Grundstücken, Gebäuden, technischen Anlagen und Pflanzungen und ihre Beziehungen und Verbindungen zueinander [...]."[272] Aber auch die „funktionale Eignung" eines Ortes ist entscheidend, denn bauliche Anlagen und räumliche Formen unterstützen oder ermöglichen erst die Aktivitäten der Einwohner oder Passanten.[273] Die *baulich-räumliche Organisation* innerhalb der „europäischen Stadt" bietet den Freiraum für unterschiedlichste Aktivitäten. Daher scheint die qualitätsvolle Wirkung innerhalb der „europäischen Stadt" besonders hoch zu sein.

Eine deutlich gegliederte und klar erkennbare Umwelt erleichtert es den Bürgern ihr Quartier besser mit den eigenen Vorstellungen und Assoziationen zu „beseelen". Erst dann kann die Umwelt zu einem wirklich einmaligen und unverwechselbaren Ort werden.[274] Die *Verständlichkeit*, als das dritte der vier Oberziele einer städtebaulichen Planung, bringt dies besonders gut zum Ausdruck. *Verständlichkeit* ist synonym zu verwenden mit Vergnügen, Schönheit oder Wahrnehmbarkeit der gebauten Stadt.[275] Diese Begriffe sind „[...] das, was über das technisch Notwendige und das Zweckdienliche hinausgeht, das sich auch nach der Erfüllung der Ziele der Grundsicherung und der Nutzbarkeit nicht ohne weiteres einstellt, das aber dennoch in der Wahrnehmung der Menschen die eigentliche Qualität eines Hauses, eines Platzes, des öffentlichen Raums, eines Quartiers, einer Stadt ausmacht."[276]

### 2.4.1.7 Wirtschaftlichkeit

Eine zentrale Voraussetzung für den Erfolg eines Projektes bildet die Entwicklung einer einzelwirtschaftlich tragfähigen sowie städtebaulich verträglichen Projektidee.[277] Als maßgebliche Erfolgsvoraussetzung einer Immobilie konstatiert *Diederichs* weiterhin, dass ein Gebäude für die Menschen von innen heraus entwickelt und geplant werden muss, da die Nutzer später einen großen Teil ihrer Arbeits- und damit Lebenszeit in ihnen verbringen.[278] „Was nicht gefällt, wird nicht gekauft, nicht gemietet und damit nicht genutzt."[279] Bei einer einzelwirtschaftlichen Betrachtung einer Projektentwicklung sollte darüber hinaus die

---

272 Frick 2008, S. 199; vgl. auch S. 15ff.
273 Vgl. Frick 2008, S. 200; vgl. auch S. 18ff.
274 Vgl. Lynch 2007, S. 110.
275 Vgl. Frick 2008, S. 89f.
276 Frick 2008, S. 90.
277 Vgl. Miles/ Berens/ Weiss 2000, S. 183ff; zit. nach Bone-Winkel/ Orthmann/ Schleich 2008, S. 114. Zur Entwicklung einer Projektidee bzw. Nutzungskonzeption vgl. ausführlich Kap. 2.5.1 Konzeption und Planung.
278 Vgl. Diederichs 2006, S. 11.
279 Diederichs 2006, S. 11.

jeweilige Immobilie so konzipiert werden, dass sie Ertragsüberschüsse und Wertsteigerungsraten erwirtschaftet. Hierzu nennt *Dietrich* u.a. folgende Faktoren: Funktionalität, angemessene Kostenstruktur, ausreichende Erträge und eine hohe Wettbewerbsfähigkeit etc.[280] Aber auch die Flächeneffizienz, also das Verhältnis von gebauter zur vermietbaren bzw. veräußerbaren Fläche sowie die Höhe der GFZ haben erheblichen Einfluss auf den wirtschaftlichen Erfolg.

Eine weitere Voraussetzung einer erfolgreichen Projektentwicklung liegt in der Berücksichtigung aller Projekt bestimmenden Faktoren, wie Standort, Marktentwicklung, Nutzung, Erträge, Rendite, Nachhaltigkeit, Kosten, Termine, Architektur und Städtebau. Dabei kann die Kombination der Einzelelemente den späteren Gebäudewert maßgeblich bestimmen. Der Gebäudewert ergibt sich wiederum unter normalen Marktbedingungen aus den Hauptgruppen Markt-, Nutz- und Imagewert. Diese drei Hauptgruppen müssen in einem ausgewogenen Verhältnis zueinander stehen, ansonsten kann der Gebäudewert stark sinken. Dies wird dadurch deutlich, dass ein Gebäude z.B. mit einem hohen Imagewert aber einem geringen Nutzwert nur einen eingeschränkten Marktwert erreichen wird, da die Nachfrage nach einem solchen Objekt vergleichbar klein ausfallen dürfte.[281]

Unmittelbar auf den wirtschaftlichen Erfolg kann sich für *Altrock* die Nutzung des Freiraums um oder in einem Gebäudekomplex auswirken. Eng mit der Nutzung des Freiraums ist ebenfalls die Qualität der Einbindung in den Stadtraum verbunden.[282]

Zum Erfolg eines Projektes könnte der von vornherein feststehende Mieter bzw. Nutzer beitragen. Denn im Unterschied zu einer spekulativen Projektentwicklung, bei der der Mieter erst im Verlauf des Entwicklungsprozesses gefunden werden muss, können die Bedarfe und Wünsche des Mieters gleich von Beginn an mit in die Planung einfließen. Das Risiko eine Immobilie zu entwickeln, die am Markt vorbei geplant wurde und am Ende keinen Abnehmer findet, wird somit deutlich reduziert.

Der langfristige Erfolg einer Immobilie kann wiederum stark von der funktionsgerechten Vermietung im Allgemeinen und der Findung eines passenden Mietermixes im Besonderen beeinflusst werden, daher behalten viele Entwickler das Marketing im eigenen Hause.[283] Ein Aufbau und eine Sicherung eines Alleinstellungsmerkmals – ähnlich wie bei der zuvor beschriebenen Standortauf-

---

280 Vgl. Dietrich 2005, S. 129.
281 Ebenda S. 111ff.
282 Altrock beschreibt die Auswirkungen der Nutzung des Freiraums für einem Bürokomplex; hierbei wird angenommen, dass sich die genannten Auswirkungen auch auf andere Arten von Gebäude-komplexen beziehen können. Vgl. Altrock 2003, S. 14.
283 Vgl. Schulte/ Bone-Winkel 2008, S. 54; in Bezug auf Graaskamp 1981/ 1991, S. 633.

wertung – „[...] die dem Projekt im Auge des späteren Nutzers oder Investors einen Nutzenvorteil gegenüber Konkurrenzprojekten bzw. -objekten verleiht und auf diesem Wege neben dem Preis andere, wichtige Wettbewerbsdeterminanten einführt,"[284] bildet eine wichtige Erfolgsvoraussetzung.

Ein anhaltender wirtschaftlicher Erfolg wird daher als wichtig erachtet. Unter einem anhaltenden wirtschaftlichen Erfolg ist nicht nur eine Quartiersentwicklung zu verstehen, bei dessen Verkauf an einen Endinvestor, der Projektentwickler einen hohen Gewinn erzielen konnte, sondern bei der der Erfolg von Dauer ist. Die anhaltende Werthaltigkeit des Quartiers bildet den entscheidenden Faktor. Unter Werthaltigkeit werden bei einem Quartier folgende Aspekte verstanden: angemessene Rendite, marktkonforme und stabile Mieten, geringe Nebenkosten, wenig Leerstand, geringe Fluktuation der Mieter, ausreichend hohe Nachfrage nach Flächen und Räumlichkeiten im Quartier.

Daher muss ein Projekt neben einer hohen Rendite auch langfristig Investitionssicherheit bieten. Eine flexible Grundstruktur bietet die Möglichkeit, bei veränderten Nutzeranforderungen, mit entsprechenden baulichen Maßnahmen leichter reagieren zu können. Eine vorausschauende Auswahl der Baumaterialien und gerade die Haltbarkeit sowie Zeitlosigkeit der Oberflächenmaterialien kann vorbeugend gegen umfangreiche Sanierungsmaßnahmen wirken. „Eine weitsichtige Planung wird sicherstellen, dass in einem Gebäude [und damit auch in einem Quartier] Raum für zukünftige Innovationen besteht."[285] Gerade bei Bürogebäuden wird immer mehr Wert auf flexible Raumstrukturen gelegt, Arbeitsplätze werden wieder häufiger individuellen Bedürfnissen angepasst. Aufenthaltsräume innerhalb und außerhalb der Gebäude können der Kommunikation oder Stimulation der Kreativität dienen. Investoren haben erkannt, dass diese Räume nur angeboten werden können, wenn Grundstücke nicht gänzlich überbaut und Gebäude nicht mit Arbeitsplätzen „gefüllt" werden. Durch öffentlich zugängliche Außenflächen lassen sich die Gebäude zur Stadt öffnen.[286] Dementsprechend spielt für den wirtschaftlichen Erfolg, gerade in einer langfristigen Betrachtung, die Flexibilität eines Gebäudes eine erhebliche Rolle. Dies bedingt jedoch eine Teilbarkeit der Immobilien in einzelne, selbstständige und unabhängige Nutzungsbereiche, möglichst nicht nur geschossweise, sondern auch innerhalb der Etagen.[287] Hierbei bildet die Geschwindigkeit mit der, bspw. durch mögliche Umbauten und Nachrüstungen, auf veränderte Nutzerwünsche und Marktbedin-

---

284 Bone-Winkel/ Isenhöfer/ Hofmann 2008, S. 260; vgl. hierzu auch Engelhardt 2004, S. 15.
285 Lammel 2008, S. 724.
286 Vgl. Herkommer 2005, S. 358.
287 Vgl. Diederichs 2006, S. 11.

gungen reagiert werden kann, eine weitere entscheidende wirtschaftliche Eigenschaft.[288]

Wird bei einem einzelnen Gebäude oder ggf. einem ganzen Quartier eine Revitalisierung bzw. Sanierungsmaßnahmen zur Werterhaltung durchgeführt, so lassen sich mit Hilfe von Markt- und Standortanalysen neue Nutzungskonzepte erarbeiten. Solch eine Neupositionierung am Markt, kann erheblich zum Fortbestand des wirtschaftlichen Erfolges beitragen.

Die langfristige Bindung des Nutzers an eine Immobilie bildet eine weitere bedeutende wirtschaftliche Erfolgsvoraussetzung. Dies geschieht nach *Bone-Winkel* und *Gerstner* durch die Realisierung optimaler Büroflächen und der Möglichkeit einer optimalen Flächenausnutzung für den Mieter. Die Emotionalisierung kommt besonders zum Tragen, wenn es dem Entwickler gelingt, eine Atmosphäre zu schaffen, die die Agglomeration gewisser Nutzergruppen fördert oder sogar erst bewirkt. Ein derart besonderer Charakter kann dadurch entstehen, dass sich bestimmte Nutzergruppen besonders wohl fühlen und infolgedessen entsprechende Synergien entwickeln.[289]

## 2.4.2 Erfolgsziele

Bei einer Reflexion der zuvor beschriebenen Erfolgsvoraussetzungen in Verbindung mit der Frage für wen ein Quartier erfolgreich sein soll, wird die enge Verzahnung der einzelnen Erfolgsvoraussetzungen eines Quartiers besonders deutlich. Wobei diese Voraussetzungen nicht nur eng miteinander verzahnt, sondern zugleich durch zahlreiche Überschneidungen der zuvor beschriebenen Eigenschaften und Merkmale geprägt sind. Eine exakte Zuordnung der einzelnen Eigenschaften und Merkmale auf nur einen Teilbereich ist teilweise schwer bis unmöglich. Darüber hinaus gibt es einige besondere Merkmale die sich gegenseitig aufheben. Als Beispiel sind hohe Mieten oder Kaufpreise zu nennen. Unter weiteren Aspekten sorgen sie im Idealfall für einen einzelwirtschaftlichen Erfolg des Investors, gleichzeitig bleibt jedoch anzunehmen, dass sehr hohe Mieten bzw. Kaufpreise auf keine breite öffentliche Akzeptanz stoßen. Ähnlich verhält es sich mit einer Standortaufwertung in Verbindung mit einem *Gentrification-Prozess*. Aus Investorensicht könnte in diesem Zusammenhang von einer Standortaufwertung und einem damit einhergehenden wirtschaftlichen Erfolg gesprochen werden. Ein Segregationsprozess stößt jedoch in der Regel auf eine allgemeine öffentliche Ablehnung. Ausnahme können jedoch wenige „Wohlhabende" sein, die diesen Prozess durch Kauf oder Anmietung von Wohnraum fördern. Ein

---
288 Vgl. Bone-Winkel 2001, S. 17.
289 Ebenda S. 16f; zit. nach Bone-Winkel/ Gerstner 2005, S. 772.

Quartier welches bspw. eine hohe Wirtschaftlichkeit aufweist, gleichzeitig oder gerade aufgrund der hohen Wirtschaftlichkeit eine zu geringe soziale Inklusion aufweist, wäre kein erfolgreiches Quartier im Sinne dieser Arbeit. Nicht ein oder einige wenige Teilbereiche bzw. Erfolgsvoraussetzungen, sondern die Ausgewogenheit aller sieben Teilbereiche ist entscheidend für den Erfolg.

Die vorstehenden Ausführungen haben verdeutlicht, dass ein erfolgreiches Quartier mehrerer Ziele bedarf. Folglich ergibt sich die Notwendigkeit, diese Ziele in eine sinnvolle Ordnung zu bringen. Ein *Zielsystem* eignet sich hierzu besonders gut.[290] Die sieben Teilbereiche bilden daher die Erfolgsziele eines erfolgreichen Quartiers. Im Rahmen einer operationalen Zielformulierung bildet das „erfolgreiche Quartier" das Oberziel – die oberste Zielsetzung. Die sieben Teilbereiche bilden Teilziele denen wiederum verschieden Unterziele zugeordnet sind. Die folgende Abbildung 5 gibt einen zusammenfassenden Überblick über das beschriebene *Zielsystem*.

---

[290] Vgl. Wöhe/ Döring 2002, S. 101ff.

*Abbildung 5: Zielsystem – Erfolgreiches Quartier*

| Erfolgreiches Quartier | | | | | | |
|---|---|---|---|---|---|---|
| Lage & Standort- aufwertungs- Ziele | Konzeptions- Ziele | Nutzungs- mischungs-Ziele | Soziale- Ziele | Akzeptanz- Ziele | Wirkungs- Ziele | Ökonomische- Ziele |
| • allgemeine Lage<br>• Image<br>• Makrolage<br>• Mikrolage | • Nutzungskonzept<br>• Flexibilität<br>• Nutzbarkeit<br>• „Adresse"<br>• Nachhaltigkeit<br>• Alleinstellungs- merkmale | • Dichte<br>• Lebendigkeit<br>• Robustheit<br>• Nutzungsverhältnis<br>• raumbezogene Identität | • abwechslungs- reiches Angebot<br>• Städtebau<br>• Infrastruktur<br>• soziale Ausgewogenheit | • Bekanntheitsgrad<br>• Umgang mit mögl. historischem Erbe<br>• Idenifizierbarkeit<br>• räumliche Milieu<br>• Segregation<br>• Erscheinungsbild<br>• Sicherheit | • Aufenthaltsqualität<br>• baulich-räumliche Elemente<br>• baulich-räumliche Organisation<br>• Verständlichkeit | • (Gebäude-) Wert<br>• Flächeneffizienz<br>• Werthaltigkeit<br>• flexible Grund- struktur<br>• Umgebung/ Atmosphäre |

Quelle: Eigene Darstellung.

## 2.4.3 Definition Erfolgreiches Quartier

Aus der zuvor geführten Diskussion und der Betrachtung des *Zielsystems* lässt sich folgende Definition ableiten:

*Ein Quartier ist erfolgreich, weil eine nachhaltige Konzeption zugrunde liegt, es eine sehr gute Lage und eine entsprechende Standortaufwertung erfahren hat, es sozial verträglich ist, die allgemeine Akzeptanz und das Maß an qualitätsvoller Wirkung hoch sind, Art und Grad der Nutzungsmischung für Attraktivität und Vielfalt sorgen und es ökonomisch überaus wertvoll ist.*

## 2.4.4 Messung und Bewertung des Erfolgs

Eine Bewertung des Erfolges birgt eine gewisse Herausforderung, da eine Messung häufig schwer durchzuführen ist. Die Höhe des Vervielfältigers, zu dem ein Developer sein Projekt verkauft hat, wird sich vermutlich in den wenigsten Fällen ermitteln lassen. Einige Merkmale können ohnehin nur qualitativ bemessen werden. Daher sind einer Bewertung eines erfolgreichen Quartiers Grenzen gesetzt, denn bspw. auch „[...] die Reaktion von Bewohnern ... auf gestalterische Wirkungen bestimmter Gebäudegruppierungen sind schon im Einzelfall schwer zu erfassen und noch schwerer in verallgemeinernder Weise zu systematisieren."[291] Auch *Dziomba* konstatiert die teilweise schwierige Messbarkeit, denn die Beurteilung des Projekterfolges hängt stark von der Interpretation weich formulierter Zielsetzungen ab.[292] „Doch auch einige der relativ gut messbaren Kriterien sind schwer zu beurteilen, weil notwendige Informationen nur eingeschränkt verfügbar sind."[293]

Eine Zuordnung von Zahlen zu Objekten oder Ergebnissen (Messoperation), wie bei einer physikalischen bzw. fundamentalen Messung, ist daher nicht möglich. Ebenfalls wird eine Übertragung dieser alltäglichen Messvorstellung – auf den Erfolg eines Quartiers – daran scheitern, dass entsprechende (Maß-)Zahlen, Größen und Einheiten fehlen. Eine Messoperation, wie sie oftmals im sozialwissenschaftlichen Sinne angewandt wird, erscheint hierbei sehr schwierig.[294]

Darüber hinaus wird ein Quartier häufig von vielen und sehr unterschiedlichen Akteuren[295] genutzt, bespielt und gemanagt. Da mit diesen Akteuren ebenfalls unterschiedliche Interessen einhergehen, kann bei einem Quartier demnach

---

291 Albers/ Wékel 2008, S. 17.
292 Vgl. Dziomba 2009, S. 108.
293 Dziomba 2009, S. 108.
294 Zu messtheoretischen Problemen vgl. bspw. Bortz/ Döring 2006, S. 65ff.
295 Zur Akteurskonstellation vgl. Kapitel 2.2.2.

niemals ein Totalerfolg erwartet werden. Als Beispiel ist eine sehr hohe Miete zu nennen. Diese würde sicherlich zum Erfolg des Investors beitragen, gleichzeitig würde aber die Nutzung des Quartiers auf ausschließlich solvente Mieter beschränkt werden. Auch öffentliche Plätze könnten zugunsten einer möglichst hohen GFZ entfallen. Aufenthaltsqualität und Nutzungsqualität könnten hierdurch stark beschnitten werden. Gleichermaßen wird ein Quartier wohl niemals eine völlige positive Zustimmung der Öffentlichkeit erfahren. Neben möglichen Nutzern denen bspw. der architektonische Stil nicht gefällt, ist die aktuelle politische Lage bzw. Stimmung innerhalb der Stadt entscheidend. Das Bedürfnis nach mehr Sicherheit oder die strikte Ablehnung sogenannter *Gated Communities* gehen oftmals mit aktuellen Ereignissen einher und treffen immer auf Befürworter und Gegner. Folglich sollte genauestens zwischen der Kritik, die direkt dem Quartier und der, die dem „Klima" in der Stadt zuzuschreiben ist, differenziert werden. Eine ähnliche Differenzierung ist bei kritischen Aussagen von Seiten der Fachpresse oder von Architekten und Stadtplanern vorzunehmen. Hierbei gilt es zu unterscheiden, ob die Kritik dem Ergebnis oder nur dem Planungsprozess gilt. Denn wurde z.B. bei einem bedeutenden städtebaulichen Vorhaben kein Architektenwettbewerb durchgeführt, so könnte es sein, dass sich einige Architekturbüros keinem offenen Wettbewerb ausgesetzt sahen und daher den Planungsprozess rügen.

Es lässt sich festhalten, dass der Erfolg eines Quartiers immer nur als Teilerfolg angesehen werden kann. Ein Totalerfolg, bei dem jedes der sieben Teilziele in Gänze erfüllt ist, wird es aufgrund der beschriebenen Komplexität eines Quartiers und der vielfältigen Unterziele wohl nicht geben. Gewisse Abstriche sind daher bei der Bewertung im Rahmen einer Abwägung notwendig und zu tolerieren. Diese Abwägung muss mit einem Höchstmaß an Neutralität durchgeführt werden und die Gewichtung aller Teilziele gleich behandeln. Eine völlig objektive Wertschätzung lässt sich jedoch nicht gänzlich ausschließen. Wobei das Maß, in welchem menschliche Bedürfnisse nach Wohnen, Arbeiten, Einkaufen, Freizeit, Erholen sowie sozialem Austausch im Quartier, erfüllt werden, immer eine essentielle Komponente bilden muss. Wichtig erscheint, dass ein erfolgreiches Quartier alle Teilziele bedingt. Würde ein Teilziel ganz wegfallen, so könnte auch nicht von einem erfolgreichen Quartier gesprochen werden.[296] Dies bedingt auch ein *Zielsystem*, denn die unterschiedlichen Ziele dürfen nicht isoliert voneinander betrachtet werden, da sie auf vielfältige Weise zusammenhängen. Die verschiedenen Ziele sind immer in ihrer Gesamtheit als *Zielsystem* zu betrachten.[297]

---

296 So stellt bspw. Frick fest: „Entscheidend für die Bewertung ist, dass alle vier Oberziele gleichermaßen berücksichtigt werden." Frick 2008, S. 105.
297 Vgl. Thommen/ Achleitner 2006, S. 112.

## 2.5 Erforderliche Kompetenzen erfolgreicher Quartiersentwicklungen

Jede Projektentwicklung ist von einer Vielzahl von Unsicherheiten und Risiken für alle beteiligten Akteure geprägt. Unklarheit kann über die allgemeine Entwicklung des Standortes, der Genehmigung des notwendigen Baurechts, der erforderlichen Finanzierung sowie über die allgemeine wirtschaftliche Lage und die Wettbewerbssituation bestehen. Die Annahme des Nutzungskonzeptes durch Mieter und Nutzer kann bis zur Vermietung und auch darüber hinaus ungewiss bleiben. Die Frage nach einer erfolgreichen Vermarktung ist daher essentiell. Ebenfalls besteht immer wieder Ungewissheit darüber, ob der Projektentwickler in der Lage ist, die anfangs kalkulierten Kosten, Qualitäten so wie eine termingerechte Fertigstellung des Projektes zu kontrollieren und zu gewährleisten. Dies sind nur einige sehr wenige Punkte die bei fast allen Projektentwicklungen eine große Rolle spielen können.[298]

Im vorangegangenen Kapitel wurden unterschiedliche Merkmale erörtert, die zum Erfolg eines Stadtquartiers führen können. Folglich benötigt ein Projektentwickler insbesondere bei der Entwicklung eines erfolgreichen Quartiers eine Vielzahl von Fähigkeiten und unterschiedlichstem Wissen. Im empirischen Teil dieser Arbeit sollen die verschiedenen Entwicklungs- und Planungsprozesse, die bei erfolgreichen Quartiersentwicklungen zum Tragen kamen, untersucht werden. Daher folgt an dieser Stelle eine Diskussion, über die Kompetenzen die ein Entwickler zur Realisierung eines erfolgreichen Projektes benötigt.

Bei den vielfältigen und komplexen Aufgaben einer Projektentwicklung werden dabei immer wieder ein generelles ausgeprägtes Unternehmertum, Kreativität und Intuition, Analysefähigkeiten, kaufmännische, technische und juristische Kenntnisse sowie soziale Kompetenz des Projektentwicklungsunternehmens genannt. Hierbei wird die Notwendigkeit des ganzheitlichen Denkens deutlich. Eine interdisziplinäre Aufstellung eines Entwicklers, durch die möglichst alle genannten Kernkompetenzen abgedeckt werden, bildet hiermit eine notwendige Voraussetzung für den Erfolg eines Projektes.[299] Im weiteren Verlauf dieses Kapitels werden die notwendigen Kernkompetenzen eines Projektentwicklers diskutiert.

---

298 Vgl. bspw. Knepel/ Kubatzki 2007, S. 67; Dietrich 2005, S. 155ff.
299 Vgl. hierzu bspw. Schäfer/ Conzen 2007, S. 11f; Schulte/ Bone-Winkel 2008, S. 67f; Isenhöfer 2008, S. 532ff; Bohn 2007, S. 285.

## 2.5.1 Konzeption und Planung

Wie in Kapitel 2.4.1 beschrieben, ergibt sich eine gute Lage eines Projektes erst unter Berücksichtigung der jeweiligen Nutzung. Sowohl die Lage als auch die allgemeine Nachfragesituation haben auf den Beginn einer Projektentwicklung einen wesentlichen Einfluss. „Während in sehr guten Lagen nicht nur in Zeiten hoher, sondern auch in Zeiten geringer Nachfrage vielfach Grundstücke entwickelt werden, ohne dass zuvor ein Nutzer gefunden wurde, steht in Zeiten einer generell schlechten Nachfrage oder bei weniger guten Standorten der potentielle Nutzer deutlich häufiger im Vordergrund, d.h. am [sic!] Beginn einer Projektentwicklung."[300] Um der Konkurrenz am Immobilienmarkt einen Schritt voraus zu sein, sollte daher ein Projektentwickler, besondere Qualitäten erzeugen. Solche Zusatzqualitäten können sich sowohl auf das Gebäude mit bspw. geringen Bewirtschaftungskosten als auch auf das Objekt im städtebaulichen Kontext beziehen.[301]

Eine geeignete Projektidee ist eine zentrale Voraussetzung, um die in Kapitel 2.4.1 genannten Faktoren eines erfolgreichen Quartiers, zu erreichen.[302] Die häufig unterschätzte Aufgabe einer frühzeitigen Entwicklung einer nachhaltigen visionären Projektidee ist daher äußerst wichtig. Die Antizipation der Anforderungen und Wünsche potentieller Nutzer ist hierbei unabdingbar.[303] Für *Isenhöfer* zählt die Ideengenerierung zu den besonderen Kompetenzen für das Projektentwicklungsunternehmen.[304]

Eine Projektidee ist dabei nicht immer scharf abgegrenzt und wird teilweise synonym mit Begriffen wie Projektskizze, Vision oder Nutzungskonzeption verwandt. Im Allgemeinen beinhaltet eine Projektidee verschiedene Aspekte. Zum einen den Oberbegriff der Nutzungskonzeption, hierunter fallen Festlegungen zur räumlichen Ausformulierung sowie Aussagen zum Nutzungskonzept, also eine Beschreibung der Art und Weise der Nutzung und Funktion, insbesondere wie und von wem eine Immobilie oder ein Quartier genutzt, bespielt, gemanagt wird. Zum anderen werden durch die Projektidee Aussagen zu projektspezifischen Aspekten wie Organisation, Bebauungskonzept, Quantifizierung des Kostenrahmens, Finanzierung und Marketing gegeben.[305]

Ziel einer jeden Quartiersentwicklung sollte es sein, spezifische auf die Lage sowie Marktsituation angepasste nachhaltige und tragfähige Nutzungskonzep-

---

300 Schäfer/ Conzen 2007a, S. 6.
301 Vgl. Aring/ Altena/ Pfeiffer 1997, S. 35.
302 Vgl. Bone-Winkel/ Orthmann/ Schleich 2008, S. 113.
303 Vgl. Miles/ Berens/ Weiss 2000, S. 183ff; zit. nach Bone-Winkel/ Orthmann/ Schleich 2008, S. 114.
304 Vgl. Isenhöfer 2008, S. 534.
305 Vgl. hierzu bspw. Bone-Winkel/ Ortmann/ Schleich 2008, S. 114ff; Schäfer/ Conzen 2007, S. 6.

te zu entwickeln. Die Findung einer Projektidee und die Entwicklung eines Nutzungskonzeptes, sowie die allgemeine Planung finden überwiegend in den Phasen Projektinitiierung und Projektkonzeption des zuvor beschriebenen Phasenmodells statt.

Im Rahmen einer Immobilienprojektentwicklung soll nach der Prüfung des Standortes und des Baurechtes, in der Regel durch eine Markt- und Standortanalyse, ein Nutzungskonzept darüber Aufschluss geben, welche Nutzungen bei funktionell richtiger Zuordnung sinnvoll erscheinen.[306] Bei jeder Realisierung einer erfolgreichen Projektentwicklung müssen die Bausteine und der Prozess für jedes Projekt, auch in ihrer Gewichtung neu interpretiert und definiert werden.[307] Da jedes Projekt in seiner spezifischen Ausformung stets höchst individuell ist, wird es demgemäß niemals den allgemeinen „Fahrplan" oder den Musterablauf einer erfolgreichen Projektentwicklung geben.

Eine wirtschaftlich tragfähige Realisierung von nutzungsgemischten Projekten erfordert eine Vielzahl an zu erarbeitenden Punkten wie z.b. Nachfragepotentiale und Zielgruppen ausloten. Denn nur durch ein klares Nutzungskonzept können die sehr spezifischen Interessen und Bedürfnisse der Nutzergruppen, Bewohner wie Betriebe, bedient und die Potenziale von nutzungsgemischten Quartieren ausgeschöpft werden.[308] Hierzu reichen die analytischen Fähigkeiten allein nicht mehr aus, sondern es bedarf zunehmend des Geschicks des Projektentwicklers, aus der Verknüpfung der analytischen Fakten und aus Erfahrung mit ähnlichen Projekten ein intuitives Gespür für die Erstellung eines Nutzungskonzeptes zu entwickeln, das sowohl dem Projekt als auch der gegenwärtigen Lage auf dem Immobilienmarkt und vor allem den Bedürfnissen potentieller Nutzer entspricht. Dabei ist es nicht oberste Prämisse ein völlig neues Nutzungskonzept zu entwickeln, vielmehr geht es um die Entwicklung eines Nutzungskonzeptes welches dem „Genius Loci"[309] des Grundstückes entspricht.[310]

Stadterneuerung ist nicht mehr eine einmalige Aufgabe, in der durch Abriss und Neubau baulich-räumliche Strukturen modernisiert werden, sondern eine Daueraufgabe, die nachhaltig baulich-räumliche, wirtschaftliche, soziale und ökologische Probleme in sich verändernden Quartieren zu bearbeiten hat.[311] „[...] vor dem Hintergrund sich permanent verändernder Rahmenbedingungen und sich wandelnder Zielvorstellungen [...] sind fortschreibbare flexible Hand-

---

306 Vgl. Falk et al. 2004, S. 637.
307 Vgl. Bone-Winkel/ Isenhöfer/ Hofmann 2005, S. 242; zit. nach Bone-Winkel/ Orthmann/ Schleich 2008, S. 114.
308 Vgl. BBR 2006, S. 4.
309 „Der Genius Loci beschreibt sowohl den einzigartigen, innewohnenden Charakter eines Standortes als auch dessen besondere Stärken." Bone-Winkel/ Orthmann/ Schleich 2008, S. 120.
310 Vgl. Schulte/ Bone-Winkel 2008, S. 38.
311 Vgl. Schubert 1998, S. 11.

lungs- und Nutzungskonzepte, die ‚maßgeschneiderte' Antworten auf die lokalen Erneuerungs- und Entwicklungsbedarfe geben, anzustreben."[312]

„Die Entwicklung einer Nutzungskonzeption findet grundsätzlich auf zwei verschiedenen Ebenen statt. In einer ersten Dimension erfolgt die Betrachtung von Analysen und Fakten, in einer zweiten Dimension die Einbeziehung von [Inspiration und] Visionen des Developers."[313] Dabei sollte sich ein Projektentwickler nicht nur mit dem Immobilienmarkt, sondern auch mit soziokulturellen, politisch-rechtlichen, makroökonomischen und technologischen Rahmenbedingungen, beschäftigen. Eine ausreichende Vorbereitung ist für den Erfolg einer Entwicklung besonders wichtig, denn die zuvor genannten Punkte wirken direkt und indirekt sowohl auf die Nutzer als auch auf die Projektentwicklung.[314] Für diese Ideengenerierung stellt das Immobilien-Know-how des Projektentwicklers eine notwendige, nicht jedoch eine hinreichende Bedingung dar. Ausreichende Erfahrung sowie das Kreativpotential der Mitarbeiter in möglichst interdisziplinär arbeitenden Teams des Projektentwicklers, erweisen sich als ebenso wichtig.[315] Die zuvor beschriebene Thematik bildet jedoch häufig den Hauptkonflikt einer jeden Projektentwicklung, insbesondere bei einer deutlich umfangreicheren Quartiersentwicklung. Zu wenig Vorbereitungszeit, keine ausreichende qualifizierte Personalstärke oder voreilige und nicht zu Ende abgewogene Entscheidungen lassen Projektentwicklungen von vornehrein scheitern. Oftmals fehlt es den Developern an der Einsicht, dass die eigene Erfahrung und das notwendige Wissen für eine erfolgreiche Projektentwicklung nicht ausreichend sind. Im umgekehrten Falle ist ein Höchstmaß an planerischer, kaufmännischer und technischer Fachkompetenz kein Garant für eine erfolgreiche Entwicklung, denn ist bspw. über einen langjährigen Entwicklungszeitraum kein dauerhafter und gesicherter Zugang zu Eigen- und Fremdkapital gesichert, können mögliche Verzögerungen zu einem Scheitern der gesamten Projektentwicklung führen. Mögliche finanzielle „Durststrecken" können somit nur von finanzstarken Developern überwunden werden.

### 2.5.2 Methoden, Instrumente und Maßnahmen der Entwicklung

Um eine generelle städtebauliche Planung vor Zufall und Willkür zu bewahren, bedarf es einem weitgehenden „Lenkungsanspruch" sowie einem umfangreichen

---

312 Schubert 1998, S. 11; vgl. auch Flick 2008, S. 100.
313 Bone-Winkel/ Orthmann/ Schleich 2008, S. 116; vgl. hierzu auch von Nell/ Elmenauer 2002, S. 118.
314 Vgl. Bone-Winkel/ Isenhöfer/ Hofmann 2008, S. 243.
315 Vgl. Isenhöfer 2008, S. 534f.

Planungsinstrumentarium.[316] „Wer handelnd in die Wirklichkeit eingreifen will, muss wissen, wie deren Zusammenhänge beschaffen sind. Planung der Umwelt setzt Kenntnisse der Umwelt und ihres Wirkungsgefüges voraus; Bemühungen um Ordnung des menschlichen Zusammenlebens können nur dann Erfolg haben, wenn Klarheit über die Art und Weise besteht, in der sich solches Zusammenleben selbst regelt oder regeln lässt."[317]

Ein sehr wichtiger Bestandteil im Projektentwicklungsprozess bildet eine Machbarkeitsstudie. Sie ermöglicht dem Projektentwickler „[...] seine Intuitionen analytisch zu hinterfragen."[318] Mit ihrer Hilfe lässt sich analysieren, welche Aussichten auf Erfolg das Projekt hat und ob eine Realisierung zu empfehlen ist. Darüber hinaus setzt eine Machbarkeitsstudie „[...] voraus, dass ein Projekt nicht nur den Zielen des Projektentwicklers, sondern auch den Zielen der übrigen beteiligten Institutionen, insbesondere denjenigen der potentiellen Nutzer und der Öffentlichkeit, Rechnung trägt."[319] Wobei eine Machbarkeitsstudie den Erfolg einer Projektentwicklung in keinster Weise garantieren kann. Vielmehr trägt sie dazu bei, Entwicklungsrisiken aufzudecken, entsprechend darzustellen und zu bewerten. Folgende Analysen lassen sich unter dem Oberbegriff Machbarkeitsstudie („Feasibility Study") zusammenfassen:[320]

- Markt- und Standortanalyse
- Analyse des Nutzungskonzeptes
- Wettbewerbsanalysen
- Risikoanalysen
- Wirtschaftlichkeitsanalysen

Am Beispiel einer qualifizierten Markt- und Standortanalyse lässt sich die Notwendigkeit dieses Bausteins im Projektentwicklungsprozess gut verdeutlichen. Denn ohne eine sorgfältige Analyse bzw. die Beachtung ihrer Ergebnisse und Empfehlungen, kann eine Immobilie entweder am Markt oder am Standort oder gar an beidem „vorbei" geplant werden. Folglich ist diese Analyse für einen Investor ein gut geeignetes Instrument, welches ihn vor Fehlentscheidungen schützen kann.[321] Eine Markt- und Standortanalyse liefert in der Planungsphase wesentliche Erkenntnisse um geeignete Nutzungsmöglichkeiten, sowie angemessene Größenordnungen und optimale Flächenkonfigurationen für einen gegebenen Standort zu ermitteln.[322] *Albers* und *Wékel* bezeichnen diese Analyse als

---

316 Vgl. Albers/ Wékel 2008, S. 41.
317 Albers/ Wékel 2008, S. 41.
318 Bone-Winkel, Gerstner 2005, S. 770.
319 Schulte/ Bone-Winkel 2008, S. 41.
320 Vgl. Schulte/ Bone-Winkel 2008, S. 41.
321 Vgl. Dziomba/ Walther/ Muncke 2007, S. 5.
322 Vgl. Muncke/ Dziomba/ Walther 2008, S. 138.

„Bestandsaufnahme und Situationsanalyse" in der sie „[...] eine wichtige Voraussetzung für das Verstehen des Wirkungsgefüges und des Kräftespiels in der Stadt [...]" sehen.[323] Die jeweils anderen Analysen sind jedoch nicht weniger wichtig, wobei eine qualifizierte Markt- und Standortanalyse den größten Teil, mit entsprechendem Umfang und Aufwand, in der Machbarkeitsstudie einnehmen dürfte.

Wie zuvor beschrieben, beinhalten erfolgreiche Projektentwicklungen dauerhaft gute Nutzungskonzepte, welche durch die Sichtweise und Meinungen wichtiger Stakeholder in einem iterativen Prozess erarbeitet wurden. Eine möglichst frühe Einbindung aller Akteure sollte daher als Chance genutzt werden, die es ermöglicht, eine den Vorstellungen und Anforderungen aller Beteiligten entsprechende geeignete Immobilie oder gar ein ganzes Quartier zu entwickeln.[324] Solch eine Einbindung kann durch einen steten Dialog mit Politik, Anwohnern, Banken und potentiellen Nutzern geschehen.

Mit Hilfe eines dreidimensionalen Modells lässt sich die zukünftige Wirkung eines architektonischen Entwurfs in das städtebauliche Gesamtgefüge überprüfen. Ein Modell lässt Rückschlüsse auf Maßstäblichkeit und Proportionen auf die unmittelbare Umgebung sowie Wege- und Sichtverbindungen, Orientierung im Quartier, Zugänglichkeit, Verhältnis von Öffnungen und Plätzen zur Bebauung, Aufenthaltsqualität etc. zu. *Albers* und *Wékel* sehen ein dreidimensionales Architekturmodell gar als eine maßgebliche Voraussetzung für die Einschätzung der künftigen Wirkung eines Entwurfs an. Sie weisen aber auch auf mögliche Fehlinterpretationen hin, die bei einer optischen Beurteilung aus der Vogelperspektive und einer Vernachlässigung aus dem Blickwinkel eines Fußgängers entstehen können.[325]

Kann der Entwickler mit dem Grundstückseigentümer z.B. eine Vereinbarung über eine Anhandgabe treffen, so lassen sie die anfangs genannten Risiken minimieren. Durch eine Anhandgabe ist es dem Projektentwickler möglich, über einen vertraglich vereinbarten Zeitraum, die beschriebenen notwendige Analysen und Planungen durchzuführen. Kommt der Entwickler am Ende dieser Kaufoption zu dem Entschluss, dass das projektierte Grundstück nicht den erforderlichen Planungszielen entspricht, so schuldet er dem Verkäufer nur einen möglichen vorher vertraglich geregelten Schadensersatz. Eine ähnliche Regelung könnte auch durch einen Grundstücksankauf mit aufschiebender Bedingung geschehen. Hierbei wird dem Käufer ein Rücktrittsrecht z.B. bei einer zu geringen Vorvermietungsquote oder bei nicht erlangtem Baurecht, eingeräumt.

---

323 Albers/ Wékel 2008, S. 45.
324 Vgl. Bone-Winkel/ Gerstner 2005, S. 773.
325 Vgl. Albers/ Wékel 2008, S. 54.

Zu den weiteren Kernkompetenzen eines Projektentwicklers zählt die Fähigkeit zur Erlangung des notwendigen Baurechts. Eine zügige Aufstellung eines Baubauungsplanes kann den gesamten Projektentwicklungsprozess erheblich verkürzen.[326] Je nach Geschick und eigenem internen Planungs-Know-how oder durch die Möglichkeit einer Kooperation mit entsprechenden Dienstleistern, wie etwa einem städtebaulichen Planungsbüro und/ oder juristischer Beratung, ist es dem Projektentwickler möglich, immer in enger Abstimmung mit den kommunalen Planungsämtern, eine notwendige Baugenehmigung in möglichst kurzer Zeit zu erlangen. Eine gute Zusammenarbeit und intensive Abstimmung mit den kommunalen Behörden ist somit für den Erfolg einer Projektentwicklung notwendig.

Es gibt zwar kein spezifisches Rechtsinstrumentarium für die Förderung und Entwicklung nutzungsgemischter Quartiere. Dennoch bietet das allgemeine Bauplanungsrecht Optionen. Anwendung finden hierbei die Gebietstypen und Festsetzungsmöglichkeiten der BauNVO, die die entsprechenden Nutzungen bzw. Nutzungskonstellationen ermöglichen. Um das Ziel der Nutzungsmischung an unterschiedliche Standortbedingungen und Marktentwicklungen anpassen zu können, bieten die Bestimmungen des Bauplanungsrechts hinreichende Flexibilität. Für die Sicherung der Planungsziele sind im Umsetzungsprozess öffentliche oder privatrechtliche Verträge von großer Bedeutung. Das besondere Städtebaurecht bietet ergänzende Instrumente, die die Realisierung von nutzungsgemischten Projekten fördern können. Um die planerischen Ziele zu sichern, schafft auf Brachflächen die städtebauliche Entwicklungsmaßnahme und in Bestandsgebieten die städtebauliche Sanierungsmaßnahme, gute Voraussetzungen.[327]

Besteht für ein geplantes Quartier kein geeignetes Baurecht, so kann im Rahmen der Bauleitplanung nach § 1ff BauGB geeignetes Baurecht geschaffen werden. Hierbei ist die Öffentlichkeit nach § 3 BauGB zu beteiligen. Abgesehen von der gesetzlich geforderten Beteiligung kann sich eine darüber hinaus gehende „freiwillige" Information und Einbindung gerade der Nachbarn und potentiellen Nutzer, wie in Kapitel 2.4.1 beschrieben, erheblich auf den Erfolg der Entwicklung auswirken. Für *Jessen* sind daher die Unterstützung der Bürger z.B. durch „Information und Diskussion über die beabsichtigte Planung, über den Fortgang des Projektes und Aktionen ... für die gesamte Dauer des Vorhabens wichtig."[328] Jedoch erfordert die Realisierung von nutzungsgemischten Quartieren über das Bauplanungsrecht hinausgehende informelle Instrumente, wie die Förderung der Quartiersidentität oder die Beratung und Betreuung der Grundeigentümer, Investoren, Nutzer etc. Da die Entwicklung nutzungsgemischter Quar-

---

326 Zum Risiko welches mit einem langen Genehmigungsprozess im Bebauungsplanverfahren verbunden sein kann vgl. Schulte/ Pelzeter 2005, S.13.
327 Vgl. BBR 2006, S. 3.
328 Jessen 1996, S. 247.

tiere eine langfristige Aufgabe ist, erfordert sie ein schrittweises Vorgehen. Die intensive Anwendung informeller Instrumente sowie die Kooperation von Fachverwaltungen, insbesondere von Stadtplanung und Wirtschaftsförderung sind daher unumgänglich. Nutzungsgemischte Quartiere können aufgrund gewerblicher Betriebsabläufe nicht vollkommen störungsfrei sein, gegenseitige Beeinträchtigungen können somit bestehen bleiben. Daher ist eine Störungstoleranz von Bewohnern und Betrieben erforderlich, die jedoch durch informelle Verfahren wie Information und Beratung lanciert werden kann.[329]

Um ein Projekt unverwechselbar gegenüber der Konkurrenz hervorzuheben, haben sich nachstehende drei Methoden bewährt: Neben der bereits erwähnten Herausstellung eines Leitbildes als Alleinstellungsmerkmal, gilt es die optische Verkörperung des Leitbildes durch die Entwicklung einer Corporate Identity und Corporate Design zu stärken; die methodische Verknüpfung von Projektname mit Standort oder Nutzer (wie z.B. Potsdamer Platz, Beisheim Center, Sony Center, Post Tower, Stadttor oder Medienhafen) kann ebenfalls zu einer eindeutigen Positionierungsstrategie beitragen.[330]

### 2.5.3 Managementkompetenz des Projektentwicklers

In den vorangegangenen Kapiteln wurden in erster Linie die Fähigkeiten eines Projektentwicklers herausgearbeitet, die er zur Generierung einer geeigneten Projektidee, eines passenden Nutzugskonzeptes und zur Erlangung von möglichem notwendigem Baurecht benötigt. Um ein erfolgreiches Projekt zu realisieren braucht ein Developer darüber hinaus noch weiteres Wissen, denn gerade die „... Planung und Umsetzung städtebaulicher Nutzungsmischung erfordert eine hohe Professionalität."[331]

Die anfangs beschriebenen vielfältigen Aufgabenstellungen sowie die unterschiedlichen Akteure sind im gesamten Projektentwicklungsprozess zu koordinieren und zu steuern. Darüber hinaus bedarf dies einer Überwachung der technischen, wirtschaftlichen, qualitativen und rechtlichen Einzelabläufe. Daher sollte ein Projektentwickler idealerweise ein übergeordnetes Management installieren und über die wichtigsten Projektleitungskompetenzen verfügen.[332]

Wie bereits in Kapitel 2.4.1 beschrieben, ist eine hohe Rendite für den Erfolg eines Projektes wesentlich. Mit Hilfe einer präzisen Projektkalkulation bzw. Wirtschaftlichkeitsbetrachtung lässt sich der erwartete Gewinn kalkulieren. Die-

---

329 Vgl. BBR 2006, S. 2ff.
330 Vgl. Diederichs 2004, S. 102; vgl. hierzu auch Hirschmann 2010, S. 19ff.
331 Jessen 1999, S. 30.
332 Vgl. Bohn 2007, S. 285.

se sind nicht nur für die eigene Planungssicherheit des Projektentwicklers wichtig, sondern lassen sich Banken durch eine professionelle Kalkulation leichter überzeugen das Projekt zu finanzieren. Durch *Best-* und *Worst-Case-Szenarien* lassen sich Risiken systematisch durchkalkulieren.[333] Ein entscheidender Wettbewerbsvorteil bildet hierbei die allgemeine Finanzierungskompetenz eines Entwicklers. Eine ausreichende Eigenkapitalausstattung, geeignete Kontakte zu Immobilienfinanziers oder partnerschaftliche Zusammenarbeit mit Investoren bilden weitere Erfolgsfaktoren.[334] Gerade in Zeiten in denen Banken bei der Projektfinanzierung sehr zurückhaltend agieren, scheinen gemeinschaftliche Projektentwicklungen immer wichtiger zu werden.

Zur leichteren Finanzierungsbeschaffung kann eine sogenannte Projektstudie beitragen. Sie ist das Ergebnis einer umfangreichen und sorgfältigen Analyse des Projektes. Durch solch eine Studie lässt sich nicht nur der Projektentwicklungsprozess analysieren, sondern auch dokumentieren und macht ihn somit insbesondere transparent für Dritte. Infolgedessen kann gerade bei Kapitalgebern Vertrauen geschaffen werden. Eine professionelle Projektstudie kann daher maßgeblich dazu beitragen ein wirtschaftlich tragfähiges Finanzierungskonzept zu verhandeln. Die Ergebnisse aus der Studie können darüber hinaus auch für weitere Verhandlungen des Projektes, speziell mit Mietern und potentiellen Endinvestoren einen wichtigen Beitrag leisten. In der Regel beinhaltet eine Projektstudie neben den allgemeinen Projektdaten, eine Markt- und Standortanalyse, gegebenenfalls eine Beschreibung der Baurechtschaffung, eine Wirtschaftlichkeitsbetrachtung, ein Nutzungskonzept einschließlich Nutzungsalternativen, ein Marketingkonzept, sowie Aussagen zu Vermarktung und Vertrieb.

Nutzungsgemischte Projekte sind auf eine dauerhafte politische Unterstützung angewiesen.[335] Für den Entwickler ist es daher wichtig, die Kommunalpolitik frühzeitig in die Verantwortung einzubinden. Ein entsprechender Umgang mit den politischen Gremien sowie geeignete Kooperation- und Mediationsfähigkeiten sind dabei für den Projekterfolg wesentlich.

Eine allgemeine hilfreiche Voraussetzung für alle Akteure einer Quartiersentwicklung ist es, die Denk- und Entscheidungsmuster der jeweiligen Verhandlungspartner zu kennen. Daher ist das Wissen zwischen den Akteuren am Markt (insbesondere öffentliche Planung, private Investoren) über die Hintergründe der Handlungsmuster der jeweils anderen Seite essentiell.[336] Um entsprechende erfolgreiche Verhandlungen führen zu können, sollte der Projektentwickler gerade dies beherrschen, weiterhin sollte er als zentraler Ansprechpartner gegebenen-

---

333 Vgl. bspw. Bomke 2010, S. 1 und 4.
334 Vgl. hierzu z.B. Isenhöfer 2008, S. 535; Bone-Winkel/ Schulte 2008, S. 25.
335 Vgl. BBR 2006, S. 2.
336 Vgl. Aring/ Altena/ Pfeiffer 1997, S. 11.

falls Aufklärungsarbeit leisten können. Seine Aufgabe ist es neben seinen eigenen Interessen auch die aller Projektbeteiligten zu koordinieren und zwar immer vor dem Hintergrund eines attraktiven nutzungsgemischten Quartiers.

*Bone-Winkel* und *Gerstner* heben die wichtige Rolle des Projektentwicklers als „Mediator und Moderator" besonders in der Anfangsphase des Projektentwicklungsprozesses hervor. Um ein Projekt erfolgreich zu realisieren, muss der Entwickler „[...] dabei allerdings nicht nur die Beziehungen, die er zu den jeweils anderen Interessengruppen unterhält, sondern auch die Beziehungen der anderen Interessensgruppen untereinander moderieren [...]."[337] Daher ist es notwendig, dass der Projektentwickler für die Konzeption, die Steuerung und die Qualitätssicherung des Projektes Verantwortung übernimmt.[338] Als koordinierende und organisierende Kraft nimmt er dabei eine ganz besondere Position ein.[339] Die oft schwierige Balance zwischen wirtschaftlichem Handeln, dem Festhalten an den geplanten städtebaulichen Konzeptionen und der Forderung nach politischer Legitimierung sollte er durch ein kompetentes Projektmanagement leisten.[340]

---

337 Bone-Winkel/ Gerstner 2005, S. 775.
338 Vgl. Schütz/ Feldmann 2008, S. 862.
339 Vgl. Schäfer/ Conzen 2007, S. 11.
340 Vgl. Jessen 1999, S. 30.

## 2.6 Wissenschaftliche Anknüpfung

Im vorangegangenen theoretischen Teil dieser Arbeit wurden die Wirkungen eines erfolgreichen Quartiers erläutert und mögliche Ursachen, die zu diesem Erfolg führen können, benannt. Dabei wurde deutlich, dass bspw. alleine eine Rückbesinnung auf eine gute Lage, eine qualitätsvolle Architektur sowie eine hohe Vorvermietung oder ein entsprechender Eigenkapitaleinsatz nicht ausreichen.[341] Ferner profitieren in wirtschaftlichen Hochkonjunkturen auch Immobilienanlagen und ganze Quartiere geringer Qualität vom Wachstum, jedoch zeigen Immobilien und Quartiere in der Rezession ihre wahre Qualität.[342] Um einen anhaltenden Erfolg in allen Konjunkturphasen zu erzielen, bedarf es daher einer möglichst hohen Qualität des Projektes.

Gerade die vorangegangenen Kapitel 2.4 und 2.5 aber auch in Teilen Kapitel 2.3 sind in erster Linie von einer Reihe theoretischer Ansätze geprägt. Bei einer Reflexion dieser Theorie stellt sich die Frage: Welche Belege existieren für ihre Gültigkeit? Weder durch die Entwicklung eines logischen Argumentes, was einem mathematischen Ansatz entsprechen würde, noch mit Hilfe durchgeführter Experimente – naturwissenschaftlicher Ansatz – lassen sich für den Bereich der Quartiersentwicklung notwenige Belege erlangen. Dies ist jedoch für die Stadtplanung und Projektentwicklung ein allgemeines Problem. Eine Argumentation oder Schlussfolgerung die zweifelsfrei richtig ist und nie mehr in Frage gestellt wird, wird es bei einem komplexen Gegenstand, wie es ein nutzungsgemischtes Quartier ist, wohl nicht geben. Ebenfalls lassen sich aufgrund der geringen Anzahl der zu untersuchenden Fallbeispiele keine verallgemeinerbaren Ergebnisse erzielen. Aber es wird angenommen, dass durch eine explorative Analyse gerade unvermutete und wenig offensichtliche Zusammenhänge innerhalb der Planungs- und Realisierungsprozesse der einzelnen Fallbeispiele offengelegt werden. Demzufolge sollen im nächsten Schritt dieser Arbeit die benannten *Erfolgs-Ursachen* anhand von Fallbeispielen auf ihren „Wahrheitsgrad" hin analysiert und weitere mögliche Ursachen aufgespürt werden, denn: „Die Wissenschaft [...] ist eine unerlässliche Kontrollinstanz für die Tragfähigkeit der Planungskonzepte."[343] Des Weiteren „[...] haben Evaluierungsergebnisse im Bereich der Stadtentwicklung jedoch zumindest teilweise zu Veränderungen in der Planungspraxis geführt."[344] Daher soll im nun folgenden empirischen Teil die Hauptforschungsfrage: *Was genau war bei der Planung und Entwicklung eines Quartiers für dessen*

---

341 Vgl. hierzu auch von Nell/ Emenlauer 2002, S. 115.
342 Vgl. hierzu auch Lammel 2008, S. 723.
343 Albers/ Wékel 2008, S. 12.
344 Weith 2007, S. 12; im Bezug auf Altrock 2007, S. 29ff.

*Erfolg ausschlaggebend?* beantwortet werden. Dies geschieht durch konkrete Beispiele, anhand derer die Maßnahmen, Entscheidungen, Methoden, Instrumente, Konzepte etc. die zum Erfolg geführt haben, aufgezeigt werden.

# 3 Empirische Untersuchung mittels Fallbeispielanalyse

Wie bereits in Kapitel 1.3 erläutert, werden im nun folgenden empirischen Teil die Erkenntnisse der vorangegangenen Kapitel mittels einer Fallbeispielanalyse untersucht. Eine Fallbeispielanalyse wurde gewählt, da durch diese Methode eine ausführliche Beschreibung und Rekonstruktion einer jeden Quartiersentwicklung möglich ist. Durch sie lässt sich das untersuchte Geschehen sehr genau und detailliert erfassen. Hierbei werden nicht nur Aussagen über den konkreten Fall getroffen, sondern er ist Gegenstand der Untersuchung, da er als ein typisches oder besonders aufschlussreiches Beispiel für die zuvor formulierte Fragestellung gilt.[345]

## 3.1 Vorgehensweise und Methodeneinsatz

Zu Beginn des empirischen Teils wird eine spezifische Forschungskonzeption entwickelt. Darauf aufbauend folgt die Fallbeispielanalyse. Aus arbeitsökonomischen Gründen können innerhalb der Fallbeispielanalyse nur vier Quartiere untersucht werden. Damit die Orientierung für das empirische Vorgehen nicht zu diffus wird, erfolgt eine Begrenzung des Analysezeitraums je Fallbeispiel auf etwa sechs Monate. Dies ist darin begründet, „[...] dass der zu untersuchende Ausschnitt und die Fragestellung in einer Weise festgelegt werden, dass sie mit den zur Verfügung stehenden Mitteln beantwortet werden kann und das sich aus ihr ein in sich stimmiges Forschungsdesign ableiten lässt."[346] Hierbei wird durch eine empirische Erhebung mit qualitativen Methoden der Komplexität des jeweiligen Untersuchungsgegenstandes Rechnung getragen. Die Informationen sollen im Rahmen einer Primäranalyse auf Basis von Experteninterviews mit Projektbeteiligten, wie Projektentwicklern, Architekten, kommunalen Vertretern etc. sowie bei Bedarf mit Mietern und Nutzern erarbeitet werden. Diese Experteninterviews[347] bilden wiederum die zentrale Datenquelle der Fallbeispielanalyse.

Die Experten werden dabei nicht als Einzelfall, sondern als Spezialisten für ein bestimmtes Handlungsfeld, also als Repräsentanten einer bestimmten Gruppe

---

345 Vgl. hierzu Flick 2010, S. 177f.
346 Flick 2010, S. 135f.
347 Für eine ausführliche Definition von Experte und Expertenwissen vgl. Bogner/ Menz 2009, S. 73f.

in die Untersuchung aufgenommen.³⁴⁸ Die leitfadengestützten Interviews sollen mit Projektentwicklern, Architekten, kommunalen Vertretern und Maklern durchgeführt werden. Eine explizite Befragung von Mietern und Nutzern wird nicht als zielführend erachtet, da vermutet wird, dass diese Gruppen zu wenig Einblick in die jeweiligen Planungs- und Entwicklungsprozesse hatten. Interviews mit Mietern und Nutzern können jedoch gut dazu beitragen, weitere interessante Fragen aufzudecken. Daher werden sie nicht kategorisch abgelehnt, sondern sollen bei Bedarf und möglicher Situation die Forschung ergänzen.

Die Interviews werden als nichtstandardisierte Interviews durchgeführt, denn dadurch wird eine möglichst offene Gesprächsführung gewährleistet. Weiterhin lassen sich gerade mit Hilfe von nichtstandardisierten Interviews Informationen über komplexe Einstellungsmuster und Motivstrukturen gut erfassen.³⁴⁹ Um die Interviews nicht zu überlasten,³⁵⁰ werden Quartiersbegehungen und unstrukturierte Beobachtungen vorgenommen und dokumentiert.

Als Informationsquellen für die Sekundäranalyse dienen neben allgemeinen Projektdaten – die durch Projektbeteiligte zu erlangen sind – Pläne, Wettbewerbsauslobungen, Gutachten, Marktberichte, Literatur sowie Auswertungen der Fach- und Lokalpresse.

Die Auswahl der Fallbeispiele begründet sich zunächst in der Annahme, dass es sich um erfolgreiche Quartiere handelt. Um eine klare Abgrenzung und eine möglichst genaue Vergleichbarkeit der unterschiedlichen Quartiersentwicklungen zu erreichen, sollen die Quartiere durch einheitliche Kriterien geprägt sein. Im Zentrum der Untersuchung stehen daher nur nutzungsgemischte Quartiere die erfolgreich, im Sinne der in Kapitel 2.4.3 abgeleiteten Definition, sind. Um von einer wirklichen Nutzungsmischung ausgehen zu können, müssen mindestens drei unterschiedliche Nutzungen im Quartier vorhanden sein. Dies können die Nutzungen Wohnen, Büro, Einzelhandel, Gewerbe, Freizeit, Kultur etc. sein. Eine Themenimmobilie³⁵¹ mit einer sehr einseitigen Nutzungsstruktur wäre somit kein nutzungsgemischtes Quartier.

Die Quartiere sollten sich in Innenstädten oder in innenstadtnahen Lagen befinden und eine Größe von fünf Hektar nicht überschreiten. Weiterhin muss die jeweilige Quartiersentwicklung durch Neubauten geprägt sein oder ein Bestandsquartier durch eine Revitalisierung eine grundlegend neue Nutzung erfahren haben. Die Planung und Realisierung eines jeden Quartiers wurde im Zeitraum zwischen 1995 und 2006 abgeschlossen. Denn um ihren Erfolg messen zu

---

348 Vgl. hierzu Flick 2010, S. 214.
349 Vgl. Bortz/ Döring 2006, S. 239.
350 Vgl. hierzu Bortz/ Döring 2006, S. 244.
351 Als Themenimmobilie werden bspw. das Sony Center (Berlin) mit seiner starken medialen Nutzung oder die Kultur Brauerei (Berlin) mit starker kulturaffiner Nutzung angesehen.

können, müssen die Quartiere bereits einige Jahre am Markt sein,[352] gleichzeitig dürfen sie aber aufgrund einer geeigneten Zugänglichkeit zu benötigten Projektdaten[353] nicht zu alt sein. So wird gewährleistet, dass auf ausreichend Projektinformationen und Akteure zurückgegriffen werden kann. Die folgende Abbildung enthält die entsprechenden Kriterien für die Fallbeispiele.

*Tabelle 3: Auswahlkriterien der Fallbeispiele*

| | Auswahlkriterien |
|---|---|
| Erfolg: | im Sinne der Definition |
| Nutzungsmischung: | mind. drei nachhaltige Nutzungen |
| Lage: | innerstädtisch od. innenstadtnah |
| Größe: | < 5 ha |
| Bau- & Planungstätigkeit: | Neubau oder Revitalisierung |
| Planungs- & Realisierungszeitraum: | 1995 - 2006 |

Quelle: Eigene Darstellung.

---

[352] Zum Erfolg und Qualität von städtebaulichen Projekten vgl. z.B. Lammel 2008, S. 723.
[353] Bei Quartieren die bspw. 20 Jahre und älter sind, besteht die Gefahr, dass gerade für die Sekundäranalyse keine ausreichenden Quellen mehr verfügbar sind.

## 3.2 Entwicklung der Forschungskonzeption zur Fallbeispielanalyse

Im theoretischen Teil dieser Arbeit wurde zum einen ein *Zielsystem* eines erfolgreichen Quartiers entwickelt, zum anderen wurden die Probleme beschrieben, die bei einer Messung der genannten Erfolgsziele auftreten können. Ebenfalls ließen sich zahlreiche Ursachen herauskristallisieren, die zu einer Erreichung der Erfolgsziele beitragen können. In diesem Zusammenhang bilden die sieben Teilziele die sogenannten *abhängigen Variablen* – also die *Wirkung* – eines erfolgreichen Quartiers. Im Kontext einer empirischen Untersuchung sind nun die sogenannten *unabhängigen Variablen* (*Ursachen*), die zur besagten Generierung des Erfolges geführt haben, zu untersuchen. Daher wird im folgenden Teil, vor Beginn der Fallbeispielanalyse, ein Modell konstruiert, welches die *Ursachen-Wirkungs-Zusammenhänge* erklärt.[354]

Dieses Forschungsmodell gliedert sich in vier Teile. Der erste Teil beschäftigt sich mit dem tatsächlichen Erfolg der Fallbeispiele. An dieser Stelle wird der Erfolg der jeweiligen Quartiere erfasst und analysiert. Anschließend folgt im zweiten Teil eine Messung bzw. Bewertung des Erfolges. Im dritten Teil des Modells werden – wie zuvor gefordert – die vermuteten Ursachen, Gründe, Bedingungen und Zusammenhänge, die zur Generierung des jeweiligen Erfolges beigetragen haben, erforscht. Diese Analyse konzentriert sich dabei ausschließlich auf die Planungs- und Entwicklungsprozesse[355] der Quartiere. Dieser Teil bildet den Hauptteil der gesamten Untersuchung. Eine ausführliche zusammenfassende Betrachtung und die Ergebnisse der Fallbeispielanalyse folgen im vierten Teil (Kapitel 4) dieser Arbeit. Ferner lässt sich durch dieses Modell die zuvor beschriebene notwendige vergleichende Rekonstruktion der jeweiligen Planungs- und Entwicklungsprozesse besonders gut vornehmen. Die folgende Abbildung 6 zeigt den Aufbau des Forschungsmodells.

---

[354] Zur Konstruktion eines Forschungs-Modells vgl. Flick 2010, S. 123.
[355] Der Grund, warum bei der Erfolgsergründung ausschließlich eine Untersuchung der Planungs- und Entwicklungsprozesse erfolgt, wurde in Kap. 1.2 erläutert.

# Entwicklung der Forschungskonzeption zur Fallbeispielanalyse

*Abbildung 6: Forschungsmodell*

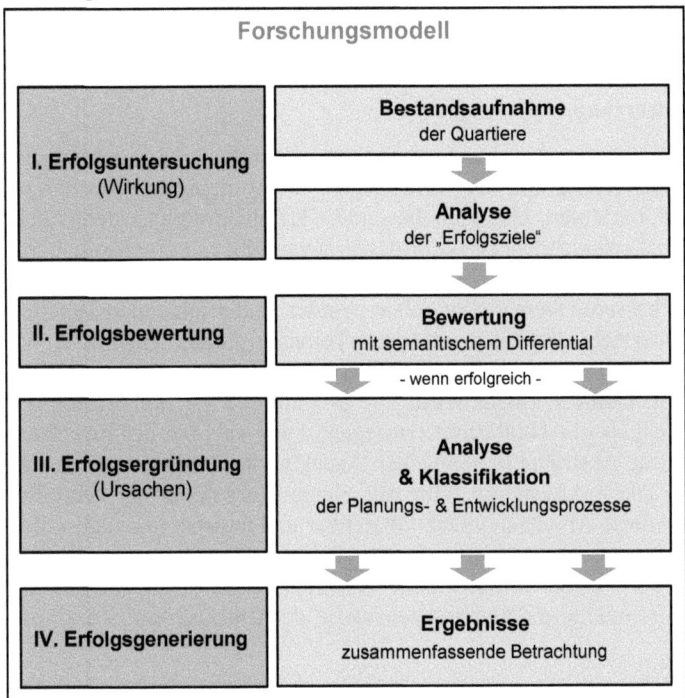

Quelle: Eigene Darstellung.

### 3.2.1 Erfolgsuntersuchung (Wirkung)

Bei der Betrachtung der Definition eines erfolgreichen Quartiers, wird die Komplexität des zu untersuchenden Themas sehr deutlich, daher erfordert die folgende Analyse einen interdisziplinären Ansatz. Zu Beginn der Untersuchung wird für jedes der Quartiere eine Bestandsaufnahme durchgeführt. Anschließend erfolgt eine detaillierte Untersuchung, welche die anfangs unterstellte Annahme, eines erfolgreichen Quartiers, belegt. Da der Erfolg des Quartiers für den weiteren Verlauf der Arbeit von wesentlicher Bedeutung ist, soll herausgearbeitet werden, ob der Erfolg, im Sinne der anfangs abgeleiteten Definition, vorliegt. Dies geschieht indem städtebauliche, architektonische, ökonomische, ökologische, soziale, kulturelle und infrastrukturelle Kriterien analysiert werden. Eine sehr wichtige Kennzahl bildet dabei das Maß, in welchem menschliche Bedürfnisse nach Wohnen, Arbeiten, Freizeit, Erholen, Einkaufen, sozialem Austausch etc. im Quartier erfüllt werden. Ziel ist es, den Status quo der jeweiligen Quartiere in Bezug auf den zuvor definierten Erfolg zu erfassen.

### 3.2.2 Erfolgsbewertung

Die Bewertung des Erfolges geschieht anhand der in Kapitel 2.4.1 beschriebenen Teilziele. Diese Bewertung und die vorausgegangene Wirkungsanalyse bergen, wie in Kapitel 2.4.4 erläutert, eine ganz besondere Herausforderung, denn neben teilweise schwer zu erfassenden Teil- und Unterzielen gibt es komplexe Überlagerungen von Ursachen, die wiederum komplexe Wirkungen nach sich ziehen können. Um eine bessere Übersicht zu geben, werden in der folgenden Tabelle 4 nochmals die Unterziele der entsprechenden Teilziele zusammengefasst. Wie bereits dargestellt, ist eine exakte Zuordnung einiger Unterziele auf nur ein Teilziel nicht möglich. Darüber hinaus wird, wie in Kapitel 2.4.4 beschrieben, bei einem Quartier niemals ein Totalerfolg vorliegen, daher sind bei der Bewertung des Erfolges gewisse Abstriche bei einzelnen Aspekten im Rahmen einer Abwägung notwendig. Diese Abwägung wird mit einem Höchstmaß an Neutralität durchgeführt. Um diese Abwägung nachvollziehbar und transparent zu gestalten, erfolgt eine genaue verbal-qualitative Beschreibung und Analyse eines jeden Teil- bzw. Unterziels. In der dritten Spalte werden zum einen die Messbarkeit der Ziele und zum anderen die Herangehensweise der Untersuchung kurz kommentiert.

*Tabelle 4: Erfolgsziele und deren Messbarkeit*

| Teilziele | Unterziele | Messbarkeit |
|---|---|---|
| Lage & Standortaufwertung | - allgemeine Lage<br>- Image<br>- Makrolage<br>- Mikrolage | Gute Messbarkeit durch Ortsbegehungen, Fach- & Lokalpresse, Gutachten, Maklerberichte, Interviews |
| Konzeption | - Nutzungskonzept<br>- Flexibilität<br>- Nutzbarkeit<br>- „Adresse"<br>- Nachhaltigkeit<br>- Alleinstellungsmerkmale (Charakter, Belebtheit, Mannigfaltigkeit, Mischungsverhältnis, Nebeneinander von Alt & Neu, Freiräume, Umfeldvitalität) | Gute Messbarkeit: durch Ortsbegehungen, Fach- & Lokalpresse, Gutachten, Maklerberichte, Interviews |
| Art & Grad der Nutzungsmischung | - Dichte<br>- Lebendigkeit<br>- Robustheit<br>- Nutzungsverhältnis<br>- raumbezogene Identität | Gute Messbarkeit durch Ortsbegehungen, Fach- & Lokalpresse, Gutachten, Maklerberichte, Interviews |
| Soziale Aspekte | - abwechslungsreiches Angebot<br>- Städtebau (Orientierung anhand der Wege & Sichtverbindungen, Architektur)<br>- Infrastruktur (Geschäfte, Kultur, Ärzte etc.)<br>- soziale Ausgewogenheit (zu hohe Mieten, starke Kontrolle, keine öffentlichen Plätze) | Gute Messbarkeit durch Ortsbegehungen, Fach- & Lokalpresse, Gutachten, Maklerberichte, Interviews |

# Entwicklung der Forschungskonzeption zur Fallbeispielanalyse

| | | |
|---|---|---|
| Akzeptanz | - Bekanntheitsgrad<br>- Umgang mit mögl. historischem Erbe<br>- Identifizierbarkeit<br>- räumliche Milieu<br>- Segregation<br>- Erscheinungsbild (Architektur, Fassade, Wege, Plätze)<br>- Sicherheit | Relativ gute Messbarkeit durch allgemeine Medienrecherche, Ortsbegehungen (Annahme des Quartiers), Gutachten, Maklerberichte, Interviews<br>Schwierigkeit liegt in der Unterscheidung der Kritik |
| Qualitätsvolle Wirkung | - Aufenthaltsqualität im Quartier & Gebäuden<br>- baulich-räumliche Elemente<br>- baulich-räumliche Organisation<br>- Verständlichkeit | Relativ gute Messbarkeit durch Ortsbegehungen, sowie teilweise durch Fach- & Lokalpresse, Preise, Auszeichnungen, Gutachten, Maklerberichte, Interviews<br>Schwierigkeit liegt in der qualitativen Bewertung & im Auge des Betrachters |
| Wirtschaftlichkeit | - (Gebäude-) Wert<br>- Flächeneffizienz<br>- Werthaltigkeit (Rendite, marktkonforme & stabile Mieten, Nebenkosten, Leerstand, Fluktuation, Nachfrage)<br>- flexible Grundstruktur<br>- Umgebung/ Atmosphäre | Relativ gute Messbarkeit durch Ortsbegehungen, Fach- & Lokalpresse, Gutachten, Maklerberichte, Interviews. Möglicherweise keine öffentlich zugänglichen Informationen über Kalkulationen, Renditen, Flächeneffizienz etc. |

Quelle: Eigene Darstellung.

Nach der Analyse eines jeden Teilziels folgt eine Zusammenschau der entsprechenden Unterziele bzw. eine Überprüfung des Erfolges mit Hilfe eines *semantischen Differentials*. Um am Ende einer jeden Erfolgsuntersuchung eine klare Darstellung der sieben Teilziele zu ermöglichen, werden die jeweiligen zahlreichen Unterziele mit Punkten (0 bis 6) bewertet, anschließend gewichtet und zu einer Gesamtpunktzahl des entsprechenden Teilziels zusammengefasst. Die vergebenen Punkte geben den Zielerreichungsgrad wieder (0 Punkte = Ziel nicht erreicht bis 6 Punkte = Ziel voll erreicht). Wie zuvor in Kapitel 2.4.4 erläutert, sei an dieser Stelle nochmals darauf hingewiesen, dass die vorzunehmenden Bewertungen einer gewissen Relativität unterliegen und die Punktewertung vielmehr zur leichteren Verständlichkeit der Gesamtwertung dient.

Die Zahl (Summe), die das Ergebnis der jeweiligen Unterziele präsentiert, wird dann neben dem zugehörigen Teilziel abgebildet. Jedes der sieben Teilziele erhält somit eine Kennzahl, die sich aus der Gewichtung der verschiedenen Unterziele ergibt. Alle Teilziele werden dabei wiederum gleich gewichtet, egal wie viele Unterziele sie innehaben; dies bedeutet, dass alle Teilziele von gleich hoher Priorität sind. Ein Quartier ist nur erfolgreich, wenn jedes Teilziel mindestens vier Punkte erreicht. Ein Quartier, bspw. in einer sehr guten Lage, mit einer visionären Konzeption und einer sehr guten Wirtschaftlichkeit mag für einen Investor überaus erfolgreich sein, aufgrund der fehlenden übrigen Teilziele wäre dieses Quartier jedoch kein erfolgreiches im Sinne dieser Arbeit. Kann der Beleg eines erfolgreichen Quartiers nicht erfolgen, so wird das Quartier bzw. die entsprechenden Planungs- und Entwicklungsprozesse nicht Gegenstand der darauffolgenden Erfolgsergründung. Die Bewertung anhand eines Zielerreichungsgrades wird gewählt, weil hierdurch besonders gut zum Ausdruck kommt, in welchem Ausmaß die Unterziele und in der Folge daraus die Teilziele verwirklicht wurden. Um eine höchstmögliche Nachvollziehbarkeit der vorzunehmenden Bewertungen der jeweiligen Unterziele zu erreichen, folgt in der nachstehenden Tabelle eine Kalibrierung des Maßstabes der Unterziele. Diese Kalibrierung beruht sowohl auf üblichen Erfahrungen als auch auf Kriterien, die aus der Fachwelt der Immobilienökonomie abgeleitet wurden.

Tabelle 5: Kalibrierung der Unterziele

| Teil-ziele | Unterziele | Kalibrierung |
|---|---|---|
| Lage & Standortaufwertung | allgemeine Lage | Fünf bis sechs Punkte erhält ein Quartier welches innerstädtisch oder innenstadtnah liegt. Ein Quartier im Umland oder in einem Vorort erhält keinen bis max. zwei Punkte. |
| | Image | Sofern Qualität und Ruf sehr gut sind und bekannte Unternehmen, Schulen, Parks, Institutionen etc. in unmittelbarer Nachbarschaft liegen wird die volle Punktzahl vergeben. |
| | Makrolage | Bei guten räumlichen Rahmenbedingungen wie Wirtschaftskraft, Zentralörtlichkeit oder Verkehrsanbindung (optimalen Voraussetzungen für den ÖPNV (Bahn, Flugzeug, U-Bahn- & Busanbindung, Entfernung zu Haltestellen, Taktzeiten), den MIV (Anbindung an Hauptverkehrsstraßen, Parkplätze), für Fußgänger (Fußwegenetz, Ampeln, Zebrastreifen) sowie für Radfahrer (Ausbildung des Radwegenetzes)) werden fünf Punkte vergeben. Keinen Punkt erhalten extrem schlechte Rahmenbedingungen. |
| | Mikrolage | Sind Grundstücksgröße und -zuschnitt sehr gut und konnte eine effiziente Erschließung erfolgen wird die max. Punktzahl erreicht. |
| Konzeption | Nutzungskonzept | Die meisten Punkte werden vergeben, wenn Konzept (inkl. Bespielung) und Standort zueinander passen, eine hochwertige und tragfähige Nutzung entstanden und das Nutzungskonzept in jeder Hinsicht nachhaltig ist. |
| | Flexibilität | Eine Konzeption die sehr unflexibel ist und damit nicht ausreichend auf verändernde oder wegbrechende Märkte, Mieter- und Endinvestorenwünsche reagieren kann würde keinen Punkt erhalten. |
| | Nutzbarkeit | Sofern der Standort den Anforderungen und Ansprüchen seiner Nutzer im vollen Umfang entspricht wird die volle Punktzahl vergeben. Dabei müssen sowohl die schaffende Beziehung zwischen den Menschen und der Stadt als auch die Ansprüche der Nutzer im Hinblick auf Angemessenheit und Zweckdienlichkeit sehr gut sein. |

| | | |
|---|---|---|
| | „Adresse" | Sechs Punkte werden vergeben, wenn aus dem Standort eine „Adresse" geworden ist. D.h., wenn eine sehr gute Standortaufwertung durch eine passende Verbindung aus Lage und Nutzung geschaffen wurde. |
| | Nachhaltigkeit | Ein sehr nachhaltiges Energiekonzept, ein sehr sparsamer und rationaler Einsatz von Rohstoffen sowie eine flächensparende Erschließung und Bebauung erhält sechs Punkte. |
| | Alleinstellungsmerkmale | Wurde ein außergewöhnlicher Charakter z.B. durch ein Nebeneinander von Alt & Neu oder eine sehr gute Belebung und Mannigfaltigkeit geschaffen und führt dies zu etwas Einzigartigem und Unverwechselbarem, dann wird die max. Punktzahl erreicht. |
| Art & Grad der Nutzungsmischung | Dichte | Bei einer sehr hohen Dichte von Kontakten, Einrichtungen und Angeboten, die als Grundlage für das Entstehen eines öffentlichen Lebens und eines Stadtteils der kurzen Wege notwendig ist, werden sechs Punkte vergeben. |
| | Lebendigkeit | Ist in einem Quartier wenig Dynamik vorhanden und ist es weitestgehend von Monotonie geprägt wird max. ein Punkt vergeben. |
| | Robustheit | Weist ein Quartier eine sehr gute Beständigkeit gegenüber gewissen Veränderungen und Schwankungen, wie bspw. wirtschaftlicher, sozialer oder architektonischer Natur auf, wird die volle Punktzahl erreicht. |
| | Nutzungsverhältnis | Ein sehr ausgewogenes und flexibles Verhältnis der Nutzungsarten, wie bspw. 50% Wohnen, 25% Büro, 15% Gewerbe und 10% Freizeit erzielen sechs Punkte. Ein schlechtes Verhältnis von bspw. 90% Wohnen, 5% Büro und 5% Gewerbe erzielt null bis einen Punkt. |
| | raumbezogene Identität | Weist ein Quartier ein sehr gutes Selbstbild, ein Zusammengehörigkeitsgefühl, eine Kundenbindung, halböffentliche Räume, eine sehr gute räumlich-soziale Kognition und Identifikation sowie eine gemeinsame Bezugsbasis der Quartiersnutzer auf, wird die volle Punktzahl erlangt. |

| | | |
|---|---|---|
| Soziale Aspekte | abwechslungs-reiches Angebot | Ebenfalls fördert ein abwechslungsreiches Angebot an Restaurants, Bars, kulturellen Einrichtungen etc. den sozialen Austausch; daher erhält ein sehr gutes Angebot die volle Punktzahl. |
| | Städtebau | Führt ein abwechslungsreiches Verhältnis von Öffnungen und Plätzen zu einer gelungenen Aufenthaltsqualität, werden vier bis fünf Punkte vergeben. Gleiches gilt, wenn Wege- und Sichtverbindungen zu einer guten Orientierung im Quartier führen.<br><br>Sind bspw. sehr wenige attraktive architektonische und städtebauliche Lösungen im öffentlichen Raum als auch bei Wohnungen, Büros und Gewerbeeinheiten erkennbar, werden ein bis zwei Punkte vergeben. |
| | Infrastruktur | Für eine sehr gute vielfältige, umfassende und effiziente Nahversorgungsinfrastruktur (Geschäfte, Apotheken etc.) sowie eine soziale und technische Infrastruktur (Schulen, Ärzte, Kultur, Behörden, MIV und ÖPNV etc.) werden sechs Punkte vergeben. |
| | soziale Ausgewogenheit | Eine sehr schlechte Sozialstruktur bspw. aufgrund zu hoher Mieten, einer starken Kontrolle halböffentlicher Räume oder wegen fehlender öffentlicher Plätze erzielt null Punkte. |
| Akzeptanz | Bekanntheitsgrad | Für einen sehr hohen Bekanntheitsgrad, im positiven Sinne, möglichst über die Grenzen der Stadt hinaus, werden sechs Punkte vergeben. Ein Quartier, welches bspw. in erster Linie durch seine Bausünden Bekanntheit erlangt hat, erhält nur sehr wenige Punkte. |
| | Umgang mit mögl. historischem Erbe | Da weiche Standortfaktoren für den Erfolg eines Quartiers sehr wichtig sind, wird bei einem sehr guten Umgang mit einem historischen Erbe (Bausubstanz, öffentliche Räume, Dichte und Heterogenität) die volle Punktzahl gegeben. Im Gegensatz erhält bspw. ein rücksichtsloser Abriss historisch wertvoller Bausubstanz null Punkte. |
| | Identifizierbarkeit | Bei einer guten Identifikation der Nutzer an einer gedanklichen und emotionalen Zugehörigkeit zum sozialen System des Quartiers werden fünf Punkte vergeben. |

| | | |
|---|---|---|
| | räumliches Milieu | Existiert ein sehr gutes räumliches Milieu, werden sechs Punkte vergeben. Ist im Gegensatz keine städtische Einheit vorhanden, in der nach *Keim*[356] keine sozialstrukturellen mit raumstrukturellen Eigenschaften dauerhaft in wechselseitigen abhängigen Beziehungen stehen, werden keine Punkte vergeben. |
| | Segregation | Eine sehr starke Segregation trägt dazu bei, dass null Punkte vergeben werden. Hingegen werden für eine allgemein gute soziale Verträglichkeit fünf Punkte vergeben. |
| | Erscheinungsbild | Ein sehr gutes individuelles und positives Erscheinungsbild, hervorgerufen durch eine stimmige Architektur, Fassaden, Wege und Plätze, erhält sechs Punkte. |
| | Sicherheit | Für eine hohe objektive und subjektive Sicherheit und ein damit einhergehendes Wohlbefinden werden fünf Punkte vergeben. Ist bspw. nur die objektive Sicherheit hoch aber die „gefühlte" Sicherheit gering, werden nur zwei Punkte vergeben. |
| Qualitätsvolle Wirkung | Aufenthaltsqualität | Fünf Punkte werden bei guten Aufenthaltsqualitäten im Quartier und Gebäuden erlangt. |
| | baulich-räumliche Elemente | Weist ein Quartier sehr gute baulich-räumliche Elemente, hervorgerufen durch Sichtverbindungen, Nutzungsbeziehungen, Oberflächenmaterialien und Haptik, wird die volle Punktzahl erreicht. |
| | baulich-räumliche Organisation | Eine schlechte Anordnung von Gebäuden, technischen Anlagen und Pflanzungen sowie die damit verbundenen Beziehungen und Verbindungen zueinander erreicht max. einen Punkt.<br><br>Sechs Punkte erreicht eine sehr gute materiell-physische Bautätigkeit. |
| | Verständlichkeit | Eine sehr gute Verständlichkeit erreicht die volle Punktzahl.<br><br>Ist keine visuelle und körperliche Wahrnehmbarkeit, Ästhetik, Vergnügen oder Schönheit im Quartier vorhanden, werden null Punkte vergeben. |

---

356 Vgl. Keim 1979, S. 47.

| | | |
|---|---|---|
| **Wirtschaftlichkeit** | (Gebäude-) Wert | Ein sehr hoher Wert der Gebäude, hervorgerufen durch den Markt-, Nutz- und Imagewert, erzielt die volle Punktzahl. |
| | Flächeneffizienz | Die volle Punktzahl wird bei einer sehr hohen Flächeneffizienz erzielt. |
| | Werthaltigkeit | Ist die Rendite und die Flächennachfrage hoch, sind die Mieten marktkonform und stabil, die Nebenkosten niedrig und sind der Leerstand sowie die Fluktuation gering, werden fünf Punkte erreicht. |
| | flexible Grundstruktur | Besteht aufgrund einer flexiblen Grundstruktur die Möglichkeit sehr leicht auf veränderte Nutzeranforderungen zu reagieren und bieten die Gebäude eine hohe Funktionalität (Gebrauchstauglichkeit), werden sechs Punkte erlangt. |
| | Umgebung/ Atmosphäre | Wenn es dem Developer gelungen ist, eine Atmosphäre zu kreieren, welche die Agglomeration gewisser Nutzergruppen fördert oder sogar erst bewirkt und hieraus entsprechende Synergien entstanden sind, werden fünf Punkte erreicht. |

Quelle: Eigene Darstellung.

Die Darstellung mit Hilfe eines *semantischen Differentials* wurde weiterhin gewählt, weil sich somit bei jedem Fallbeispiel der Grad des Erfolges eines jeden Teilziels leicht erkennen und nachvollziehen lässt. Die folgende Tabelle zeigt beispielhaft für das Teilziel *Lage & Standortaufwertung* das *semantische Differential* mit dem ebenfalls der jeweilige Erfolg der übrigen sechs Teilziele bewertet werden soll.

*Tabelle 6: Semantisches Differential für Teilziel Lage & Standortaufwertung*

| Unterziele | 0 | 1 | 2 | 3 | 4 | 5 | 6 |
|---|---|---|---|---|---|---|---|
| allgemeine Lage |  |  |  | ● |  |  |  |
| Image |  |  |  |  |  | ● |  |
| Makrolage |  |  |  |  |  | ● |  |
| Mikrolage |  |  |  |  | ● |  |  |
| **Teilziel *Lage & Standortaufwertung*** | 4,5 |  |  |  |  |  |  |

Quelle: Eigene Darstellung.

Nachdem die Zielerreichungsgrade der sieben Teilziele ermittelt wurden, erfolgt am Ende der jeweiligen Erfolgsuntersuchung eine zusammenfassende Erfolgsbewertung des entsprechenden Fallbeispiels. Anhand dieser Zusammenschau lässt sich der Gesamterfolg (Gesamtzielerreichungsgrad) eines jeden Fallbeispiels klar erkennen (vgl. hierzu beispielhaft die folgende Tabelle 7).

*Tabelle 7: Erfolgsbewertung gesamtes Quartier*

| Teilziele | Zielerreichungsgrade |
|---|---|
| Lage & Standortaufwertung | 4,5 |
| Konzeption | 5,2 |
| Art & Grad der Nutzungsmischung | 4,9 |
| Soziale Aspekte | 5,4 |
| Akzeptanz | 4,6 |
| Qualitätsvolle Wirkung | 4,5 |
| Wirtschaftlichkeit | 4,8 |
| **Gesamtzielerreichungsgrad des Fallbeispiels** | **4,8** |

Quelle: Eigene Darstellung.

### 3.2.3 Erfolgsergründung (Ursachen)

Nach der Erfolgsbestätigung widmet sich der nun folgende Teil der Erfolgsergründung. Es soll untersucht werden, wie es zu der Generierung des gemessenen Erfolges kommen konnte. Im theoretischen Teil dieser Arbeit wurden die Merkmale herausgearbeitet, die innerhalb eines Planungs- und Realisierungsprozesses zum Erfolg eines Quartiers beitragen können. Um diese Merkmale zu konkretisieren müssen sie ebenfalls operationalisiert werden.

Durch eine Identifizierung und mit Hilfe einer Klassifizierung der jeweiligen Merkmale erfolgt hierzu eine kompakte Zusammenstellung. Durch diese Klassifizierung lassen sich insgesamt sechs Kategorien bilden. Jede Kategorie enthält verschiedene Forschungsfragen und Unterpunkte (Theorien, Erklärungsversuche, Maßnahmen, Zusammenhänge etc.) mit dessen Hilfe die Fallbeispiele untersucht werden. Wie bereits beschrieben bilden diese Kategorien die *unabhängigen Variablen*. Folgende sechs Kategorien wurden erarbeitet:

### 3.2.3.1 Trägerschaft und Akteurskonstellation

Wie in Kapitel 2.2.2 erläutert, ist der Developer-Typ für die Zielstruktur und das Anspruchsniveau eines Projektes entscheidend, daher erfolgt bei der Untersuchung der jeweiligen Planungs- und Entwicklungsprozesse eine genaue Darstellung des entsprechenden Developer-Typs. Darüber hinaus werden mögliche Arbeitsgemeinschaften (ARGE) sowie *Public Private Partnership* (PPP)-Maßnahmen analysiert. Es soll ebenfalls der Frage nachgegangen werden, inwieweit möglicherweise sogenannte „Pioniere"[357] unter den Projektentwicklern mit ihrer hohen Risikobereitschaft zur Etablierung des Quartiers beigetragen haben?

### 3.2.3.2 Planungsinstrumente

Die Wahl der richtigen Planungsinstrumente kann sich wesentlich auf das Ergebnis einer Quartiersentwicklung auswirken. Zur Analyse der Planungsinstrumente sollen daher folgende Themen diskutiert und analysiert werden: Welche besonderen städtebaulichen Planungsinstrumente sind angewandt worden? Haben Planungsinstrumente wie ein Vorhaben- und Erschließungsplan, ein städtebaulicher Rahmenplan, ein städtebaulicher Vertrag oder ein Quartiersentwicklungsplan etc. zu einer erfolgreichen Entwicklung beigetragen? Darüber hinaus werden die Ergebnisse und Auswirkungen möglicher städtebaulicher Ideen- und Realisierungswettbewerbe analysiert.

Lag ein Bebauungsplan vor oder musste erst geeignetes Baurecht geschaffen werden? Wurde die Schaffung von geeignetem Baurecht durch externe Dienstleister wie z.B. einem Stadtplanungsbüro oder einer Anwaltskanzlei begleitet?

---

357 Zu „Pionieren" und ihren Einfluss auf den Projekterfolg vgl. ausführlich Dziomba 2009, S. 163.

### 3.2.3.3 Planungs- und Entwicklungsmethoden, Maßnahmen

Den ausführlichsten Teil bilden die Untersuchungen der jeweiligen Planungs- und Entwicklungsmethoden sowie der Maßnahmen die den Projektentwicklungsprozessen zugrunde lagen. Hierbei sollen für jedes Quartier folgende Fragen und Punkte diskutiert, analysiert und beantwortet werden: Wie gestalten sich die Projektidee und das Nutzungskonzept? Waren sie visionär? Wie verliefen Machbarkeitsstudie oder die Projektstudie?

Herrscht eine besondere Atmosphäre, so gilt es herauszufinden, wie diese geschaffen wurde. Gibt es Quersubventionierungen die zur Vielfalt des Quartiers beitragen? Hat sich der Entwickler des Instrumentes einer Zwischennutzung bedient und hat diese den erhofften Aufschwung gebracht? Gab es Gewerbetreibende die als „Pioniere" und „Anker" zur Belebung des Quartiers beitrugen oder immer noch tun?

Eine Anhandgabe des Grundstücks oder eine Rücktrittsoption vom Grundstückskaufvertrag können zu einer erheblich besseren Planungssicherheit beitragen. Hierbei gilt es zu klären, ob und auf welchem Wege der Entwickler diese Optionsfrist wahrgenommen hat. Weiterhin ist zu klären, wie intensiv der Dialog oder die Beteiligung mit und von Politik, Anliegern und potentiellen Nutzern waren. Generell soll geklärt werden, ob ein Architektenwettbewerb stattgefunden hat oder ob der Entwurf vom „Hausarchitekten" des Projektentwicklers stammte. Ebenfalls wird bei der Existenz eines städtebaulichen Modells nach dessen Einsatz und Wirkung im Planungsprozess gefragt. Genauso wichtig erscheint die Frage nach der Planungstiefe; wurde bis ins Detail geplant oder wurde einiges dem Zufall überlassen und hat diese teilweise zufällige Entwicklung zu einem erfolgreichen gewachsenen Quartier beigetragen?

Ging der Planungsprozess über einen relativ langen Zeitraum, so kam es vielleicht zu Änderungswünschen oder gar zum Absprung mehrerer Interessenten. Ob und wie auf diese neue Situation reagiert wurde, gilt es zu eruieren. Weiterhin soll analysiert werden, wie mit der Geschichte des Standortes umgegangen wurde? Wie ist es um das historische Erbe bestellt? Wurden ggf. bewusst alte Gebäude durch den Projektentwickler erhalten oder ist der Erhalt ausschließlich auf Auflagen des Denkmalschutzes zurückzuführen?

### 3.2.3.4 Kommunale Vorgaben und Kooperation

Insbesondere im Planungsprozess einer jeden Entwicklung hat die Kommune im Rahmen der Baugenehmigung einen nicht unerheblichen Einfluss auf das gesamte Vorhaben. Allein die Dauer des Bauleitplanverfahrens kann sich maßgeblich auf den Projekterfolg auswirken, da der Entwickler das Grundstück über den gesamten Projektentwicklungsprozess finanzieren muss. Aber auch durch restriktive Vorgaben der Bauplanungsämter wie bspw. eine Begrenzung der GFZ, ein zwingender maximaler Wohnanteil oder ein bestimmter Nutzungsmix können die Pläne des Projektentwicklers erheblich durchkreuzen. Auflagen, z.B. zur Herstellung von öffentlichen Plätzen und Grünflächen im Quartier können die ursprüngliche Kalkulation eines Projektes gefährden. Hierbei gilt es herauszuarbeiten, wie strikt die kommunalen Vorgaben waren und welche Spielräume den Projektentwicklern eingeräumt wurden. Inwiefern konnten eigene Interessen durchgesetzt werden oder fand eine Entwicklung streng nach städtischen Vorgaben statt? Oder verlief der Planungsprozess sehr kooperativ und ist die Kommune dem Entwickler entgegengekommen? Solch ein Entgegenkommen der Stadt könnte z.b. durch eine vorgeschriebene städtebauliche Aufwertung der öffentlichen Straßen und Plätze bei gleichzeitiger Gewährung einer hohen GFZ geschehen sein. Wurden im Rahmen der Baugenehmigung von beiden Seiten Zugeständnisse gemacht, sodass eine mögliche *Win-Win*-Situation entstand? Diese gilt es dann genauestens zu analysieren. Oder wurden die „Wünsche" des Projektentwicklers vollständig umgesetzt und hat somit diese „investorenfreundliche" Bauleitplanung zum Erfolg des Quartiers geführt?

Darüber hinaus soll eruiert werden, ob der bestehende Nutzungsmix eine kommunale Vorgabe oder explizit von Investorenseite gewollt war, da die Vorteile eines nutzungsgemischten Quartiers von vorneherein auf der Entwicklerseite erkannt wurden. Weiterhin ist zu klären wie sich die allgemeine Zusammenarbeit mit dem Stadtplanungsamt, der Baubehörde, Denkmalamt etc. gestaltete? Fand die für nutzungsgemischte Projekte so bedeutsame dauerhafte politische Unterstützung statt?

Ist das Quartier auf einem vormals städtischen Grundstück realisiert worden, so ist die Art der Grundstücksvergabe von Bedeutung. Denn wurde das Grundstück nach dem bestem Nutzungskonzept vergeben, so ist im Gegensatz zum Grundstücksverkauf nach dem Höchstgebotsverfahren anzunehmen, dass der Projektentwickler daher nicht gezwungen war, die möglichst profitreichste Bebauung bzw. Nutzung zu wählen.[358]

### 3.2.3.5 Managementkonzept des Projektentwicklers

Wodurch ist die (visionäre) Projektidee entstanden? Wie konnte das geeignete Nutzungskonzept entwickelt werden? Gab es eine spezielle Methode in der Generierung der Projektidee? Wurden hierbei auf interne Erfahrungen und Kenntnisse zurückgegriffen oder hat sich der Projektentwickler durch externe Dienst-

---
358 Vgl. hierzu auch Dziomba 2009, S. 159ff.

leister und Fachplaner beraten lassen? Sind im Rahmen der Projektentwicklung spezielle Standort- und Nutzungspotentiale gehoben worden, so soll aufgezeigt werden wie diese Potentiale erstens erkannt und zweitens gehoben worden sind. Darüber hinaus ist zu eruieren, welche Entscheidungsparameter der endgültigen Realisierung zugrunde lagen.

Ferner ist die Marketingstrategie des Projektentwicklers zu analysieren, hierzu sind Alleinstellungsmerkmale sowie die Wege und Mittel die zur Entwicklung dieser Merkmale beigetragen haben, zu hinterfragen. Aber auch direkte Zugänge zu potentiellen Mietern und Endinvestoren sowie das Beherrschen der Absatzwege bei Vermietung und Verkauf fallen in den Fokus der Analyse.

### 3.2.3.6 Richtiger Zeitpunkt und Glück

Neben den oben aufgeführten Kategorien fallen unter die letzte Kategorie die Aspekte richtiger Zeitpunkt und Glück. Bei diesen Themen soll bspw. untersucht werden, ob der Erfolg des Quartiers in erster Linie der damaligen guten wirtschaftlichen Situation zu verdanken ist. Wurde das Projekt in einer konjunkturellen Hochphase fertiggestellt, so könnte angenommen werden, dass eine hohe Nachfrage nach Wohnraum sowie Büro- und Gewerbeflächen die gesamte Entwicklung stark positiv beeinflusst hat. Weiterhin gilt es zu klären, ob anderweitige (zufällige) Gegebenheiten wie z.B. die Entwicklung des Nachbargrundstückes oder die Ansiedlung eines Großkonzerns in unmittelbarer Nachbarschaft ggf. auch zum nachträglichen Erfolg des Quartiers geführt haben. Ebenfalls können Großereignisse und Festivalisierungen wie Internationale Bauausstellungen, Weltausstellungen, Wahl zur Kulturhauptstadt etc. Ausstrahlungseffekte mit sich bringen. Dennoch gilt es hier zu untersuchen, wie sich der Erfolg über Jahre halten konnte.

### 3.2.4 Erfolgsgenerierung

Im vierten und letzten Teilbereich des Forschungsmodells erfolgt die zusammenfassende Betrachtung aller Fallbeispiele anhand der in Teil III gegebenen sechs Kategorien. Durch das Beibehalten dieses Kategorienschemas lassen sich die Ergebnisse und Besonderheiten eines jede Fallbeispiels besonders gut darstellen und vergleichen. Die folgende Abbildung verdeutlicht den zuvor beschriebenen detaillierten Forschungsablauf.

*Abbildung 7: Detaillierter Ablauf des Forschungsmodells*

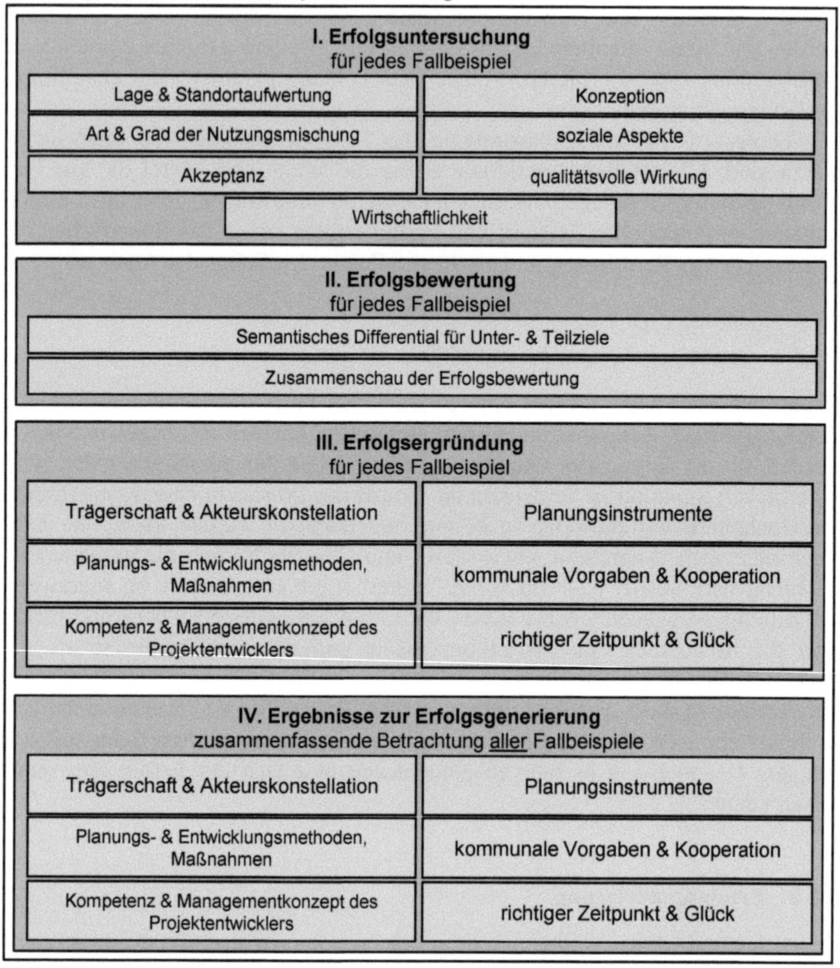

| I. Erfolgsuntersuchung<br>für jedes Fallbeispiel ||
|---|---|
| Lage & Standortaufwertung | Konzeption |
| Art & Grad der Nutzungsmischung | soziale Aspekte |
| Akzeptanz | qualitätsvolle Wirkung |
| Wirtschaftlichkeit ||

| II. Erfolgsbewertung<br>für jedes Fallbeispiel |
|---|
| Semantisches Differential für Unter- & Teilziele |
| Zusammenschau der Erfolgsbewertung |

| III. Erfolgsergründung<br>für jedes Fallbeispiel ||
|---|---|
| Trägerschaft & Akteurskonstellation | Planungsinstrumente |
| Planungs- & Entwicklungsmethoden, Maßnahmen | kommunale Vorgaben & Kooperation |
| Kompetenz & Managementkonzept des Projektentwicklers | richtiger Zeitpunkt & Glück |

| IV. Ergebnisse zur Erfolgsgenerierung<br>zusammenfassende Betrachtung <u>aller</u> Fallbeispiele ||
|---|---|
| Trägerschaft & Akteurskonstellation | Planungsinstrumente |
| Planungs- & Entwicklungsmethoden, Maßnahmen | kommunale Vorgaben & Kooperation |
| Kompetenz & Managementkonzept des Projektentwicklers | richtiger Zeitpunkt & Glück |

Quelle: Eigene Darstellung.

Fallbeispiel Zeppelin Carré 117

## 3.3 Fallbeispielanalyse erfolgreicher nutzungsgemischter Quartiere

### 3.3.1 Zeppelin Carré, Stuttgart

#### 3.3.1.1 Projektgrundlagen und Bestandsaufnahme

*Tabelle 8: Auswahlkriterien & Projektdaten zum Zeppelin Carré*

| Auswahlkriterien & Projektdaten zum Zeppelin Carré | |
|---|---|
| Erfolg: | im Sinne der Definition |
| Nutzungen: | Wohnungen: 600 m²<br>Büros: 15.000 m²<br>Einzelhandel: 1.600 m²<br>Hotel: ca. 250 Betten<br>Gastronomie |
| Lage: | innerstädtisch |
| Größe: | ca. 1,7 ha |
| Bau- & Planungstätigkeit: | Neubau und Revitalisierung |
| Planungs- & Realisierungszeitraum: | 1995 - 1998 |
| BGF: | ca. 78.350 m² |
| Baukosten: | 164.000.000,- DM |
| Preise & Auszeichnungen: | • 1998: Gestaltungspreis der Wüstenrot-Stiftung, Anerkennung.<br>• 1999: Auszeichnung Guter Bauten, BDA Baden-Württemberg.<br>• 2001: Deutscher Städtebaupreis, besondere Anerkennung.<br>• 2002: Beispielhaftes Bauen Stuttgart 1997-2001, Auszeichnung.<br>• 2004: DIFA-AWARD, Erwähnung. |
| Analysezeitraum: | August 2010 bis Januar 2011 |

Quelle: Eigene Darstellung nach Bächer/ Friedemann/ Pesch 1999, S. 114f; Thomes 2005, S. 80ff; BDA 2000, S. 18.

Das *Zeppelin Carré* befindet sich im Zentrum von Stuttgart und liegt direkt neben dem Hauptbahnhof der Landeshauptstadt Baden-Württembergs. Es wird begrenzt vom *Arnulf-Klett-Platz* sowie der *Lautenschlager-*, *Kronen-* und *Friedrichstraße*.

Nach dem Auszug des früheren Besitzers, der *Südwestdeutschen Landesbank*[359] *(Südwest LB)*, ging nahezu das gesamte Quartier in das Eigentum der *Deutschen Gesellschaft für Immobilienfonds* (DEGI) über.[360] Bis zu diesem Zeitpunkt, im Jahr 1994, wurde das Quartier mit Ausnahme zweier Hotels und wenigen Nutzungen in den Erdgeschossbereichen von der *Südwest LB* genutzt und dadurch dem öffentlichen Leben und Interesse weitgehend entzogen.[361]

Zwischen den Jahren 1995 und 1998 wurde das Areal neu überplant, die Bestandsgebäude erfuhren eine aufwendige Revitalisierung und Neubauten vervollständigten das heutige etwa 1,7 Hektar große Quartier. Der Grund für diese Maßnahmen lag in dem verwahrlosten und sehr unübersichtlichen Zustand des gesamten Komplexes.[362] Das Areal bestand aus einem undurchdringlichen Gewirr von Hinterhöfen.[363] Mit Ausnahme des *Zeppelinbaus* (heute: *Hotel Steigenberger Graf Zeppelin*), erbaut von *Paul Bonatz* von 1929–31[364] – darauf geht auch der Name des heutigen *Zeppelin Carrés* zurück – und dem Gebäude *Kronenstraße 24* aus dem Jahre 1929 des Stuttgarter Architekten *Philipp Jakob Manz*, befanden sich auf dem Areal keine Baudenkmale oder besonders erhaltenswürdige Architektur, sondern lediglich ortstypische Nachkriegsbauten. Die vorhandenen Gebäude waren technisch und funktional stark veraltet. Das Gebäude-Ensemble präsentierte sich als ein Konglomerat aus wenigen qualitativen Bauten der Jahrhundertwende, der 1920er und 30er Jahre sowie einfacher Nachkriegsarchitektur. Hinzu kamen über die Jahre zahlreiche An- und Aufbauten. Nur zwei Zufahrten zur Tiefgarage erlaubten eine Öffnung zum Inneren des asphaltierten Komplexes. Aufgrund der Größe und soliden Stahlkonstruktion der Gebäude wurde kein Abriss mit anschließendem Neubau vorgenommen, sondern eine aufwendige Sanierung durchgeführt.[365]

---

359 Heute: Landesbank Baden-Württemberg (LBBW).
360 Vgl. Thomes 2005, S. 80.
361 Vgl. Hahn 1999, S. 6.
362 Vgl. Interview mit Hr. Auer von Auer+Weber+Associates, 29.10.2010.
363 Vgl. BDA 2000, S. 18.
364 Vgl. Worbs 1999, S. 29.
365 Vgl. Interview mit Hr. Auer von Auer+Weber+Associates, 29.10.2010; vgl. hierzu auch Sayah 1999b, S. 106.

# Fallbeispiel Zeppelin Carré 119

*Abbildung 8: Übersicht des Baubestandes – Zeppelin Carré*

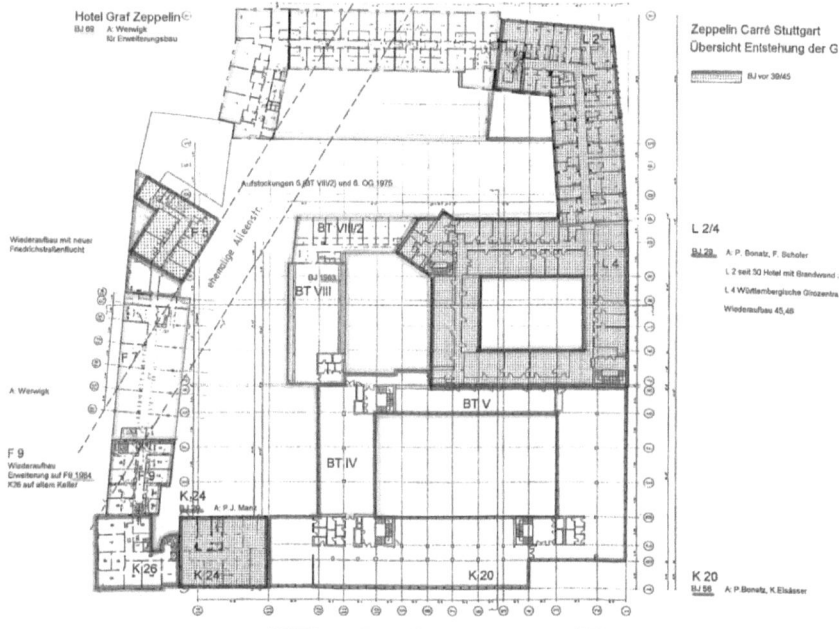

Quelle: Auer+Weber+Associates.

Die Betonskelettbauweise der neueren aber schlecht gealterten Bauten ermöglichte es, die Fassade des Komplexes innen wie außen zu erneuern. Durch den Rückbau von einigen beengenden Querriegeln in den beiden unteren Stockwerken und einer gleichzeitigen Entfernung von unproportionierten Dachaufstockungen wurden großzügige Durchblicke und Verbindungen innerhalb der Innenhöfe geschaffen.[366]

---

366 Vgl. Marquart 19.08.1998.

*Abbildung 9: Skizze EG vor & nach dem Umbau des Zeppelin Carrés*

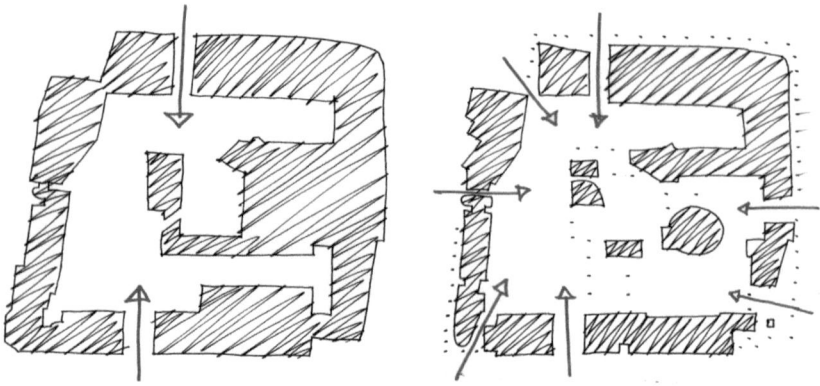

Quelle: Auer+Weber+Associates.

Fast alle Erdgeschossbereiche des gesamten Quartiers werden durch Einzelhändler, Dienstleister, Restaurants oder Cafés genutzt und tragen zur Belebung des Quartiers und des umliegenden städtischen Raums bei. In den Obergeschossen befinden sich Büros, Arztpraxen, Wohnungen und neben dem *Hotel Steigenberger Graf Zeppelin* liegt ein weiteres Hotel, das *Hotel Rieker*.

*Abbildung 10: Präsentationsmodell – Zeppelin Carré*

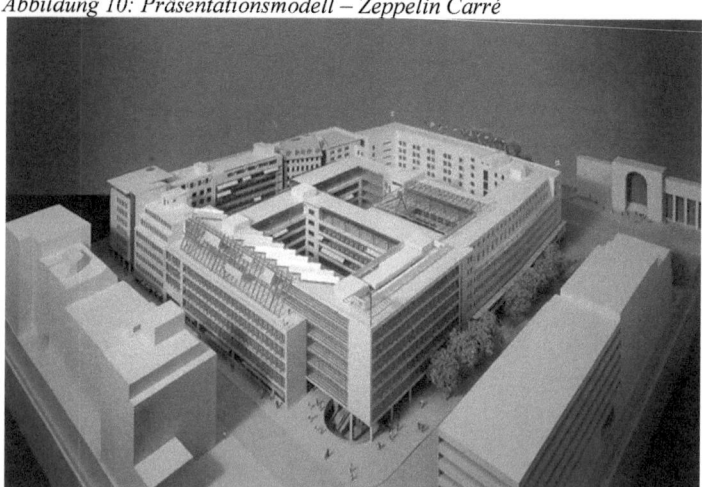

Quelle: Auer+Weber+Associates.

Im Inneren des Quartiers wurden insgesamt vier sehr unterschiedliche Höfe geschaffen. Den markantesten bildet der sogenannte *Atriumhof* zur *Lautenschlagerstraße*, er befindet sich an der Stelle der ehemaligen Kassenhalle der *Südwest LB*. Vor schlechtem Wetter schützt ein freidurchlüftetes Glasdach, aufgehängt an einer imposanten Seilkonstruktion, den gesamten Hofbereich. Der Hof dient somit als qualitätsvoller Aufenthalts- wie auch Außenbewirtungsraum, denn etwa auf einem Drittel der Hoffläche befinden sich Tische, Stühle und Grünpflanzen die zum Restaurant gehören, welches im Innenbereich des Quartiers liegt. Auch die Erdgeschossbereiche des *Atriumhofes* sind durch Einzelhandelsnutzungen geprägt. Durch die weitgehende Glasfassade wirkt dieser Hof sehr offen aber trotzdem in sich gefasst. Diese räumliche Fassung wird ebenfalls nach oben durch das sich über dem 6. Obergeschoss befindende Glasdach ermöglicht.

Der zweite Hof, an der Häuserzeile zur *Kronen-* und *Lautenschlagerstraße*, wird dominiert von einer gläsernen Restaurantterrasse, welche bei Nacht illuminiert wird. Das zugehörige bereits erwähnte Restaurant bildet eine Schnittstelle zwischen dreien der insgesamt vier Höfe und kann als zentraler Punkt des Quartiers bezeichnet werden. Die Restaurantterrasse liegt über einem Wasserbecken, welches etwa die Hälfte des zweiten Innenhofes einnimmt. Über dieser Terrasse sind Sonnensegel gespannt, die den Hof zumindest teilweise gen Himmel räumlich fassen. Große Kübelpflanzen auf der Terrasse und im Wasserbecken sorgen für Grün.

Der dritte Hof im Inneren des Quartiers gelegen, hat wiederum eine minimalistische Ausstattung erfahren und es besteht nur teilweise eine Anbindung zu den Erdgeschossbereichen. Es gibt keine Außenmöblierung und nur eine Bepflanzung durch sechs Bäume, deren fast geschlossenes Blätterdach verschafft dem Hof jedoch ein besonderes Ambiente. Das einzige schmückende Element bildet eine Wasserkaskade, welche in ihrer zusätzlichen Funktion als Sichtschutz zur Tiefgarageneinfahrt als gelungen bezeichnet werden kann. Eine Bestuhlung durch ein Restaurant oder Café ist möglich und wurde in der Vergangenheit genutzt.

Der vierte L-förmige Hof ist der größte des Quartiers. Er ist von zwei Nutzungen geprägt. Zum einem liegen die Zufahrt zur Tiefgarage sowie die Anlieferzonen für die beiden Hotels in ihm; zu anderen befinden sich auf einer leicht terrassierten Seite mehrere Baumreihen. Diese begrünte Seite des Innenhofes liegt an der hinteren Häuserzeile zur *Friedrichstraße*. Viele der Erdgeschossnutzungen sind dadurch sowohl von der Straße als auch von der Hofseite begehbar. Eine Teilung zwischen Wirtschaftshof und begrüntem Aufenthaltsbereich für Passanten, Mieter, Nutzer etc. ist erkennbar.

*Abbildung 11: Freianlagenplan des Zeppelin Carrés*

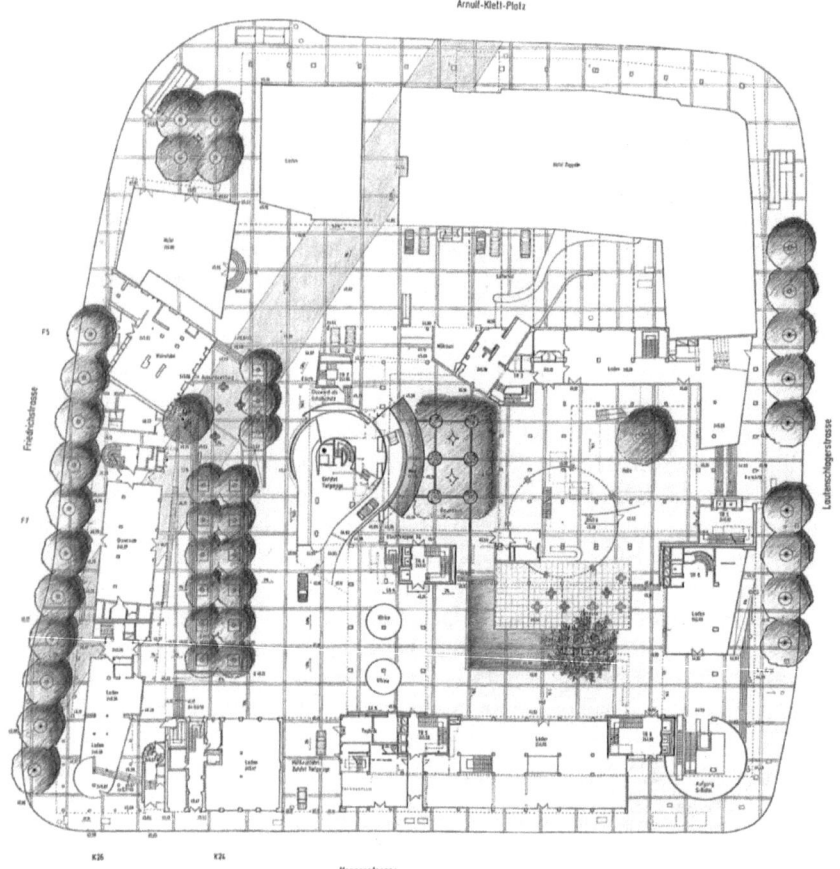

Quelle: Auer+Weber+Associates mit eigener Ergänzung.

Durch die weitgehende Entkernung der Erdgeschosse und teilweise der ersten Obergeschossebene, sowohl im Blockinneren als auch an den Außenbereichen, sind alle Öffnungen des Quartiers sowohl von außen als auch vom Inneren des Quartiers gut erkennbar und sehr zugänglich gestaltet.

### 3.3.1.2 Erfolgsuntersuchung

**Lage und Standortaufwertung**

Aufgrund der sehr zentralen Innenstadtlage kann die Makro- und Mikrolage des *Zeppelin Carrés* als gut, teilweise sogar als sehr gut, bezeichnet werden. Gerade für Büronutzer bildet diese Lage viele Vorteile, wie sehr gute Anbindung an den ÖPNV und MIV, bekannte Adresse direkt gegenüber dem Hauptbahnhof, teilweise gute Wahrnehmbarkeit im Stadtbild und gute Sichtbeziehungen sowie eine generelle und vielfältige Infrastruktur. Der Einzelhandel und die Gastronomie profitieren von der starken Frequenz des Hauptbahnhofes, der Nachbarschaft zur Universität sowie der Nähe zur *Königstraße*, welche die Haupteinkaufsstraße der Stuttgarter Innenstadt bildet. Bezogen auf den Einzelhandel handelt es sich jedoch nicht um eine 1A-Lage, da die Haupteinkaufstraße von Stuttgart einen Häuserblock entfernt liegt. Neben den Baumaßnahmen, insbesondere die Umstrukturierungs- und Modernisierungsmaßnahmen in den Erdgeschossbereichen, hat auch die neugeschaffene Verbindung zur U- und S-Bahn an der Kreuzung *Kronen-* und *Lautenschlagerstraße* für eine Aufwertung des Standortes gesorgt. Eine unterirdische Passage verbindet einen Souterrain-Bereich des *Zeppelin Carrés* mit der U- und S-Bahn und der Quartierstiefgarage. Durch eine große runde Öffnung wird der Eingang zur Passage mit Tageslicht erhellt.

Darüber hinaus entsteht an dieser Ecke auf zwei benachbarten Grundstücken, ein neues Hotel sowie das sogenannte *Postquartier*, ein Gebäudekomplex der Einzelhandels- und Büronutzungen beinhalten wird. Die Fertigstellung des *Postquartiers* ist für Anfang 2011 geplant.[367] In der *Lautenschlagerstraße* 21 wird bis Ende 2012 das sogenannte *Bülow-Carré* entwickelt. Hierbei handelt es sich um Stuttgarts größten Bürokomplex mit Einzelhandels- und Gastronomienutzung.[368] Diese drei Entwicklungen zeigen, dass auch nach Jahren der Fertigstellung des *Zeppelin Carrés*, die Lage nach wie vor gefragt ist und am Standort investiert wird.

Neben den privatwirtschaftlichen Investoren investiert ebenfalls die Stadt in den öffentlichen Straßenraum. Die *Lautenschlagerstraße* erfährt eine umfassende Aufwertung zugunsten einer besseren Aufteilung des Straßenraums, eines neuen Straßenbelages und einer stimmigeren Baumstruktur. Bis etwa Ende 2012 soll die *Lautenschlagerstraße* zu einer Art Boulevard umgebaut werden.[369]

---

367 Vgl. Hines 2010; vgl. auch Lange 2010b, S. 23.
368 Vgl. Bülow 2011; vgl. auch Lange 2010b, S. 23.
369 Vgl. Interview mit Hr. Gläser, Amt für Stadtplanung und Stadterneuerung, Stuttgart, 03.12.2010.

*Tabelle 9: Zielerreichungsgrad Zeppelin Carré* - Lage & Standortaufwertung

| Unterziele | 0 | 1 | 2 | 3 | 4 | 5 | 6 |
|---|---|---|---|---|---|---|---|
| allgemeine Lage | | | | | | • | |
| Image | | | | | | • | |
| Makrolage | | | | | | | • |
| Mikrolage | | | | | | • | |
| **Teilziel *Lage & Standortaufwertung*** | 5,3 | | | | | | |

Quelle: Eigene Darstellung.

**Konzeption**

Bei einer ersten und flüchtigen Betrachtung könnte das *Zeppelin Carrés* aufgrund seiner sehr zentralen innerstädtischen Lage und der relativ kleinen Größe mit einem Block oder einer konventionellen „City-Immobilie" verglichen werden. Die Ausführungen auf den folgenden Seiten verdeutlichen, dass diese Assoziation dem *Zeppelin Carré* nicht gerecht wird, sondern, dass es sich um ein nutzungsgemischtes Quartier mit einem ganz besonderen Mehrwert handelt.

Die DEGI war damals im Besitz des gesamten Quartiers, bis auf das Eckgebäude *Hotel Rieker* an der Ecke *Friedrichstraße* und *Arnulf-Klett-Platz*. Da der Eigentümer des Hotels für die Erneuerungsmaßnahmen nicht gewonnen werden konnte, bot diese strategische Eckposition bis vor wenigen Jahren keine ansprechende Fassade.[370]

Die Idee des Projektes bestand in der Öffnung der Höfe nach außen und damit einer Wiedernutzung eines vormals verschlossenen Teils der Stadt. Bspw. kann der *Atriumhof* neben der Außenbewirtung als Veranstaltungsort für Konzerte und Präsentationen bespielt werden.[371] Die Konzeption des Quartiers bestand in einer Verankerung im städtischen Raum und Bewusstsein. Ziel war es, das gewohnte Stadtbild, welches teilweise hohe Qualität besaß, im Stadtbewusstsein zu erhalten. Dies geschah indem immanente Qualitäten und Charakteristika der Gebäude und insbesondere ihrer Fassaden herausgearbeitet wurden. Gelungen ist dies durch ein Wechselspiel aus dem Erhalt der Identität des Quartiers und der Mitwirkung der baulichen Individuen. Dies auch vor dem Hintergrund, dass mit dem damals noch in der Entwicklung befindenden Projekt *Stuttgart 21*, hohe Erwartungen an einen künftigen Schwerpunkt der Stadt verbunden wurden. Die konzeptionelle und wirtschaftliche Leitlinie der Umgestaltung bildete eine ständige Abwägung zwischen Erhalt und Veränderung. Soweit die Bestandsgebäude für die Akzeptanz und den Anspruch des neuen Quartiers „aktivierbar" waren,

---

370 Vgl. Interview mit Hr. Erzgräber von der DEGI, ehemaliger Projektleiter des Zeppelin Carrés, 10.12.2010; Interview mit Hr. Auer von Auer+Weber+Associates, 29.10.2010.
371 Vgl. Guggenberger ohne Datum b, S. 1.

wurden sie zum Handlungsrahmen der Konzeption. Dies bedeutete, dass erhaltenswerte Bausubstanz saniert, schlechte rückgebaut und an ihrer Stelle partiell neue Architektur entstanden ist. Durch Erhalt, Herausarbeitung und Neuinterpretation konnte eine qualitätsvolle Architektur entstehen. Insofern liegt die besondere Qualität des *Zeppelin Carrés* in der Vielfalt unterschiedlicher „Handschriften" und baulicher Charaktere, die dennoch ein stimmiges Ganzes bilden.[372] Neben einer ausbaufähigen Haustechnick gehören die Berücksichtigung stadtökologischer Belange zur Verbesserung des Kleinklimas durch Baumbegrünung, Wasserflächen und Dachbegrünung zum Konzept. Eine auf dem Dach installierte Photovoltaikanlage trägt zur zusätzlichen Energiegewinnung bei.[373] Demzufolge ist auch die *Nachhaltigkeit* nach *Frick*[374] gegeben, denn durch den weitgehenden Erhalt der Bestandsgebäude konnten Ressourcen eingespart, die alte Haustechnik an den neusten Stand angepasst und regenerative Energien genutzt werden.

---

[372] Vgl. Guggenberger ohne Datum a, S. 3; Sayah: Interview mit Auer/ Guggenberger 1999, S. 44ff; Danner 1998, S. 53ff.
[373] Vgl. Danner 1998, S. 53.
[374] Vgl. Frick 2008, S. 91f.

*Abbildung 12: Einbeziehung in den Stadtraum mit Hauptwegebeziehungen*

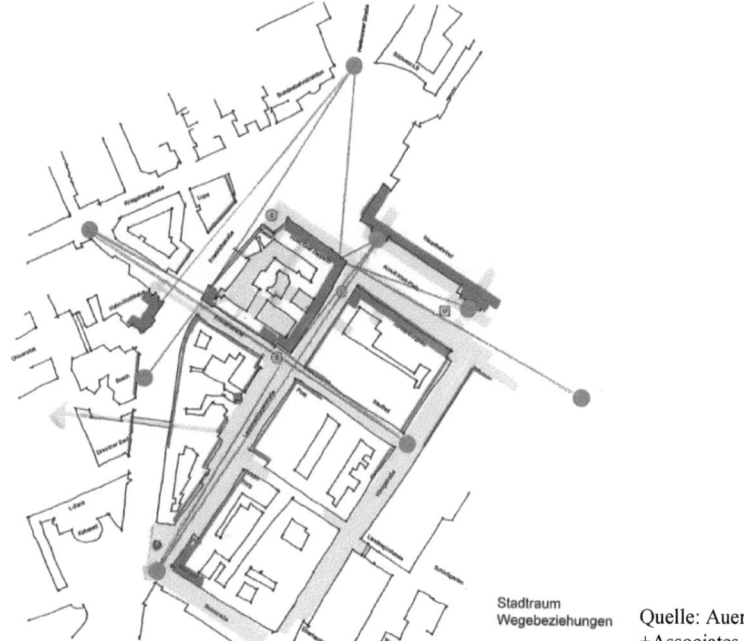

Quelle: Auer+Weber +Associates.

Die Erschließung des *Zeppelin Carrés* erfolgte diagonal durch die Höfe, denn die sich damals noch in der Entwicklung befindenden Wegeverbindungen zwischen Hauptbahnhof und Universität wurden frühzeitig erkannt und konnten dadurch bei der Planung berücksichtigt werden. Infolgedessen konnte das städtische Leben auf der Straße „angezapft" und das Quartier wieder in die Stadt integriert werden. Da das Quartier in Bahnhofsnähe liegt, ist es Teil des Konzeptes, das neue *Zeppelin Carré* nicht gegen den Rest der Stadt abzuheben, indem es zu fein „herausgeputzt" wird.[375] Für die Stadtplanung war eher eine gute Vernetzung mit dem Bahnhofsumfeld wichtig.[376] Die baulichen und freiraumplanerischen Maßnahmen haben dazu geführt, dass sich das Quartier als Ganzes und als Einheit präsentiert und entsprechend wahrgenommen wird. Durch die „Auslichtung" der Erdgeschosszonen ging zwar viel vermietbare Fläche verloren, dies war jedoch aufgrund des neu geschaffenen kontinuierlichen Raumerlebnisses ein wichtiger

---

[375] Vgl. Sayah: Interview mit Auer/ Guggenberger 1999, S. 45.
[376] Vgl. Interview mit Hr. Gläser, Amt für Stadtplanung und Stadterneuerung, Stuttgart, 03.12.2010.

# Fallbeispiel Zeppelin Carré

Beitrag zum Gesamt-Erfolg des Quartiers.[377] Denn erst durch die Öffnung der Erdgeschossbereiche konnte die bestehende Urbanität geschaffen werden.[378] Durch großzügige Durchbrüche wurden die Innenhöfe untereinander verbunden, sodass ausreichend Licht und Luft herein gelangen kann.[379] So entstanden nicht nur Innenhöfe mit ablesbaren Eingängen zu den jeweiligen Gebäuden, sondern auch „[...] ein räumliches Kontinuum, das sowohl in den öffentlichen Bereich mündet und das Quartier wieder in die Stadt integriert."[380] Dieser wichtige Teil des Konzeptes sah vor, nicht nur Hauseingänge an den äußeren Gehwegen und Straßen zu schaffen, sondern auch im Inneren des Quartiers. Daher musste das Design für die neuen Adressen (Eingangsbereiche, Türen, Klingelschilder, Briefkästen etc.) gleichwertig und damit im äußeren wie im inneren Bereich stets wiedererkennbar sein.[381]

Das Konzept sah vor, Eckpunkte des Quartiers zu definieren und den Charakter der Gebäude zu erhalten. Dies geschah bspw. durch eine Rekonstruktion des klassischen *Bonatz-Bau* mit seinen ursprünglichen schlanken Fensterbändern sowie einer Reinigung der originalen Natursteinfassade. Ferner sollte das Quartier nicht wie ein großmaßstäblicher Komplex aus einem Guss wirken, daher wurden bewusst einige ursprüngliche Reibungspunkte und Unstimmigkeiten sichtbar gelassen. Dabei wurde das Nebeneinander von alter und neuer Bausubstanz als selbstverständlich verstanden und zur Konzeption gemacht. Um die ursprünglich labyrinthische Orientierungslosigkeit innerhalb der Gebäude zu vermeiden, wurde beim Heraustreten aus den Erschließungskernen und vor dem Eintreten in die Bürozonen ein Bezug über Fensteröffnungen zu den Höfen erhalten.[382]

Die *Nutzbarkeit* nach *Frick*[383] entspricht im *Zeppelin Carré* den Anforderungen eines sehr zentralen innerstädtischen Standortes. Zugänglichkeit und funktionale Eignung der Gebäude und Höfe entsprechen den Ansprüchen und Bedürfnissen ihrer Nutzer, Anwohner, Büromieter sowie Besucher der Restaurants und Ladenlokale. Durch das durchdachte Erschließungssystem sowie der guten Anordnung und Zueinander-ordnung der Gebäude, Höfe, Pflanzungen und Sitzmöglichkeiten wird eine sinnvolle Gesamtstruktur geschaffen. Allein aufgrund der sehr unterschiedlichen Gestaltung der einzelnen Höfe sind die Außenbereiche sehr vielfältig und flexibel nutzbar. Die Nutzung reicht von qualitäts-

---

377 Vgl. Sayah: Interview mit Auer/ Guggenberger 1999, S. 45ff; Thomes 2005, S. 82.
378 Vgl. hierzu den Würdigungstext: „Auszeichnungen Guter Bauten" des BDA Baden-Württemberg, BDA 2000, S. 18.
379 Vgl. Sayah 1999b, S. 107.
380 Siehe hierzu ausführlich den Würdigungstext: DIFA-AWARD 2004, Thomes 2005, S. 82f.
381 Vgl. Interview mit Hr. Auer von Auer+Weber+Associates, 29.10.2010.
382 Vgl. Sayah: Interview mit Auer/ Guggenberger 1999, S. 45ff; Thomes 2005, 80ff.
383 Vgl. Frick 2008, S. 90ff.

vollen Aufenthaltsbereichen in einem wettergeschützten Hof über Grünbereiche mit einem Wasserspiel und terrassenartig angelegten Plätzen bis zum notwendigen Wirtschaftshof.

Das *Zeppelin Carré* wird besonders geprägt durch seine untereinander vernetzten Innenhöfe, die das *Carré* klar als ein zusammenhängendes Quartier erkennen und definieren lassen. Die vier Höfe bilden daher ein besonderes Alleinstellungsmerkmal. Durch die zahlreichen Öffnungen und die Erdgeschossnutzungen – welche sich sowohl im äußeren als auch im inneren Bereich des Quartiers befinden – entsteht Belebung und eine gelungene Verbindung zum städtischen Raum. Mittels der charakteristischen Gestaltung und Bespielung der Höfe sowie dem Nebeneinander von alt und neu konnte ein Alleinstellungsmerkmal geschaffen und lokale Identität gebildet werden.

*Tabelle 10: Zielerreichungsgrad Zeppelin Carré* - Konzeption

| Unterziele | 0 | 1 | 2 | 3 | 4 | 5 | 6 |
|---|---|---|---|---|---|---|---|
| Nutzungskonzept | | | | | | ● | |
| Flexibilität | | | | | | ● | |
| Nutzbarkeit | | | | | | ● | |
| „Adresse" | | | | | | ● | |
| Nachhaltigkeit | | | | | | ● | |
| Alleinstellungsmerkmale | | | | | | ● | |
| **Teilziel *Konzeption*** | 4,5 | | | | | | |

Quelle: Eigene Darstellung.

**Art und Grad der Nutzungsmischung**

Die drei Hauptnutzungen Gewerbe, Freizeit und Wohnen sind im *Zeppelin Carré* vorhanden, wobei die Nutzung Gewerbe am häufigsten vertreten ist. Die oberen Geschosse sind stark durch Büronutzungen geprägt. Vertreten sind unter anderem Banken, Ärzte, Rechtsanwälte, Beratungsunternehmen, Finanzdienstleister, Dienstleister im Bereich des Gesundheitswesens, Architekturbüros etc. In den Erdgeschossen befinden sich ein Brautmodengeschäft, Reisebüro, Friseur, Küchenstudio, ein Anbieter von Bodenbelägen, Banken, Radiostudio etc. Die Nutzung Freizeit wird durch fünf Restaurants bzw. Cafés und Bars vertreten; deren Öffnungszeiten reichen auch unter der Woche von morgens bis Mitternacht und teilweise sogar bis in die frühen Morgenstunden. Eine weitere Freizeitnutzung ist der Ausstellungsraum vom BDA Baden-Württemberg, der sogenannte WECH-

# Fallbeispiel Zeppelin Carré

SELRAUM[384]. Die Freizeitnutzungen verteilen sich über das gesamte Quartier, wobei sich eine leichte Konzentration in den Gebäuden gegenüber dem Hauptbahnhof befindet. Einseitige Nutzungen, die nur einem einzigen Bedarf dienen und keinen Mehrwert für ein nutzungsgemischtes Quartier bieten, sind im *Zeppelin Carré* nicht vorhanden.

Die beiden Hotels im *Zeppelin Carré*, mit zusammen etwa 250 Zimmern, können sowohl der Nutzung Gewerbe als auch Freizeit zugeordnet werden, da angenommen werden kann, dass in ihnen sowohl Geschäftsleute als auch Touristen übernachten. In jedem Fall tragen die Hotelgäste jedoch zur Belebung des Quartiers bei. Die Nutzung Wohnen ist mit etwa 600 Quadratmetern sehr gering vertreten und hätte auch aufgrund der schnellen Vermietung der Wohnungen deutlich höher ausfallen können. Da das Quartier jedoch in direkter Nachbarschaft zum Hauptbahnhof liegt, bildet es allein bedingt durch seine Lage keinen idealen Wohnstandort. Die Wohnungen im *Zeppelin Carré* befinden sich alle in den Dachgeschossetagen und orientieren sich zum Inneren des Quartiers. Würde es noch mehr Wohnungen geben, so müssten sie zumindest teilweise in den unteren Etagen und äußeren Bereich des Quartiers angesiedelt werden. Dies hätte zur Folge, dass sie den gegebenen Emissionen der Innenstadt stärker ausgesetzt wären. Ob es dann eine weitere Nachfrage nach Wohnraum im *Zeppelin Carré* geben würde, bleibt somit fraglich.

Deutlich wird, dass die realisierte Nutzungsmischung aufgrund der relativ kleinen Größe des Quartiers und der sehr zentralen Innenstadtlage ganz anderen Kriterien genügt, als bei einem Quartier außerhalb der Innenstadt und mit etwas größerem Ausmaß. Die Nutzungen im *Zeppelin Carré* sind stark auf die Bedürfnisse Einzelhandel, Restaurants, Büros etc., die eine solche Innenstadtlage mit sich bringen, ausgerichtet. Der Nutzungsmix im Quartier ist der Lage angemessen und richtig gewählt. Der Grad der Nutzung wird daher als ausgewogen bezeichnet. Die vielfältigen Nutzungen im Quartier verdeutlichen ein flexibles Angebot an Büro- und Gewerbeflächen. Die passende Verbindung aus Lage und Nutzung entspricht somit der Ortsangemessenheit. Durch die Dichte der einzelnen Nutzungen sowie der vielen Öffnungen des Quartiers und der Verbindungen der einzelnen Höfe untereinander entstehen kurze Wege. Gerade das Zusammenspiel der Innenhöfe mit ihren unterschiedlichen aber aufeinander abgestimmten Nutzungen trägt zu einer räumlich-sozialen Kognition und Identifikation seiner Nutzer bei.

---

384 Vgl. WECHSELRAUM Bund Deutscher Architekten BDA 2010.

*Tabelle 11: Zielerreichungsgrad Zeppelin Carré - Nutzungsmischung*

| Unterziele | 0 | 1 | 2 | 3 | 4 | 5 | 6 |
|---|---|---|---|---|---|---|---|
| Dichte | | | | | | | • |
| Lebendigkeit | | | | • | | | |
| Robustheit | | | | | | • | |
| Nutzungsverhältnis | | | | | • | | |
| raumbezogene Identität | | | | | | • | |
| **Teilziel *Nutzungsmischung*** | 4,8 | | | | | | |

Quelle: Eigene Darstellung.

**Soziale Aspekte**

Alle vier Innenhöfe des *Zeppelin Carrés* sind öffentlich zugänglich. Allein ihre leichte Zugänglichkeit sowie das stimmige Verhältnis von Öffnungen und Plätzen sorgen für Aufenthaltsqualität. Die Höfe bieten teilweise adäquate Aufenthalts- und Rückzugsmöglichkeiten gegenüber dem eher hektischen Treiben der Stuttgarter Innenstadt. Grünbereiche mit schattenspendenden Blätterdächern oder der überdachte *Atriumhof* sorgen für Aufenthaltsmöglichkeiten und bieten Gelegenheiten für sozialen Austausch und Kommunikation bei jeder Jahreszeit. Durch den Rückbau der Erdgeschosse sowie teilweise der ersten Obergeschosse ergeben sich gute Sichtverbindungen innerhalb der Höfe sowie in den äußeren städtischen Raum. Zudem befinden sich an jedem Eingangsbereich in den Boden eingelassene Lagepläne, die die Orientierung im Quartier nochmals erleichtern. Das Angebot an Restaurants, Cafés und Bars ist vielfältig und aufgrund der Aufmachung, der Angebote an Speisen und Getränken, der Preis-Leistungs-Verhältnisse etc. nicht nur auf eine bestimmte Nutzergruppe beschränkt. Negativ ist anzumerken, dass alle vorhandenen Sitzmöglichkeiten in den Höfen zum Restaurant gehören, welches sich im Inneren des Quartiers befindet. Diese sind im *Atriumhof* und auf der Glasterrasse zwar sehr zahlreich, darüber hinaus wurden aber keine weiteren öffentlichen Bänke im Quartier aufgestellt. Allenfalls die Treppenstufen im L-förmigen Hof können als provisorische Sitzgelegenheiten dienen.

Abgesehen von einem Fehlen öffentlicher Bänke, entspricht die *Grundsicherung* nach *Frick* genau dem Standort. Die Gebäude bieten ein vielfältiges Angebot an Büro-, Gewerbe- und teilweise auch Wohnflächen. Attraktive architektonische und städtebauliche Lösungen, wie die vernetzten Innenhöfe, ansprechende Fassaden, die belebten Erdgeschossetagen und insbesondere die gastronomischen Nutzungen werden der Lage eines überaus zentralen innerstädtischen Quartiers gerecht. Infrastrukturell ist dieser Standort sehr gut erschlossen. Das

Fallbeispiel Zeppelin Carré 131

*Zeppelin Carré* lässt sich zu Fuß, mit dem ÖPNV als auch durch den MIV gleichermaßen gut erreichen. Die Quartierstiefgarage über zwei Ebenen unter dem *Carré* kommt gerade dem MIV in der Innenstadt sehr zu gute. Weitere Tiefgaragen existieren in der unmittelbaren Umgebung.

*Tabelle 12: Zielerreichungsgrad Zeppelin Carré - Soziale Aspekte*

| Unterziele | 0 | 1 | 2 | 3 | 4 | 5 | 6 |
|---|---|---|---|---|---|---|---|
| abwechslungsreiches Angebot | | | | | | ● | |
| Städtebau | | | | | | ● | |
| Infrastruktur | | | | | | | ● |
| soziale Ausgewogenheit | | | | | | ● | |
| **Teilziel *Soziale Aspekte*** | 5,3 | | | | | | |

Quelle: Eigene Darstellung.

**Akzeptanz**

Im Jahre der Fertigstellung wurde das *Zeppelin Carré* „[...] als Vorbote eines neuen Stuttgarter Sanierungsgeistes" bezeichnet. Die lokalen Medien berichteten von einer „[...] Rückgewinnung des Quartiers als öffentlicher Raum [...]".[385] „Ein rundum gelungenes Beispiel einer großmaßstäblichen Neugestaltung eines vernutzten und verunstalteten Stadtquartiers [...]."[386] Stuttgart darf sich „[...] als Vorreiter bei der Stadterneuerung ‚neuer' Quartiere fühlen."[387] Auch über ein Jahrzehnt später erscheint die allgemeine öffentliche Akzeptanz weitgehend ungebrochen. Dies lässt sich teilweise an der Belebtheit und indirekt an der Nachfrage nach Büro und Einzelhandelsflächen bzw. an einer Vollvermietung des Quartiers feststellen. Die bauliche Beschaffenheit sowie das Erscheinungsbild der Höfe befinden sich in einem relativ guten Zustand, wobei naturgemäß erste Gebrauchs- und Alterungsspuren an der einen oder anderen Ecke deutlich werden.

Die Höfe wurden sehr zurückhaltend gestaltet, was teilweise kritisiert wird. Es gibt keine Außenmöbel, relativ wenig Bepflanzungen und nur wenige belebende Elemente wie die Wasserkaskaden oder das Wasserbecken.[388] Hierbei stellt sich immer wieder die Frage: „Reicht das als Angebot an die Öffentlichkeit?"[389] Dieses Konzept entspricht jedoch genau der Lage des *Zeppelin Carrés*,

---

385 Sayah 11.03.1998.
386 Marquart 19.08.1998.
387 Ebenda.
388 Vgl. Sayah 1999, S. 52.
389 Sayah 1999, S. 52.

denn ein Quartier in unmittelbarer Nähe zum Hauptbahnhof bedarf eines robusten Konzeptes, welches viele Menschen unterschiedlichster Couleur „verträgt". Bspw. wären üppige Grünbereiche schnell zertrampelt und verdreckt. Nur, wie bereits erwähnt, hätte an strapazierfähigen Außenmöbeln, insbesondere Sitzmöbel nicht gespart werden dürfen.

Die vielen Auszeichnungen und Preise verdeutlichen ebenfalls, wenn auch zum Teil einseitig, eine gewisse öffentliche Akzeptanz sowie ein positives Image.[390] Zum Zeitpunkt der Entwicklung des Quartiers fand eine durchweg positive mediale Berichterstattung statt. Dies ist sicherlich dem behutsamen Umgang mit dem Bestand und insbesondere dem historischen Erbe des *Bonatz-* und *Manz-Baus* zu verdanken, denn gerade Stuttgart war jahrzehntelang von teilweise sehr rücksichtslosen Abrissmaßnahmen geprägt.[391] Es wird vermutet, dass sich die Stuttgarter Bevölkerung gerade mit diesem historischen Erbe identifizieren kann.

*Tabelle 13: Zielerreichungsgrad Zeppelin Carré* - Akzeptanz

| Unterziele | 0 | 1 | 2 | 3 | 4 | 5 | 6 |
|---|---|---|---|---|---|---|---|
| Bekanntheitsgrad | | | | | | • | |
| Umgang mit mögl. historischem Erbe | | | | | | | • |
| Identifizierbarkeit | | | | | | | • |
| räumliche Milieu | | | | | | • | |
| Segregation | | | | | | | • |
| Erscheinungsbild | | | | | • | | |
| Sicherheit | | | | | • | | |
| **Teilziel *Akzeptanz*** | 4,9 | | | | | | |

Quelle: Eigene Darstellung.

---

390 Zu nennen sind:
- 2004: DIFA-AWARD, Erwähnung.
- 2002: Beispielhaftes Bauen Stuttgart 1997-2001, Auszeichnung.
- 2001: Deutscher Städtebaupreis, besondere Anerkennung.
- 1999: Auszeichnung Guter Bauten, BDA Baden-Württemberg.
- 1998: Gestaltungspreis der Wüstenrot-Stiftung, Anerkennung.

391 Vgl. hierzu bspw. Marquart 19.08.1998; Sayah 11.03.1998; BDA 2000, S. 18.

## Qualitätsvolle Wirkung

Um eine neue Wertigkeit zu schaffen, wurde versucht das Neue mit dem Alten in Einklang zu bringen.[392] Dies ist gelungen, denn bspw. die Gebäude von *Bonatz* und *Manz* wirken nicht wie Fremdkörper neben den übrigen neuzeitlichen Bauten. Das gesamte *Zeppelin Carré* wirkt eher als ein Ganzes. Die stimmige Zusammengehörigkeit wird von außen durch die gut aufeinander abgestimmten Fassaden hervorgerufen. Besonders deutlich wird dies an den Bauten entlang der *Friedrichstraße*, hier ist es gelungen, mehreren ursprünglich sehr unterschiedlichen Gebäuden, durch eine einheitliche Gestaltung, ein zusammenhängendes Erscheinungsbild zu verleihen. Aber auch die gereinigte historische Natursteinfassade des *Zeppelin Hotels* entlang des *Arnulf-Klett-Platzes* und der *Lautenschlagerstraße* trägt sehr zu einem einheitlichen und harmonischen Erscheinungsbild bei. Zu diesem Ergebnis kommt ebenfalls die *Wüstenrot Stiftung* in ihrer Anerkennung zum Gestaltungspreis: „Die differenzierte Gestaltung der Fassaden nimmt die historische Charakteristik auf und ergänzt sie mit hervorragenden Qualitäten neuer Gestaltung zu einer überzeugenden Einheit."[393]

Die *baulich-räumliche Organisation* des *Zeppelin Carrés* kann als gut bezeichnet werden. Beispielhaft sind die beiden Hotels zu nennen, die sehr auf eine Wahrnehmbarkeit im Stadtbild angewiesen sind; sie befinden sich direkt gegenüber dem Hauptausgang des Stuttgarter Hauptbahnhofs. Die beiden ansprechendsten Innenhöfe orientieren sich zur Innenstadt und bieten an dieser Seite die größten Öffnungen. Die Zufahrt zur Tiefgarage stellt gerade für Passanten keine dunkle oder bedrückende Einfahrt dar, sondern ist unauffällig und damit städtebaulich sehr gut im Inneren des Quartiers integriert. Das Restaurant mit seiner zahlreichen Außenbestuhlung im Inneren des Quartiers ist vom Lärm der Straßen abgeschirmt. Eine klare Formensprache sowie stimmige Proportionen der Gebäude, Höfe und Öffnungen tragen zur *Verständlichkeit* bei.

Durch die Öffnung der Höfe wurde eine Verzahnung mit dem Stadtraum möglich. Darüber hinaus tragen die vier Innenhöfe mit ihren zuvor beschriebenen Eigenschaften zum Wohlfühlfaktor des *Zeppelin Carrés* bei; „[…] wobei der innere Zusammenhang des Quartiers durch die differenzierte und dennoch gut aufeinander abgestimmte Wahl der Materialien und Ausarbeitung der Details gestiftet wird."[394]

Der merkliche Zusammenhang des Quartiers ist ebenfalls durch einen einheitlichen Bodenbelag gelungen. Eine großformatige Lineatur aus Natursteinen mit dazwischenliegenden großen gemusterten Betonsteinplatten erstreckt sich

---

392 Vgl. Sayah: Interview mit Auer/ Guggenberger 1999, S. 52.
393 Wüstenrot Stiftung 2000, S. 211.
394 Auszug aus dem Würdigungstext: „Auszeichnungen Guter Bauten" des BDA Baden-Württemberg, BDA 2000, S. 18.

über den gesamten Boden des Quartiers. Dieses durchgängige Belagmuster mit eingelassenen Lichtquadern an seinen Kreuzungspunkten, reicht bis an die Bordsteinkanten der Fahrbahnen. Bei der Planung war es den Architekten wichtig, nicht zwischen den Höfen und Gehweg zu differenzieren. Sie wollten einen über die Höfe begehbaren Stadtteil schaffen, der auch – verstärkt durch die Lichtquader – in der Nacht als ein einheitlicher Bodenbelag wahrgenommen wird. Passanten und Nutzer sollen nicht zwischen Hof und Gehweg differenzieren.[395]

Die für eine qualitätsvolle Wirkung notwendigen Aufenthaltsbeziehungen und Sichtverbindungen sind im Quartier weitestgehend vorhanden und wurden bereits ausführlich beschrieben. Ergänzend können die erhaltenen historischen Treppenhäuser erwähnt werden. Mit ihren werthaltigen Oberflächenmaterialien tragen diese inneren Erschließungen zur spürbaren Qualität bei.

*Tabelle 14: Zielerreichungsgrad Zeppelin Carré* - Qualitätsvolle Wirkung

| Unterziele | 0 | 1 | 2 | 3 | 4 | 5 | 6 |
|---|---|---|---|---|---|---|---|
| Aufenthaltsqualität im Quartier & Gebäuden | | | | | • | | |
| baulich-räumliche Elemente | | | | | | • | |
| baulich-räumliche Organisation | | | | | | | • |
| Verständlichkeit | | | | | | • | |
| **Teilziel *Qualitätsvolle Wirkung*** | 4,8 | | | | | | |

Quelle: Eigene Darstellung.

**Wirtschaftlichkeit**

Vermutet wird, dass die Baukosten deutlich höher ausgefallen sind als die DEGI ursprünglich kalkuliert hatte.[396] Dies könnte dem Bestand geschuldet sein, da die Planungs- und Baukosten bei einem Sanierungsobjekt oftmals deutlich schwerer zu kalkulieren sind als bei „klassischen" Neubauten. Denn bei einer Revitalisierung lassen sich in den seltensten Fällen alle Eventualitäten von Beginn an erkennen.

Eine Belebung und damit auch eine Wirtschaftlichkeit des Quartiers stellten sich jedoch nicht sofort ein. Wohnungen und Büroflächen fanden zwar unverzüglich Abnehmer,[397] „[...] doch eine Vermietung der Ladenflächen gelang erst

---

395 Vgl. hierzu auch Interview mit Hr. Auer von Auer+Weber+Associates, 29.10.2010. Die Beleuchtung funktioniert mittlerweile jedoch nicht mehr. Über entsprechende Instandsetzungsmaßnahmen führt das Architekturbüro Auer+Weber+Associates Gespräche mit der Hausverwaltung. Vgl. Interview mit Hr. Auer von Auer+Weber+Associates, 29.10.2010.
396 Vgl. Interview mit Hr. Zaiser von Colliers Bräutigam & Krämer 11.01.2011.
397 Vgl. Sayah 1999, S. 108.

nach längerem Anlauf."[398] Im Würdigungstext zur „Auszeichnungen Guter Bauten" wird etwa zwei Jahre nach Fertigstellung des Projektes der Wunsch geäußert, dass durch eine entsprechende Vermietung der geschäftlichen und gastronomischen Bereiche das Quartier in Zukunft besser in das städtische Leben integriert wird.[399] Fehler könnten in einer „falschen" Mieterwahl liegen, denn zwei wichtige Erdgeschossflächen wurden an Banken vermietet. Gerade Einzelhändler wünschen sich oftmals weitere Einzelhändler, die für mehr Frequenz sorgen. Die Lage zwischen Universitätsviertel und Hauptbahnhof, mit einer starken Fluktuation an jungen Menschen, hätte im Erdgeschoss eher innovative und etwas ausgefallenere Nutzer und nicht einer Vermietung an zwei Banken bedurft. Wie beschrieben ist das Quartier eindeutig in Richtung *Lautenschlagerstraße* und damit zur *Königstraße* ausgerichtet, eine Ergänzung zur Haupteinkaufsstraße war dabei nicht beabsichtigt, vielmehr sollte von den Synergieeffekten profitiert werden. Nutzungen, die eine gewisse Anziehungskraft inne haben wären der Lage daher gerechter gewesen. Diese anfänglichen Schwierigkeiten legten sich mit der Zeit und sind heute, abgesehen von den zwei Banken, nicht mehr spürbar.[400] Mittlerweile erscheinen die Nutzungen in den Erdgeschossflächen und in den oberen Etagen ohnehin als etabliert.

Die Büroflächen konnten jedoch von Anfang an erfolgreich vermietet werden. Eine Bestandsaufnahme Anfang 2011 ergab, dass bis zu diesem Zeitpunkt ebenfalls nahezu alle Flächen im Quartier vermietet sind. Bereits vor Fertigstellung des Quartiers standen zwei große Büromieter fest, die mehrere Geschosse in den oberen Etagen komplett gemietet hatten. Diese beiden Großmieter aus dem Finanzbereich sorgten für eine gewisse Aufbruchsstimmung, denn weitere Mieter wurden angezogen. Vermutlich interpretierten Mietinteressenten hierdurch, dass das neue Quartier „zum Laufen" kommt. Als die Entwicklung des *Zeppelin Carrés* relativ weit fortgeschritten war, kamen Mietinteressenten von alleine auf den Investor zu um im Quartier Büroflächen anmieten zu können. Das *Zeppelin Carré* zählte für den Büroflächenmarkt zu den Spitzenobjekten der Stuttgarter Innenstadt. Die damalige sogenannte magische Grenze für Büromieten von 30,- DM pro Quadratmeter konnte bei einigen Flächen im *Zeppelin Carré* durchsto-

---

398 Sayah 1999, S. 108.
399 Vgl. hierzu den Würdigungstext: „Auszeichnungen Guter Bauten" des BDA Baden-Württemberg, BDA 2000, S. 18.
400 Vgl. Interview mit Hr. Auer von Auer+Weber+Associates, 29.10.2010; vgl. hierzu auch Sayah: Interview mit Auer/ Guggenberger 1999, S. 55.

ßen werden.[401] Im Jahr 2009 lag die Spitzenmiete in Stuttgart bei 18,- EUR pro Quadratmeter und konnte im *Zeppelin Carré* erzielt werden.[402]
Obwohl die Flächenwirtschaftlichkeit und die Raumeffizienz nur in einigen Gebäudeteilen gut waren, gehörte das Quartier zum Zeitpunkt der Fertigstellung aus Maklersicht zu den besten „Produkten" in Stuttgart, denn es gab in der Stuttgarter Innenstadt keine vergleichbaren Gebäude. Viele Büromieter waren bereit Kompromisse einzugehen, da insbesondere die Lage des *Zeppelin Carrés* sehr gut war. Im Jahr 2012 laufen die ersten Mietverträge einiger Großmieter aus und werden wohl zum derzeitigen Stand nicht verlängert. Die Gründe hierfür sind jedoch nicht auf das *Zeppelin Carré* zurückzuführen, sondern auf einen starken Abbau des Personalbedarfs der Unternehmen, welche die Flächen angemietet haben.[403]

*Tabelle 15: Zielerreichungsgrad Zeppelin Carré* - Wirtschaftlichkeit

| Unterziele | 0 | 1 | 2 | 3 | 4 | 5 | 6 |
|---|---|---|---|---|---|---|---|
| (Gebäude-) Wert | | | | | | ● | |
| Flächeneffizienz | | | | | ● | | |
| Werthaltigkeit | | | | | | ● | |
| flexible Grundstruktur | | | | | | ● | |
| Umgebung/ Atmosphäre | | | | | ● | | |
| **Teilziel *Wirtschaftlichkeit*** | 4,6 | | | | | | |

Quelle: Eigene Darstellung.

---

401 Vgl. Interview mit Hr. Erzgräber von der DEGI, ehemaliger Projektleiter des Zeppelin Carrés, 10.12.2010; Interview mit Hr. Hermann von Michel+Wolf+Partner, 29.10.2010; Friedemann 1999, S. 11.
402 Vgl. Lange 2010, S. 26.
403 Vgl. Interview mit Hr. Zaiser von Colliers Bräutigam & Krämer 11.01.2011.

## 3.3.1.3 Erfolgsbewertung

Die folgende Tabelle zeigt die zusammengefasste Bewertung des Erfolges des *Zeppelin Carrés*.

*Tabelle 16: Gesamtzielerreichungsgrad Zeppelin Carré*

| Teilziele | Zielerreichungsgrade |
|---|---|
| Lage & Standortaufwertung | 5,3 |
| Konzeption | 4,5 |
| Art & Grad der Nutzungsmischung | 4,8 |
| Soziale Aspekte | 5,3 |
| Akzeptanz | 4,9 |
| Qualitätsvolle Wirkung | 4,8 |
| Wirtschaftlichkeit | 4,6 |
| **Gesamtzielerreichungsgrad** | **4,9** |

Quelle: Eigene Darstellung.

Die Erfolgsbewertung des *Zeppelin Carrés* fällt in ihrer Gesamtheit positiv aus, der Grund, weshalb einige Teilziele nicht noch positiver bewertet wurden, ist in zweierlei Punkten begründet: Zum einen sind einige Aspekte, wie bspw. Belebtheit, Infrastruktur, vielfältiges Angebot, im Ansatz auch die Nachfrage nach Büro- und Gewerbeflächen etc. schlichtweg der Lage des Quartiers geschuldet. Zum anderen sind seit der Fertigstellung im Jahre 1998 einige Jahre vergangen, teilweise stehen somit erste Sanierungsmaßnahmen an, die dem Quartier wieder seine ursprüngliche Qualität geben könnten. Aufgrund einer etwas nachlässigen Bewirtschaftung durch die Hausverwaltung könnte der Erfolg des *Zeppelin Carrés* in den nächsten Jahren abnehmen. Als Beispiele sind die nicht mehr funktionierende Bodenbeleuchtung oder die neuen Briefkästen, die vor jedem Hauseingang aufgestellt wurden, zu nennen. Diese Briefkästen stehen im optischen Gegensatz zum ursprünglichen architektonischen Gesamtkonzept und werden von den Mietern stark kritisiert.[404] Diese zwei Beispiele sollten von der Hausverwaltung ernst genommen werden, denn ein Quartier wie das *Zeppelin Carré* braucht eine ständige sorgfältige Pflege damit die Qualität und die „Adressen" über Jahre erhalten bleiben. Aber auch ein wenig mehr kulturelle Veranstaltungen wie z.B. monatliche Konzerte oder Lesungen sowie ein weiteres Café im Inneren des Quartiers könnten zu etwas mehr Belebung beitragen. Die im Endeffekt allen Akteuren des *Zeppelin Carré* zugutekommen würde. Aufgrund der guten Struk-

---

[404] Vgl. Interview mit Hr. Hermann von Michel+Wolf+Partner, 29.10.2010.

tur der Höfe ist ausreichend Potential vorhanden, daher müssten die entsprechenden Stellschrauben nur neu – oder besser wieder neu – gestellt werden.

#### 3.3.1.4 Analyse und Klassifikation der Planungs- & Entwicklungsprozesse

**Trägerschaft und Akteurskonstellation**

Nach dem Erwerb des Areals war der DEGI nicht klar in welcher Art und Weise das Quartier wirtschaftlich entwickelt werden soll. Die DEGI hat zuerst einen Projektentwickler mit der Entwicklung des Quartiers beauftragt. Dieser Projektentwickler hatte eine Art Projektbesorgung zu erfüllen und sollte das Quartier im Auftrag der DEGI revitalisieren. Über etwa zwei Jahre hat dieser Entwickler zusammen mit einem Architekturbüro Versuche unternommen, verschiedene tragfähige Konzepte zu entwickeln. Die Konzepte wurden jedoch von der DEGI in Frage gestellt, da sie an vielen Stellen für unausgereift und nicht vermarktbar erachtet wurden. Ebenfalls aus technischer Sicht beinhalteten die Konzepte keine guten Lösungen. Der damalige Projektentwickler war der Überzeugung, die Entwicklung des Quartiers für nur 40-50 Mio. DM[405] umsetzen zu können. Diese konzeptionellen Betrachtungen passten jedoch in keiner Weise zu den Investitionssummen die den Vorstellungen der DEGI entsprachen. Im Zuge dessen entschied sich die DEGI, nicht mehr mit dem Projektentwickler zu arbeiten und die Entwicklung des *Zeppelin Carrés* selber zu übernehmen.[406] Zu diesem Zeitpunkt war die DEGI mit 16 Milliarden DM Fondsvermögen Deutschlands größter offener Immobilienfonds.[407] Der gleich von Beginn an hohe Qualitätsansprüche an das Quartier formulierte.[408] Als Investor und Bauherr des Projekts war die DEGI eine Immobilienfondsgesellschaft, die ihre Projekte dem eigenen Bestand zuführte. Sie kann daher als *Investor-Developer* bezeichnet werden.

**Planungsinstrumente**

Bei der Entwicklung des *Zeppelin Carrés* sind keine städtebaulichen Planungsinstrumente zum Einsatz gekommen. Da das Areal aus Bestandsgebäuden bestand, vergab die Stadt Einzelbaugenehmigungen.[409] Das *Zeppelin Carré* war das erste

---

405 Die letztendlichen Baukosten lagen bei 164 Mio. DM. Vgl. Tabelle 8: Auswahlkriterien & Projektdaten zum Zeppelin Carré.
406 Vgl. Interview mit Hr. Erzgräber von der DEGI, ehemaliger Projektleiter des Zeppelin Carrés, 10.12.2010.
407 Vgl. Friedemann 1999, S. 10.
408 Vgl. Interview mit Hr. Hermann von Michel+Wolf+Partner, 29.10.2010.
409 Vgl. Interview mit Hr. Auer von Auer+Weber+Associates, 29.10.2010.

# Fallbeispiel Zeppelin Carré 139

innerstädtische Sanierungsprojekt eines großmaßstäblichen Geschäftsviertels in Stuttgart.[410]

**Planungs- und Entwicklungsmethoden, Maßnahmen**
Nach der Entscheidung, die Entwicklung des *Zeppelin Carrés* selber voranzutreiben, trat die DEGI Mitte der 1990er Jahre an das Architekturbüro *Auer+Weber+Partner*[411] aus Stuttgart heran, mit der ursprünglichen Idee einer sehr reduzierten Sanierung, die in etwa nur eine Erneuerung der Sanitäranlagen, Bodenbeläge und das Streichen der Wände vorsah. Auftrag des Investors an die Architekten war es, Vorschläge für eine zeit- und marktgerechte Entwicklung des völlig runtergekommenen Quartiers zu entwickeln. Dabei war das Nutzungskonzept von dem Investor vorgegeben, es sollten überwiegend qualitativ hochwertige Büros und in den Erdgeschossen Einzelhandelsnutzungen geschaffen werden. Daraufhin haben sich die Architekten anhand von Bestandsplänen und alten Baugesuchen in das Quartier eingearbeitet. Relativ schnell wurde eine Art „Mosaik" aus unterschiedlichen Zeitschichten deutlich, welches von Beginn des 19. Jahrhunderts bis zu den 1960er Jahren reichte. Die vorhandene städtebauliche Qualität wurde jedoch erst im Laufe der Zeit anhand einzelner qualitativer Bestandsbauten und „Bausteine" erkannt. Dies geschah durch eine intensive Beschäftigung mit historischen Plänen sowie der allgemeinen Geschichte und den Qualitäten des Ortes. So wurde z.B. deutlich, welche Qualitäten in dem *Manz-Bau* stecken. Oder warum das Haus *Friedrichstraße 5* nicht im rechten Winkel zur Straße steht; dies ist in der Stadtentwicklung des 19. Jahrhunderts begründet, denn ursprünglich verlief quer an der heutigen Rückseite die *Alleenstraße*.[412] Folglich konnte die Geschichte des Ortes besser begriffen und nachvollzogen werden. So entstand die Idee, die Ortsbezogenheit des Quartiers zu erhalten und damit ein bewusster Erhalt alter Bausubstanz.

Eine wesentliche Komponente bildete eine Bestandsanalyse, durch die festgelegt wurde, welche Teile der Bestandsgebäude substantielle Qualitäten beinhalten und daher zu erhalten sind. Dabei stand die Frage nach einer Bestandserhaltung, auch aus Kostenaspekten, immer im Mittelpunkt der Planung.[413]

Im Rahmen der Projektentwicklungstätigkeit befassten sich die Planer ebenfalls mit Themen, auf welche Weise sich das neue *Zeppelin Carré* mit seinem hohen architektonischen und konzeptionellen Anspruch auf die Umgebung aus-

---
410 Vgl. hierzu Würdigungstext: „Auszeichnungen Guter Bauten" des BDA Baden-Württemberg, BDA 2000, S. 18.
411 Heute: Auer+Weber+Associates.
412 Vgl. Interview mit Hr. Auer von Auer+Weber+Associates, 29.10.2010; Sayah: Interview mit Auer/ Guggenberger 1999, S. 40ff.
413 Vgl. Interview mit Hr. Erzgräber von der DEGI, ehemaliger Projektleiter des Zeppelin Carrés, 10.12.2010.

wirken wird. In diesem Zusammenhang wurden insbesondere Wechselbeziehungen zum Umfeld des Hauptbahnhofes hinterfragt. Darüber hinaus setzten sich die Planer mit der Frage auseinander, ob die Passanten, durch die Nutzungen und das Angebot in den Höfen, zu stark in das Innere des Quartiers gezogen werden könnten und infolgedessen der Straßenraum entkräftet würde.[414] Heute wird deutlich, dass das *Zeppelin Carré* keinen Fremdkörper im Innenstadtgebiet bildet, es ist vielmehr ein stimmiger Teil der Stadt der mit seiner Umgebung gut verbunden ist. Da das Quartier und sein Umfeld von gleichem Standard und insbesondere der Straßenraum der *Lautenschlagerstraße* als auch das *Zeppelin Carré* selbst von einer relativ hohen Qualität sind, werden die durchgeführten Standort- und Bestandsanalysen bzw. die Ableitung ihrer Ergebnisse als wesentlich erachtet.

Als Initialzündung kann die erste Projektvorstellung der Architekten bei dem Investor bezeichnet werden. In diesem zweiten Schritt wurde dargestellt, welche Bauteile substantiell tatsächlich verbleiben und welche Bereiche ganz neu definiert werden müssten. Dabei hat sich gezeigt, dass die Gebäudehüllen ebenfalls aufgrund mangelhafter Wärme- und Schallisolierung einer Sanierung bedurften. Weiterhin haben die Architekten deutlich gemacht, dass solch ein Quartier mehrere Öffnungen braucht und eine Aufwertung der inneren Höfe notwendig sei. Die Weiterentwicklung des Konzeptes sah daher die zuvor beschriebene Öffnung des Quartiers vor. Im Rahmen des Planungsprozesses wurden eine ganze Reihe von Passagen und Durchgängen vorgeschlagen, die letztendlich alle realisiert wurden. Die Architekten konnten somit den Investor sukzessive bewegen, weitaus mehr als ursprünglich geplant zu unternehmen. Der Entwicklung des Konzeptes diente der sogenannte „Handlungsplan" (siehe Abbildung 13). Dieser etwa 1 m x 1 m große Plan enthielt durch Bestandsaufnahmen festgestellte Defizite mit entsprechenden Lösungsvorschlägen, wie bspw. „unattraktive Rückseite", „großzügige EG-Öffnung", „Hofseitige Fassade erhalten", „Durchgang öffnen?", „Dachfläche begrünen?", „Eckgebäude aufwerten" etc. Der „Handlungsplan" war vergleichbar mit einem Masterplan und bildete den essentiellen Rahmen des Konzeptes. Er fungierte als entscheidender Ideengeber für das Konzept. Denn bis zu diesem Zeitpunkt wollte die DEGI das Quartier weitgehend im alten Zustand belassen; das Hauptinteresse des Investors lag in einer profitablen Neuvermietung der Büros. Erst durch den „Handlungsplan" ist neben vielen weiteren Handlungsmaßnahmen die Idee entstanden das Quartier nach außen zu öffnen. Skizzen, die teilweise über Fotos der Bestandsgebäude gezeichnet und mit handschriftlichen Vorschlägen versehen wurden, gaben weitere wichtige ergänzende Handlungsanweisungen. Bei den Planungsgesprächen

---

414 Vgl. Interview mit Hr. Auer von Auer+Weber+Associates, 29.10.2010.

zwischen Investor und Architekt bildete der „Handlungsplan" mit den ergänzenden Skizzen die entscheidende Grundlage. Die von Architektenseite vorgeschlagenen deutlich umfangreicheren konzeptionellen Maßnahmen waren erstaunlicherweise sehr einfach bei dem damaligen Investor durchzusetzen, da es ebenfalls seinen Vorstellungen entsprach. Trotz der Verluste zahlreicher Erdgeschossflächen war die DEGI stets sehr aufgeschlossen.[415] Denn nicht alle Flächen in den Altbauten waren optimal, aber die Konzepte der Architekten waren immer gut und haben den Investor überzeugt. Von der Seite des Investors wird besonders die außergewöhnliche Leistung der Architekten betont, denn innerhalb von nur drei Wochen wurde durch sie – in einem „ersten Wurf" – ein überzeugendes Konzept entwickelt, das letztendlich auch realisiert wurde.[416] Es wird vermutet, dass gerade der „Handlungsplan", der von den Architekten dem Investor angedient wurde, eine Methode darstellte, die sehr gut den Status quo sowie den möglichen Endzustand gleichzeitig in visueller und technischer Sicht verdeutlichte. Dieser „Handlungsplan" stellt eine relativ einfache, jedoch überaus effiziente Methode in der Generierung konzeptioneller Ansätze dar, ohne die der Erfolg des *Zeppelin Carrés* wahrscheinlich ausgeblieben wäre.

---

415 Ebenda.
416 Vgl. Interview mit Hr. Erzgräber von der DEGI, ehemaliger Projektleiter des Zeppelin Carrés, 10.12.2010.

142                                           Fallbeispiel Zeppelin Carré

*Abbildung 13: "Handlungsplan" der Konzeptphase des Zeppelin Carrés*

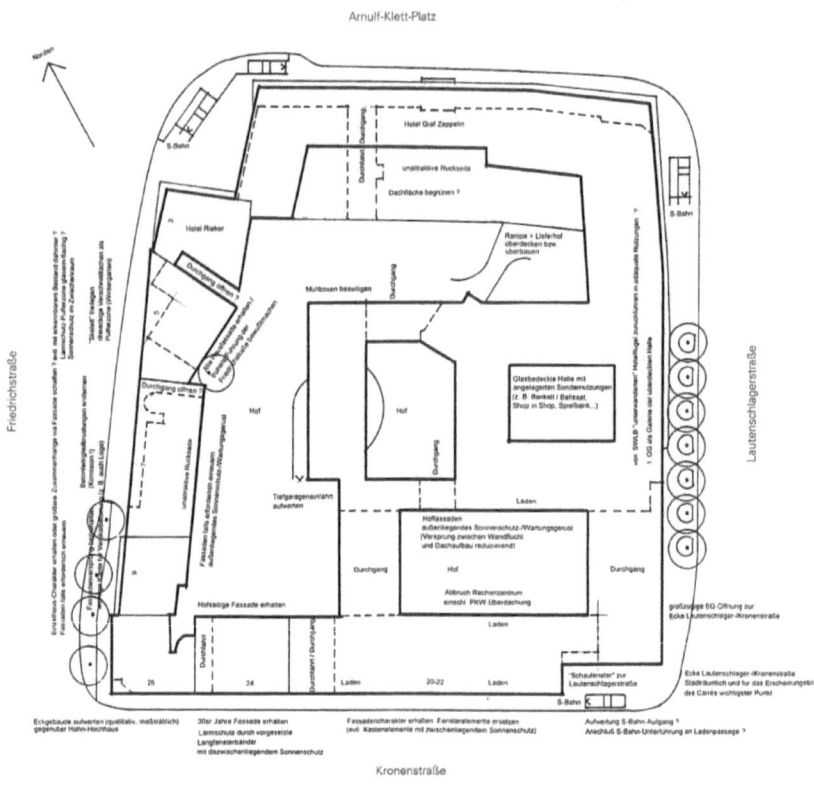

Quelle: Auer+Weber+Associates.

Die Planung erfolgte bis ins kleinste Detail und nicht das Geringste wurde dem Zufall überlassen. Dem Investor war es wichtig, ein hochwertiges Quartier zu entwickeln. Mit Fortschreiten des Projektes stieg sogar der Anspruch an eine höhere städtebauliche, architektonische und konzeptionelle Qualität. Dadurch konnten sich innerhalb dieses Prozesses weitere Ideen entwickeln.[417]

Durch den zu Beginn beauftragten Projektentwickler hat die DEGI zwei Jahre verloren. Um den finanziellen Schaden nicht noch weiter zu vergrößern, wurde die zweite Entwicklung sehr zügig vorangetrieben, da das Projekt über

---
[417] Vgl. Interview mit Hr. Auer von Auer+Weber+Associates, 29.10.2010.

eine Zwischenfinanzierung getragen wurde. Um die sehr intensive Planung weiter zu forcieren wurde neben *Auer+Weber+Partner* das Stuttgarter Architekturbüro *Michel+Wolf+Partner* hinzugezogen. Die Architekten haben vor Ort geplant und gearbeitet, da sie für solch ein großes Projekt zu wenig Platz in den eigenen Büroräumen hatten.[418] Die Planungsgruppe, bestehend aus noch weiteren Fachplanern und der Bauleitung, zeitweise etwa 100 Personen stark, saß während der Entwicklungsphase in einem der Bestandsgebäude des *Zeppelin Carrés*. Aufgrund einer schlechten Qualität der Baupläne bzw. in einer teilweise gänzlich fehlenden Dokumentation der Bestandsgebäude, wurde dies rückblickend von Seiten der Architekten und des Investors als ungeahnter Vorteil sowie sehr hilfreich empfunden. Die Präsenz vor Ort erlaubte nach jedem neu abgerissenen Bauteil eine sofortige Bestandsaufnahme der dahinter oder daneben liegenden erhaltenswerten Bausubstanz. Die Flächen konnten direkt vor Ort gemessen und der gesamte Zusammenhang des Areals besser nachvollzogen werden.[419]

Die Mieter des *Zeppelin Carrés* standen zu Beginn der Planung noch nicht fest. Ein flexibles Konzept ermöglichte einen schnellen und modularen Ausbau. Mit fortschreitender Entwicklung wurden die jeweiligen Mietungen hergerichtet und erst dann zur Vermietung ausgeschrieben. Besondere Ankermieter oder Pioniere unter ihnen gab es nicht. Quersubventionierte Mietflächen waren ebenfalls nicht vorhanden. Zumindest in den ersten Monaten nach der Fertigstellung, wäre dies gerade in den Erdgeschossetagen notwendig gewesen. Trotz vergeblicher Überzeugungsversuche durch die Architekten, hielt die DEGI an ihrem Vermarktungskonzept fest. Bspw. der Vorschlag, in dem alten Tresorraum unter dem *Atriumhof* ein Theater oder einen Nachtclub unterzubringen, stoß bei der DEGI auf Ablehnung. Dies wäre eine weitere Gelegenheit gewesen, Freiräume für ganz neue Aktivitäten zu schaffen. Die Vermietungsabteilung des Investors war allerdings nur bereit für eine Maximalmiete zu vermieten. Die Vermietung an die zwei Banken in den Erdgeschossetagen hat dem *Zeppelin Carré* in punkto Belebung daher einen leichten Dämpfer verpasst. Einigen interessierten Einzelhändlern fehlte die notwendige Frequenz und Belebung, sodass es zu Beginn Vermietungsschwierigkeiten bei den Erdgeschossflächen und häufige Wechsel ihrer Mieter gab. Ursprünglich waren Banken sogar aus dem Vermietungskonzept ausgeschlossen, an das sich die DEGI jedoch nicht lange gehalten hat, denn die beiden ersten Mietvertragsabschlüsse wurden mit den zwei Banken im Erdgeschoss geschlossen. Vermutlich ist dieses Verhalten des Investors auf eine

---

418 Vgl. Interview mit Hr. Erzgräber von der DEGI, ehemaliger Projektleiter des Zeppelin Carrés, 10.12.2010.
419 Vgl. Interview mit Hr. Auer von Auer+Weber+Associates, 29.10.2010; Interview mit Hr. Erzgräber von der DEGI, ehemaliger Projektleiter des Zeppelin Carrés, 10.12.2010.

gewisse Nervosität zurückzuführen.[420] Was im Hinblick auf die Gefahr einer nicht ausreichenden Vermietung auch verständlich, allerdings nicht wünschenswert, erscheint.

Bei der Entwicklung des Quartiers gab es verschiedene städtebauliche und architektonische Modelle. Das bis ins Detail ausgearbeitete, repräsentative Präsentationsmodell (siehe Abbildung 10) kam bei der Kommunikation und Abstimmung zwischen Investor und Architekten sowie bei Vermarktungsgesprächen zum Einsatz. Dieses „professionelle" Modell war für die Planung jedoch uninteressant, denn die Architekten und weiteren Fachplaner bevorzugten einfache Arbeitsmodelle. Erwähnenswert erscheint die Tatsache, dass es bei der Entwicklung des *Zeppelin Carrés* keinen Architektenwettbewerb gab, sondern einen finanziell attraktiven Direktauftrag vom Investor an das Stuttgarter Architekturbüro *Auer+Weber+Partner*. Der Projektentwickler, welcher bereits zuvor mit der Entwicklung beauftragt war, hatte einen weitgehenden Abriss des Bestandes geplant und kam nicht aus dem Stuttgarter Raum. Der Bauantrag, der durch diesen ersten Developer bzw. dessen Architekten eingereicht wurde, ist sogar durch die Stadt abgelehnt worden.[421] Die Ortsansässigkeit der neuen Architekten könnte daher von Vorteil gewesen sein, nicht weil sie von der Baubehörde bevorzugt behandelt wurden, sondern weil sie ein anderes Verständnis für den „eigenen" Bestand haben sowie ein lokales Engagement in der „eigenen" Stadt und damit auch für die regionale Bevölkerung bzw. Politik aufbringen. Es kann daher angenommen werden, dass einheimische Architekten vielleicht behutsamer mit dem Bestand der „eigenen" Stadt umgehen und dies folglich nicht zu einem radikalen Abriss geführt hat.

**Kommunale Vorgaben und Kooperation**
Das *Zeppelin Carré* war „[…] vor der Entwicklung der Pläne für das Bahnprojekt ‚Stuttgart 21' eines der bedeutendsten innerstädtischen Projekte der Stadt gewesen."[422] Die Stadt Stuttgart war gegenüber den gesamten Entwicklungsmaßnahmen sehr aufgeschlossen und zeigte sich sehr kooperativ, da die kommunale Seite sehr erfreut war, dass das stark verkommene Areal in so einem vollen Umfang entwickelt werden sollte. Daher kann von einer investorenfreundlichen Bauleitplanung und einer *Win-Win*-Situation gesprochen werden. Die Stadt Stuttgart bekam einen aufgewerteten Stadtraum in zentraler und bedeutender

---

420 Vgl. Interview mit Hr. Auer von Auer+Weber+Associates, 29.10.2010; Interview mit Hr. Hermann von Michel+Wolf+Partner, 29.10.2010. Vgl. hierzu auch Sayah: Interview mit Auer/ Guggenberger 1999, S. 55.
421 Vgl. Interview mit Hr. Auer von Auer+Weber+Associates, 29.10.2010; Interview mit Hr. Hermann von Michel+Wolf+Partner, 29.10.2010.
422 Friedemann 1999, S. 11.

Lage und der damalige Investor ein Quartier, das sich deutlich hochpreisiger vermarkten ließ als zuvor. Dabei war der Wohnanteil im *Zeppelin Carré* nur ganz am Rande ein städtisches Anliegen. Das Problem lag auch hier in einer Erschließung durch ein gemeinsames Treppenhaus mit weiteren Büronutzern. Auf Wunsch der DEGI wurden die bereits vorhandenen Bürozonen in den Bestandsgebäuden „nur" modernisiert. Die sich im *Carré* befindenden Wohnungen sind ebenfalls Bestandswohnungen, die umgestaltet und erhalten wurden. Aufgrund der häufig befürchteten Konflikte kam jedoch kein neuer Wohnraum hinzu, es ging aber auch keiner verloren. Daher konnte die Nutzung Wohnen nur begrenzt realisiert werden.[423] Erwähnenswert ist jedoch die Tatsache, dass eine horizontale Nutzungsmischung mit Wohnungen und Büroflächen zur Zeit der Entwicklung des *Zeppelin Carrés* noch kein generelles Thema in der Stuttgarter Stadtplanung war. Die gesamte Thematik war für die Stadt gar nicht präsent und wurde daher nie ernsthaft diskutiert. Stuttgart war damals noch lange nicht so weit, wie andere Städte. Die Massivität, die eine horizontale Nutzungsmischung heute erfährt, kam in Stuttgart erst wesentlich später. Generell erfuhren die Entwicklungsmaßnahmen jedoch eine dauerhafte politische Unterstützung, denn – wie bereits beschrieben – war die Stadt sehr froh über die Aufwertung des städtischen Raums.[424]

Der bestehende Nutzungsmix war keine städtische Vorgabe, sondern vom Investor gewollt. Durch den Erhalt der einzelnen Bestandsgebäude war eine gewisse Struktur vorgegeben, die auf eine Nutzungsmischung sowie eine Aufteilung verschiedener Mieter hindeutete. Jedoch und das ist ein sehr entscheidender Punkt, ist dieser Nutzungsmix – wie bereits erläutert – erst im Laufe des Entwicklungsprozesses entstanden. Auch der Denkmalschutz schaltete sich erst ein, als der Rückbau der Fassade des *Zeppelin Hotels* hin zur Originalfassade, kommuniziert wurde.[425]

**Kompetenz und Managementkonzept des Projektentwicklers**
Die Entwicklung des *Zeppelin Carrés* stellte einen nicht unerheblichen Eingriff in die bestehende Substanz der Stuttgarter Innenstadt dar. Über mögliche Auswirkungen dieses Eingriffs war sich der Investor bewusst und hat im Rahmen der Konzeption die Entwicklungstätigkeiten des *Zeppelin Carrés* mit einer Kampagne zur Gewinnung des öffentlichen Vertrauens begleitet. Ziel dieser Kampagne war es, das städtebauliche Projekt als eine „erste Adresse" zu etablieren. Um

---
423 Vgl. Interview mit Hr. Auer von Auer+Weber+Associates, 29.10.2010; Interview mit Hr. Hermann von Michel+Wolf+Partner, 29.10.2010.
424 Vgl. Interview mit Hr. Gläser Amt für Stadtplanung und Stadterneuerung, Stuttgart, 03.12.2010.
425 Vgl. Interview mit Hr. Auer von Auer+Weber+Associates, 29.10.2010; Interview mit Hr. Hermann von Michel+Wolf+Partner, 29.10.2010.

durch die Veränderung des altbekannten Erscheinungsbildes keine Verunsicherung in der Öffentlichkeit hervorzurufen, hat der Investor eine relativ anspruchsvolle Marketingkampagne durchgeführt und demzufolge von vielen Seiten öffentlichen Zuspruch erhalten. Durch gezielte Maßnahmen sollte ein Bild von „Klarheit und Fairness" vermittelt werden. Bereits vor Beginn der Baumaßnahmen wurden in den Fenstern der Erdgeschosse Plakate aufgehängt, die auf das kommende *Zeppelin Carré* hinwiesen. Diese durch eine Zusammenarbeit mit einer bekannten Grafikerin entworfenen Plakate trugen eine Botschaft, die neben reinen Informationen ebenfalls die Schriftzüge „Stuttgart" und „Zeppelin Carré" über künstlerische Assoziationen miteinander verband und auf diesem Wege dazu beitrug, das Quartier mit der Stadt zu einer gedanklichen Einheit zu verbinden. Seinerzeit galt es als eines der am besten gelungenen Beispiele, auf welche Weise ein Immobilienvorhaben um öffentliches Vertrauen werben kann.[426] Dabei war es dem Investor wichtig von Anbeginn an einen Vermarktungsansatz zu entwickeln. Die Namensfindung des zu entwickelnden Quartiers war eine ganz bedeutende Komponente.[427]

Im Rahmen der Vermarktungstätigkeiten wurde versucht nicht übliche Vermietungshinweise zu geben, sondern ästhetisch gut verpackte Botschaften zu übermitteln. Über plakative und teilweise künstlerische Ansätze wurde die Vermarktung des *Zeppelin Carrés* betrieben. Dabei kam einem roten Zeppelin, als ein immer wiederkehrendes Symbol, eine zentrale Bedeutung zu. Dieses Symbol sollte, laut der Konzeption der Marketingstrategie, Aufmerksamkeit generieren und eine unverwechselbare Beziehung zum neu entstehenden Stadtquartier herstellen. Der Schriftzug „Zeppelin Carré Stuttgart" und das Symbol eines Zeppelins wurden zum Logo einer umfangreichen Marketingkampagne. Dieses Logo fand sich auf allen Werbeträgern wie Hochglanzbroschüren, Transparenten, Leporellos (Faltbüchern), Tassen, Tellern, Stickern, Kartenspielen etc. wieder. Das Marketingkonzept ging sogar soweit, dass ein mehrere Meter großer Zeppelin über dem *Hotel Graf Zeppelin* schwebte und damit zu einer weit sichtbaren Wahrnehmbarkeit im Stadtbild führte.[428] Die Entscheidung durch Neugestaltung der Fassade und Schaffung der Innenhöfe ein einheitliches Erscheinungsbild zu erzeugen, hat zur Bildung einer Corporate Identity und eines Corporate Design geführt.

Im Rahmen der Vermietungsaktivitäten waren die Verknüpfung mit dem städtischen Raum, die direkte Verbindung zur U- und S-Bahn, die öffentliche Tiefgarage, die für eine gewisse Frequenz sorgt, entscheidende Komponenten.

---

[426] Vgl. Friedemann 1999, S. 9ff; Interview mit Hr. Auer von Auer+Weber+Associates, 29.10.2010.
[427] Vgl. Interview mit Hr. Erzgräber von der DEGI, ehemaliger Projektleiter des Zeppelin Carrés, 10.12.2010.
[428] Vgl. Friedemann 1999, S. 9ff; Interview mit Hr. Auer von Auer+Weber+Associates, 29.10.2010.

Der Investor wollte in den Erdgeschossflächen Einzelhandel unterbringen, wobei ihm von Anfang an klar war, dass das *Zeppelin Carré* keine 1A-Lage für Einzelhandel werden wird, sondern nur Geschäfte für eine sogenannte Zielkundschaft in Frage kämen. Darüber hinaus lässt sich wohl neben der *Königstraße* kein zweiter Einzelhandelsstandort etablieren. In der Vermietung ist die DEGI keine Notlösungen eingegangen, sie war aber auch nicht besonders wählerisch bei den Erdgeschossmietern.[429]

Auf der Investorenseite gab es einen einzigen Ansprechpartner, der alle Fäden in der Hand hielt und einen sehr guten Überblick über die gesamte Entwicklung des Quartiers hatte. Die Zusammenarbeit zwischen Architekten, Fachplanern und dem Ansprechpartner des Investors war besonders gut. Durch einen ständigen Informationsaustausch mit diesem Ansprechpartner konnten einzelne Planungsschritte sehr kurzfristig und schnell abgestimmt werden.[430] Im Rückblick wird der damalige Investor als eine sehr „kompakte Einheit" bezeichnet, der sich durch schnelle Entscheidungswege auszeichnete.[431] Ferner wurde der damaligen Projektleitung des Investors eine hohe Kompetenz zugesprochen; darüber hinaus konnte sie viele Entscheidungen allein treffen ohne sich jedes Mal vorher mit ihren Vorgesetzten abstimmen zu müssen. Dies führte dazu, dass die Planer durch die Projektleitung stark motiviert werden konnten, möglichst tief in die Materie einzusteigen. Dieses hohe Engagement führte förmlich zur Entwicklung einer Leidenschaft zum Projekt sowohl beim Investor als auch auf der Architektenseite. Infolgedessen wurden, wie zuvor beschrieben, während des Realisierungsprozesses weiter konzeptionelle Ideen entwickelt.[432] Dabei waren gestalterische Disziplin und Gespür für die passenden Lösungen sowohl vom Investor als auch vom Architekten ausschlaggebend.[433] Durch diese intensive Auseinandersetzung mit dem Bestand und dem neu zu Entwickelndem, sowohl durch die Planer als auch von Seiten des Investors, konnten Standort- und Nutzungspotentiale gehoben werden.

Die Entwicklung des *Zeppelin Carrés* war eine klassische Bestandsentwicklung, besonders ist jedoch die Tatsache, dass der Investor zu Beginn der zweiten Entwicklung nur ein sehr grobes Grundgerüst einer Projektidee hatte, die Idee des endgültigen Konzeptes kam jedoch durch den Architekten *Auer+Weber+ Partner*. Im Laufe der Bautätigkeiten wurde das Konzept in Abstimmung mit

---

429 Vgl. Interview mit Hr. Erzgräber von der DEGI, ehemaliger Projektleiter des Zeppelin Carrés, 10.12.2010.
430 Vgl. Interview mit Hr. Hermann von Michel+Wolf+Partner, 29.10.2010.
431 Vgl. Interview mit Hr. Erzgräber von der DEGI, ehemaliger Projektleiter des Zeppelin Carrés, 10.12.2010; vgl. auch Sayah: Interview mit Auer/ Guggenberger 1999, S. 54.
432 Vgl. Interview mit Hr. Auer von Auer+Weber+Associates, 29.10.2010; Interview mit Hr. Hermann von Michel+Wolf+Partner, 29.10.2010.
433 Vgl. Sayah 1999b, S. 108.

dem Investor immer weiter verfeinert. Hierbei haben die Architekten eine entscheidende Rolle gespielt, sie waren es, die das Konzept bis in das Detail entwickelten. Wie beschrieben, haben die Planer mit Hilfe des „Handlungsplans" konstruktive Vorschläge gemacht.

**Richtiger Zeitpunkt und Glück**
Der Zeitpunkt war sehr günstig, denn im Jahre 1998 – also zum Datum der Fertigstellung des Projektes – gab es in Stuttgart eine Rekordvermietung von mehr als 180.000 Quadratmetern Bürofläche sowie einen Leerstand von fast unter drei Prozent. Verstärkt wurde die hohe Nachfrage durch den heute längst bekannten Trend zu Büroflächen weg von der Peripherie in Richtung Innenstadt.[434] Diese Rekordvermietung wurde nur noch einmal im Jahre 1999 mit 230.000 Quadratmeter vermieteter Bürofläche und 1,8 Prozent Leerstand über- bzw. unterschritten. Zum Vergleich lag der Flächenumsatz in den Jahren 1995 und 2002 bei 120.000 bzw. 127.000 Quadratmetern.[435]

Der Erfolg des *Zeppelin Carrés* hängt jedoch auch mit verschiedenen Glücksfällen zusammen; zum einen hat die DEGI das Quartier für den eigenen Bestand entwickelt, zum anderen konnte sie, bis auf das *Hotel Rieker*, das gesamte Areal erwerben, es großzügig überplanen und somit als ein zusammenhängendes Quartier entwickeln. Ein weiterer Glücksfall liegt darin, dass das Quartier komplett leer stand. So konnte die Sanierung auf einen Schlag über das gesamte Areal vorgenommen werden. Beschwerden durch Mieter über mögliche Lärm- und Staubbelästigungen sowie daraus resultierende eventuelle Mietminderungen waren nicht zu befürchten. Anderweitige zufällige Gegebenheiten, Großereignisse oder Festivalisierungen haben nicht stattgefunden.[436] Von Seiten des Investors wird die Wahl des zuletzt ausführenden Architekten als Glückstreffer bezeichnet.[437]

---

[434] Vgl. Friedemann 1999, S. 11.
[435] Vgl. Research BANKHAUS ELLWANGER & GEIGER 2010, S. 17.
[436] Vgl. Interview mit Hr. Auer von Auer+Weber+Associates, 29.10.2010.
[437] Vgl. Interview mit Hr. Erzgräber von der DEGI, ehemaliger Projektleiter des Zeppelin Carrés, 10.12.2010.

Fallbeispiel Tiergarten Dreieck

## 3.3.2 Tiergarten Dreieck, Berlin

### 3.3.2.1 Projektgrundlagen und Bestandsaufnahme

*Tabelle 17: Auswahlkriterien & Projektdaten zum Tiergarten Dreieck*

| Auswahlkriterien & Projektdaten zum Tiergarten Dreieck | |
|---|---|
| Erfolg: | im Sinne der Definition |
| Nutzungen: | Wohnungen: 168 WE (inkl. Wohnungen in den Botschaften) Büros: 36.500 m² Botschaften: 9.700 m² Einzelhandel: 265 m² Galerie: 1.600 m² Grünfläche: 6.000 m² (Gastronomie: 954 m²) |
| Lage: | innenstadtnah |
| Größe: | ca. 3 ha |
| Bau- & Planungstätigkeit: | Neubauten |
| Planungs- & Realisierungszeitraum: | 1995 - 2001 |
| BGF: | 55.200 m² |
| Investitionsvolumen: | 190 Mio. EUR |
| Preise & Auszeichnungen: | • 2002: Deutscher Städtebaupreis, besondere Anerkennung. • 2002: erster Preis DIFA-AWARD in der Kategorie „Gebaute/ Fertiggestellte Quartiere". |
| Analysezeitraum: | Januar 2011 bis Juni 2011 |

Quelle: Eigene Darstellung nach Hutfils 2000, S. 6; Lohr 2003, S. 49; Deutscher Städtebaupreis 2002, S. 6.

Das *Tiergarten Dreieck*[438] liegt im Berliner Ortsteil *Tiergarten* und grenzt unmittelbar an den südlichen Rand des gleichnamigen Stadtparks. Das etwa drei Hektar große Quartier wird begrenzt von der *Rauch-, Klingelhöfer-, Cornelius-* und der *Stülerstraße*. Im Süden verläuft parallel zur *Corneliusstraße* der *Landwehrkanal*. Das Tiergarten Dreieck ist in 13 Blöcke (Baufelder) unterteilt, in denen sich Botschaften, Verbände, Wohnungen, Büros, Dienstleistungen, ein Fitnessclub und eine Kunstgalerie befinden. Im Inneren der aufgelockerten Blockrandbebauung liegt ein öffentlich zugänglicher sogenannter „Pocket-Park" mit rund 6.000 Quadratmetern Fläche. Das nutzungsgemischte Stadtquartier wurde zwischen 1998 und 2001 mit einem Investitionsvolumen von etwa 190 Millionen Euro durch die *Groth Gruppe* entwickelt.[439]

*Abbildung 14: Luftbild Tiergarten Dreieck mit Simulation Köbis Dreieck im Osten*

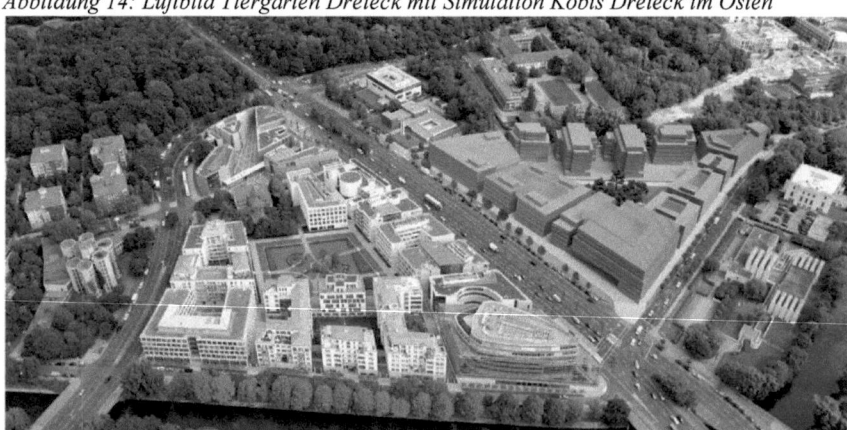

Quelle: Groth Gruppe 2003.

---

438 Da es sich bei der Form des Quartiers eher um ein Viereck handelt, ist die geometrische Bezeichnung im Quartiersnahmen nicht ganz zutreffend. Es wird vermutet, dass der Name aus der Historie herrührt. Bis etwa Mitte der 1990er Jahre trug das Areal zusammen mit dem Teil nördlich der Rauchstraße den Namen Klingelhöfer-Dreieck, und bildete die genannte geometrische Form. Erst durch die Aufteilung des Klingelhöfer-Dreiecks in das Tiergarten Dreieck und den Teil nördlich der Rauchstraße, welcher die nördliche Spitze des Klingelhöfer-Dreiecks bildete, besteht die ursprüngliche Form eines Dreiecks nur noch in der Gesamtbetrachtung beider Areale. Zur Form des Klingelhöfer-Dreiecks vgl. bspw. Stimmann 1992, S. 11.
439 Vgl. Groth 2010, S. 263. Ende 1999 firmierte die Industrie- und Wohnbau Groth & Graalfs GmbH in die Groth Gruppe um.

## Fallbeispiel Tiergarten Dreieck

Das heutige *Tiergarten Dreieck* befindet sich im sogenannten *Tiergartenviertel*, welches sich bis zu seiner Zerstörung im Zweiten Weltkrieg zwischen dem südlichen Rand des *Tiergartens*, dem *Landwehrkanal* im Süden und dem *Potsdamer Platz* im Osten bis zur *Lichtensteinallee* im Westen erstreckte. Bis zur Mitte des 19. Jahrhunderts entstand im *Tiergartenviertel* eine beträchtliche Anzahl individueller in zumeist gepflegten Gärten gelegenen Wohnbauten, die sich durch ein hohes Maß an Qualität auszeichneten. Das *Tiergartenviertel* war seinerzeit eine der vornehmsten Wohngegenden und eine der ersten Villenkolonien in Berlin. Die Physiognomie des Viertels veränderte sich bis 1937 nur unwesentlich. Allerdings differenzierte die funktionale Struktur zunehmend und verschob sich von der ursprünglichen Wohnnutzung hin zu Dienstleistung und Verwaltung. Viele der Bewohner des *Tiergartenviertels* waren, bedingt durch die wirtschaftliche Lage und die veränderte gesellschaftliche Situation nach 1918 gezwungen, ihre großen Häuser und Wohnungen an Industrieunternehmen und Dienstleistungsbetriebe zu vermieten bzw. zu verkaufen. Insbesondere in den Jahren bis 1933 wurde eine beträchtliche Anzahl an Wohngebäuden für gewerbliche Zwecke um- und ausgebaut. Eine weitere strukturelle Veränderung bildete seit dem Ende des Ersten Weltkrieges eine zunehmende Ansiedlung von diplomatischen Vertretungen in den zum Teil freistehenden Großvillen.[440] Da sich aufgrund der zentralen innerstädtischen Lage sowie der Nähe zu Regierungsgebäuden ebenfalls wirtschaftliche und politische Eliten ansiedelten, wurde das Gebiet seitdem auch *Diplomatenviertel* genannt.[441]

Durch die Zerstörung während des Zweiten Weltkrieges war von der Noblesse, die das Gebiet südlich des Stadtparks einst geprägt hatte sowie der angrenzenden Villenkolonien, nichts mehr zu spüren. Im heutigen *Tiergarten Dreieck* blieb nur die sogenannte „alte Villa" in der *Rauchstraße* 25 von 1912 erhalten. Mit dem Bau der Berliner Mauer verkam dieses Areal zum Brachland am Rande West-Berlins. In den Jahren nach dem Zweiten Weltkrieg diente es als Zirkus- und Rummelplatz.[442] Erst durch den Mauerfall und die Aktivitäten der Wiedervereinigung rückte das gesamte *Tiergartenviertel* wieder in den Mittelpunkt der Stadt. Dank zahlreicher städtebaulicher Entwicklungen kann es heute an die vergangenen Zeiten anknüpfen und fungiert als Scharnier zwischen *City West* und dem historischen Zentrum im Osten. Infolge der Hauptstadtentwicklung verlagerten Ende der 1990er und Anfang der 2000er Jahre Parteien, Botschaften, Verbände, Wirtschaftsorganisationen und Unternehmen ihren Sitz nach Berlin. Gestillt wurde dieser Bedarf an repräsentativen und modernen Bürogebäuden vor

---

440 Vgl. Schäche 1992, S. 13f.
441 Vgl. Groth 2010, S. 263.
442 Vgl. Klaaßen 2000, S. 6.

allem durch Bautätigkeiten im *Tiergartenviertel*. In diesem Teil von Berlin bildete das *Tiergarten Dreieck* eine der letzten großen und freien Flächen.[443]

Geprägt ist das *Tiergarten Dreieck* durch unterschiedliche Nutzungen. Im Osten an der stark befahrenen *Klingelhöferstraße* haben sich die Botschaften von Mexiko, Malaysia, Luxemburg und Malta mit teilweise Wohnungen in den oberen Geschossen, sowie verschiedene Verbände, eine Rechtsanwaltskanzlei und die Bundesgeschäftsstelle der CDU angesiedelt.

*Abbildung 15: Realisiertes Konzept – Tiergarten Dreieck*

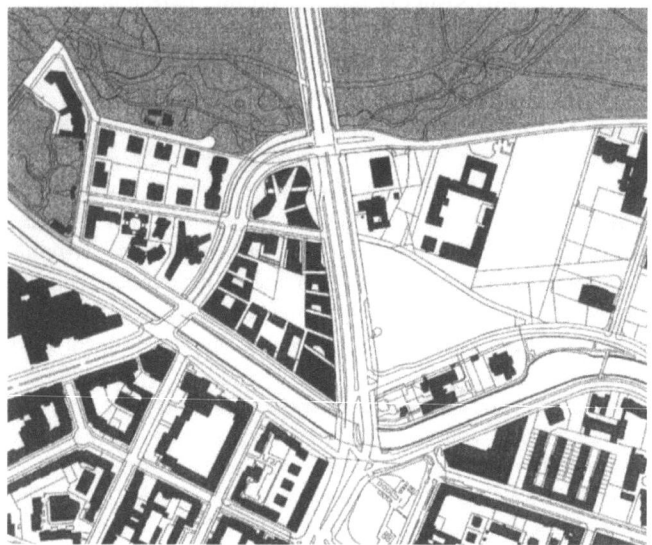

Quelle: FPB 2001.

Im Süden, an der verkehrsberuhigten *Corneliusstraße* zwischen dem „Pocket-Park" und dem *Landwehrkanal*, befindet sich hochwertiger Geschosswohnungsbau. Insgesamt wurden vier Häusern mit 60 exklusiven Eigentumswohnungen zwischen 80 und 250 Quadratmetern inklusive Concierge-Service mit entsprechendem Service- und Sicherheitskonzept gebaut.[444] Die Wohngebäude wurden um einen Arkadenhof errichtet, der für die Öffentlichkeit nicht zugänglich ist. In den Erdgeschossflächen haben sich die erwähnte Kunstgalerie und der Fitnessclub niedergelassen. Zwischen der *Corneliusstraße* und dem *Landwehrkanal* liegt der sogenannte „Skulpturenboulevard", ein parkähnlicher Gehweg mit viel Grün, Parkbänken und diversen Kunstwerken in Form von steinernen und me-

---
443 Vgl. Groth 2010, S. 263.
444 Vgl. Groth Gruppe 2000, S. 1ff.

Fallbeispiel Tiergarten Dreieck 153

tallenden Skulpturen. Der Straßenbelag besteht aus Pflastersteinen, aufgrund der abgesenkten Bordsteinkanten ist der gesamte Straßenraum auf fast einem Niveau.

Die *Stülerstraße* ist geprägt durch einen Bürobau sowie zwei Geschosswohnungsbauten mit 100 Eigentumswohnungen zwischen 48 und 120 Quadratmetern Größe,[445] in den Erdgeschossbereichen haben sich verschiedene Dienstleistungsunternehmen niedergelassen.

Vier Grundstücke (Baufelder) befanden sich nicht im Eigentum der *Groth Gruppe*, sondern gehörten dem Land Berlin. Das Eckgrundstück *Stüler-* und *Rauchstraße* wurde an den Staat Jemen veräußert und ist zum Zeitpunkt der Untersuchung unbebaut; ursprünglich war hier die jemenitische Botschaft vorgesehen. Im Norden des Areals an der *Rauchstraße* liegt die bereits erwähnte „alte Villa", in ihr befindet sich die Botschaft von Syrien. Auf dem Nachbargrundstück steht das Gebäude der Wirtschaftsprüferkammer. Das Eckgrundstück *Rauch-* und *Klingelhöferstraße* wurde ebenfalls durch das Land Berlin zur Errichtung einer Botschaft an den Staat Mexiko verkauft.[446]

### 3.3.2.2 Erfolgsuntersuchung

**Lage und Standortaufwertung**

Bereits Anfang der 1990er zählte das Areal des *Tiergarten Dreiecks* zu den sogenannten „Filet-Grundstücken" Berlins. „Lagegunst und Attraktivität machten das Grundstück zu einer der begehrtesten Liegenschaften in der Stadt."[447] Die Bautätigkeiten im *Tiergarten Dreieck* trugen nicht nur zu einer enormen Aufwertung des Grundstückes vom Brachland zu einem bedeutenden Quartier in Berlin bei, vielmehr erfuhr das gesamte Umfeld eine städtebauliche Aufwertung. Nördlich der *Rauchstraße* haben sich bspw. die Botschaften der nordischen Länder Dänemark, Finnland, Island, Norwegen und Schweden niedergelassen (siehe Abbildung 14 & Abbildung 15). In der Nachbarschaft befindet sich eine Vielzahl weiterer diplomatischer, politischer und wirtschaftlicher Vertretungen. Das im Osten direkt gegenüberliegende sogenannte *Köbis Dreieck,* stellte ebenfalls eine Brachfläche dar und wurde nach der Fertigstellung des *Tiergarten Dreiecks*, mit Ausnahme weniger Baufelder, neu bebaut. In naher Zukunft ist neben einem Neubau des Chinesischen Kulturinstituts weiterer hochwertiger Wohnungsbau auf diesen Baufeldern geplant. Neben zahlreichen Hotels in der Nachbarschaft befindet sich seit Anfang 2011 ein weiteres neues Hotel auf einem Grundstück

---

445 Vgl. Hutfils 2000, S. 14.
446 Vgl. Hutfils 2000, S. 34.
447 Vgl. Wuthe 1992, S. 7.

an der Ecke *Stüler-* und *Rauchstraße*. Aufgrund der allgemeinen exponierten städtebaulichen Lage und der direkten Anbindung an das Hauptverkehrsstraßennetz ist das Quartier sehr gut für den MIV erreichbar. Die Erreichbarkeit mit dem ÖPNV ist gut, jedoch nur mit Bussen und nicht direkt mit U- oder S-Bahnen möglich.

*Abbildung 16: Tiergarten Dreieck im Stadtmodell*

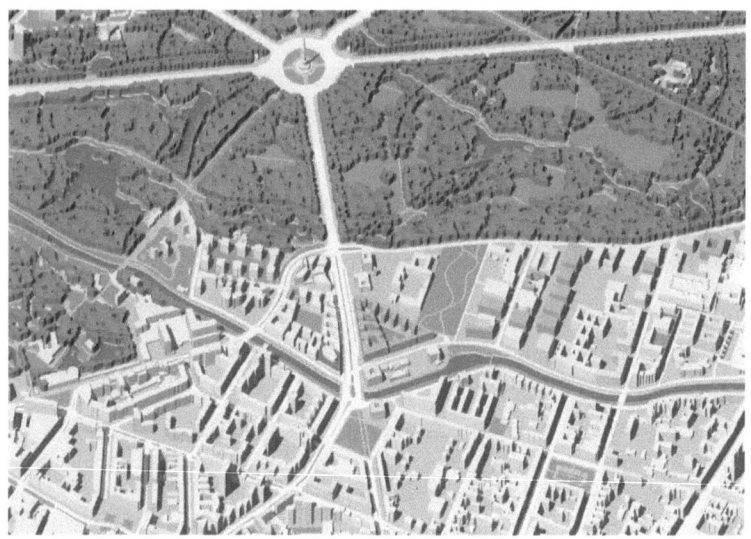

Quelle: FPB 2003.

*Tabelle 18: Zielerreichungsgrad Tiergarten Dreieck* - Lage & Standortaufwertung

| Unterziele | 0 | 1 | 2 | 3 | 4 | 5 | 6 |
|---|---|---|---|---|---|---|---|
| allgemeine Lage | | | | | | | ● |
| Image | | | | | | | ● |
| Makrolage | | | | | | ● | |
| Mikrolage | | | | | | | ● |
| **Teilziel *Lage & Standortaufwertung*** | **5,8** | | | | | | |

Quelle: Eigene Darstellung.

## Konzeption

Das Konzept des Projektes ist das Ergebnis eines städtebaulichen Ideenwettbewerbs.[448] Die städtebauliche Leitidee des Quartiers bestand in der „kritischen Rekonstruktion" und einer geschichtsbewussten Interpretation des Ortes.[449] Das Konzept knüpft an die Vergangenheit des *Diplomatenviertels* an, durch die Nutzungen hochwertiges Wohnen, repräsentative Botschaften und Bürobauten sowie dem halböffentlichen „Pocket-Park" wird der „Genius Loci" des Quartiers wieder deutlich. Dabei bietet das Konzept eine Lösung, die „[...] die Tradition der städtischen Villenbebauung aufnimmt und sie auf zeitgenössische Art und Weise baulich übersetzt und fortschreibt."[450] Der städtebauliche Entwurf des *Tiergarten Dreiecks* wurde einem verwandten Konzept des *Potsdamer Platzes* nachempfunden.[451]

*Abbildung 17: Der Sieger-Entwurf des städtebaulichen Konzeptes*

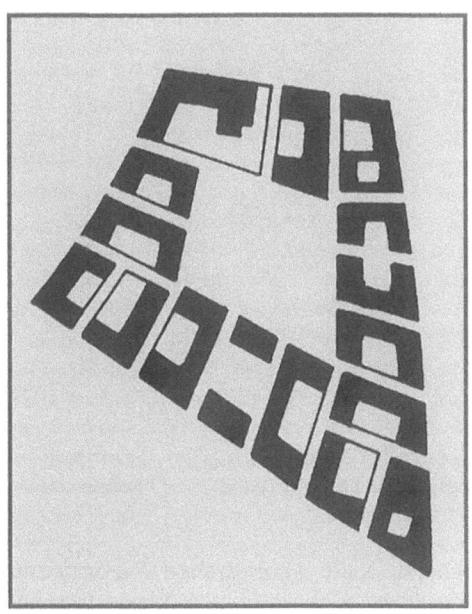

Im *Tiergarten Dreieck* wird durch relativ enge Gassen mit nur sechs Metern Breite und Gebäudehöhen um 18 Metern eine städtische Dichte erzeugt. Alle Blöcke haben fünf Geschosse mit einem sogenannten multifunktionalen Sockelgeschoss und vier darüber liegenden Wohn-, Büro- bzw. Botschaftsgeschossen sowie parzellenweise zugeordneten Tiefgaragen. Dieser Aufbau hochgesetzter „Refugien" ermöglicht es, die Sicherheitsinteressen der Botschaften sowie teilweise die des Wohnens zu gewährleisten.[452]

Quelle: Hutfils 2000, S. 23; Machleidt und Stepp.

---

448 Zum Verfahren des städtebaulichen Ideenwettbewerbs siehe ausführlich Kapitel 0.
449 Vgl. Schäche/ Machleidt 2006, S. 98.
450 Stimmann 2006, S. 6.
451 Vgl. Philipp 2004, S. 79.
452 Vgl. Schäche/ Machleidt 2006, S. 96.

Durch die Aufteilung des Quartiers in einzelne Blöcke wurde die Möglichkeit gegeben, auf eigenen Parzellen individuelle „Residenzen" in überschaubaren Größen für den gehobenen Wohnungsbau sowie für kleinere und mittlere Botschaften zu errichten.[453] Das städtebauliche Konzept bildet „[...] die Grundlage des leistungsstarken Gerüstes, dessen Tauglichkeit sich im Prozess der Präzisierung von Baumaßnahmen auf den einzelnen Parzellen eindrucksvoll bestätigte."[454] Beim Vergleich mit den anderen Entwürfen des städtebaulichen Ideenwettbewerbs,[455] wird deutlich wie viel Platz und Spielraum der Siegerentwurf für individuelle Bauten lässt.

*Abbildung 18: Wettbewerbsbeiträge – Tiergarten Dreieck*

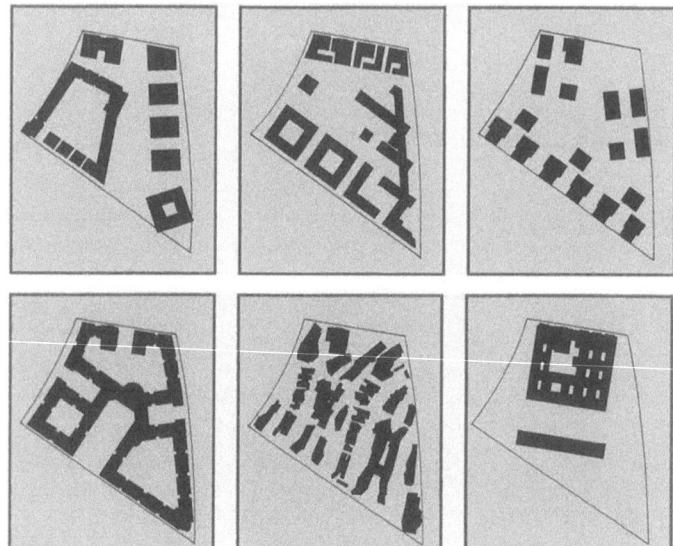

Quelle: Hutfils 2000, S. 22f. Wettbewerbsbeiträge von links nach rechts: Gruppe Planwerk, Berlin; Faskel/Becker, Berlin (2. Preis); Schweger + Partner, Hamburg; Krier/Kohl, Wien; Eisenman, New York; Snozzi und Jenni, Locarno, (3. Preis).

Die räumliche Konzeption wird durch eine klare typologische Differenzierung und Kontrastierung der Freiflächen in enge steinerne Gassen, kleine begrünte Gartenhöfe und dem großzügigen „Pocket-Park" im Inneren des Quartiers er-

---

453 Vgl. Hutfils 2000, S. 24.
454 Deutscher Städtebaupreis 2002, S. 6.
455 Vgl. hierzu die Wettbewerbsbeiträge der anderen sechs Teilnehmer in bspw. Hutfils 2000, S. 22f; vgl. auch Kapitel 3.3.2.4.

zielt.[456] Dabei baut das städtebauliche Konzept auf einer neuen Übersetzung und Reaktivierung einer alten Berliner Tradition auf. Bis ins 19. Jahrhundert und damit bis zur Gründerzeit bestand die traditionelle Berliner Bauweise aus einem Vorderhaus, einem Seitenflügel und einem Hinterhaus. Die Hinterhäuser wurden als Gartenhäuser bezeichnet, weil dort der Garten bzw. der Küchengarten der Vorderhäuser lag. Das städtebauliche Konzept des *Tiergarten Dreiecks* sieht – bis auf die Eckgebäude, bei denen es aus geometrischen Gründen nicht möglich war – für jeden Block ein Vorderhaus mit Seitenflügel und ein Hinterhaus vor. Das Hinterhaus liegt dabei tatsächlich zum Blockgarten, zum „Pocket-Park" und kann daher mit den traditionellen Berliner Gartenhäusern verglichen werden.[457] Wobei dieser „Pocket-Park" als Mittelpunkt des Quartiers von all seinen Bewohnern und sogar tagsüber durch die Öffentlichkeit genutzt werden kann.

Das Preisgericht des Ideenwettbewerbs hob besonders hervor, dass es dem Verfasser des städtebaulichen Konzepts gelungen ist, „[…] den Typus des Berliner Blocks mit dem eines freistehenden städtischen Hauses eigener Prägung zu verbinden." Die Entwürfe eines „[…] Berliner Haustyps mit Vorderhaus, Seitenflügel und Gartenhaus mit hohem Wohnwert bei hoher Dichte" werden als eine interessante Interpretation bezeichnet. Die Wohnungsgrundrisse sind von einer großen Flexibilität geprägt. „Das Gesamtkonzept erscheint jedoch robust genug, auch Modifizierungen zu verkraften."[458]

Neben der Errichtung des „Skulpturenboulevards" an der *Corneliusstraße* wurde der gesamte Straßenraum verkehrstechnisch umgestaltet und aufgewertet. Bis zu Beginn der Bautätigkeiten im *Tiergarten Dreieck* war die *Corneliusstraße* besonders zu Stoßzeiten Teil einer stark frequentierten „Schleichverkehrsroute" im Stadtgebiet. Durch die Umbaumaßnahmen ist eine Einbahnstraße entstanden, die nicht mehr direkt über die *Klingelhöferstraße,* sondern nur noch über eine gesonderte Abbiegespur erreicht werden kann.[459] Neben einer idealen Süd-West-Ausrichtung der Bauten an der *Corneliusstraße* mit Blick auf den *Landwehrkanal,* hat die Aufwertung des Straßenraums zu einer erheblichen Verbesserung der städtebaulichen Qualität geführt. Es kann angenommen werden, dass insbesondere diese Baumaßnahmen, den Wert der Gebäude an der *Corneliusstraße* und speziell den der Wohnungen, erheblich gesteigert haben.
Die bewusste Ansiedlung von Botschaften, Verbänden, hochwertigen Wohnungen und Büros ist ein Hauptbestandteil des Konzeptes und führt zu einem sehr eigenen Charakter des Quartiers. Dies ist jedoch in keiner Weise negativ behaf-

---

456 Vgl. hierzu auch Schäche/ Machleidt 2006, S. 99.
457 Vgl. Interview mit Hr. Machleidt von Machleidt+Partner, 14.01.2011.
458 Senatsverwaltung für Stadtentwicklung und Umweltschutz, Berlin, ohne Datum.
459 Vgl. Interview mit Hr. Schlömer von der Senatsverwaltung für Stadtentwicklung, Berlin, 14.01.2011.

tet, sondern das gesamte Konzept erscheint in sich sehr schlüssig. Dies zeigt die *Nutzbarkeit* nach *Frick*;[460] gerade die Botschaften und die sehr hochwertigen Wohnungen an der *Corneliusstraße* haben ein besonderes Sicherheits- und Repräsentationsbedürfnis. Die bewussten Ansprüche ihrer Nutzer finden im *Tiergarten Dreieck* ihre Angemessenheit und Zweckdienlichkeit. Die Zweckentsprechung der Gebäude mit den jeweils eigenen Tiefgaragen, dem sehr gepflegten und repräsentativen „Pocket-Park" sowie der Möglichkeit, das Quartier in der Nacht durch Tore zu verschließen, bietet den Nutzern des Quartiers eine technisch praktikable, praktische und bequeme Lösung, die für ihre Ansprüche sinnvoll erscheint.[461]

Die enge Bebauung an den Außenbereichen führt nicht nur zu Bildung einer städtischen Dichte, sondern ermöglichte die Anlegung des relativ großen „Pocket-Parks" in der Mitte des Quartiers. Die Blockrandbebauung mit direkter Anbindung der Tiefgaragen an den Straßenraum und nicht über die Gassen im Quartier, führt zu einer flächensparenden Erschließung. Somit ist die *Nachhaltigkeit* nach *Frick*[462] zumindest teilweise gegeben.

*Tabelle 19: Zielerreichungsgrad Tiergarten Dreieck - Konzeption*

| Unterziele | 0 | 1 | 2 | 3 | 4 | 5 | 6 |
|---|---|---|---|---|---|---|---|
| Nutzungskonzept | | | | | | • | |
| Flexibilität | | | | | | | • |
| Nutzbarkeit | | | | | | | • |
| „Adresse" | | | | | | | • |
| Nachhaltigkeit | | | | | | • | |
| Alleinstellungsmerkmale | | | | | | | • |
| **Teilziel *Konzeption*** | 5,5 | | | | | | |

Quelle: Eigene Darstellung.

**Art und Grad der Nutzungsmischung**
Im *Tiergarten Dreieck* sind die drei Hauptnutzungen Gewerbe, Wohnen und Freizeit vertreten. Die Nutzungen Gewerbe und Wohnen dominieren jedoch stark. Der gewerbliche Schwerpunkt liegt in einer Mischung aus diplomatischen und politischen Nutzungen. Der „Pocket-Park" kann der Nutzung Freizeit zuge-

---

[460] Vgl. Frick 2008, S. 90ff.
[461] Zu einen möglichen Widerspruch im Bezug auf eine öffentliche Zugänglichkeit und Nutzung vgl. Kapitel 0.
[462] Vgl. Frick 2008, S. 201.

schrieben werden, ebenso der Fitnessclub. Trotz ihres gewerblichen Schwerpunkts kann im Ansatz die Kunstgalerie ebenfalls zur Nutzung Freizeit gezählt werden. Einzig die beiden vierspurigen Straßen im Westen und Osten führen zu einer Isolation im städtebaulichen Umfeld. Verstärkt wird diese Abkapselung durch die äußerst spezifischen Nutzungen im *Tiergarten Dreieck*, denn der hohe Anteil an Botschaften und hochwertigen Wohnungen trägt per se wenig zu einer Belebung bei. In den Erdgeschossflächen an der *Stülerstraße* befinden sich vereinzelte gewerbliche Nutzungen. Eine ausgeprägte Nutzung der Erdgeschossflächen bspw. durch Einzelhändler wäre zwar für eine stärkere Belebung sehr wünschenswert, vermutlich würde dies – allein aufgrund einer fehlenden Nachfrage – wirtschaftlich nicht realisierbar sein. Aufgrund der innenstadtnahen Lage, die jedoch keine sogenannte Lauflage mit besonders hoher Fußgängerfrequenz darstellt, ist der Flächenmix geeignet. Der Grad der Nutzungen entspricht daher der Ortsangemessenheit des Nutzungsanspruches. Bezogen auf die Ortsangemessenheit kann das Verhältnis der Nutzungsarten als ausgewogen und flexibel bezeichnet werden.

In der Begründung der Jury zur besonderen Anerkennung des *Deutschen Städtebaupreises 2002* wird die optimale Verbindung aus hochwertigem Wohnen, Dienstleistungen, Gewerbe und Botschaftsfunktionen gelobt, die zu einer einheitlichen Grundhaltung führt, ohne monoton oder autoritär zu wirken. Ebenfalls überzeugte die Jury die gelungene Abfolge sowie konsequente Zuordnung öffentlicher, halböffentlicher und privater Räume."[463] Wie beschrieben hat der „Pocket-Park" einen halböffentlichen Charakter. Anzunehmen ist, dass genau dieser Charakter von den Bewohnern und Büronutzern sehr geschätzt wird. Daher ist der Park für den Erfolg des *Tiergarten Dreiecks* sehr relevant, denn die noble und edle Wirkung dieser Grünfläche erzeugt eine raumbezogene Identität mit derer sich die Bewohner und Büronutzer identifizieren. Im Rahmen der räumlich-sozialen Kognition trägt der „Pocket-Park", als bedeutender Mittelpunkt des Quartiers, stark zur Wahrnehmung bei. Darüber hinaus erleichtert die zentrale Lage des Parks eine gute Orientierung im Quartier.

Im Erdgeschoss des Gebäudes an der Ecke *Stüler-* und *Corneliusstraße* befanden sich ein Restaurant und ein Bistro. Die Ansiedlung eines Gastronomiebetriebes an dieser Stelle war Teil eines städtebaulichen Vertrages. Aufgrund sehr hoher Mietforderungen des Eigentümers konnten sich die Betriebe jedoch nur etwa zweieinhalb Jahre halten. Heute werden in den Erdgeschossbereichen Computerschulungen für die Mitarbeiter einer Bank angeboten.[464] Neben den hohen Mieten ist vermutlich auch die oben angesprochene Isolation des Quar-

---

463 Vgl. Deutscher Städtebaupreis 2002, S. 6.
464 Vgl. Interview mit Hr. Unger, Geschäftsfürer der Groth Gruppe, 25.01.2011; zum städtebaulichen Vertrag vgl. ausführlich Kapitel 0.

tiers ein weiterer Grund, der zur Schließung der Gastronomiebetriebe geführt hatte. Die Aufgabe des Restaurants und des Bistros führt zu einem gewissen Mangel im Quartier, da eine solche Freizeitnutzung deutlich zu mehr Belebung im *Tiergarten Dreieck* beitragen könnte.

*Tabelle 20: Zielerreichungsgrad Tiergarten Dreieck - Nutzungsmischung*

| Unterziele | 0 | 1 | 2 | 3 | 4 | 5 | 6 |
|---|---|---|---|---|---|---|---|
| Dichte | | | | | | | ● |
| Lebendigkeit | | | ● | | | | |
| Robustheit | | | | | ● | | |
| Nutzungsverhältnis | | | | ● | | | |
| raumbezogene Identität | | | | | | | ● |
| **Teilziel *Nutzungsmischung*** | 4,0 | | | | | | |

Quelle: Eigene Darstellung.

**Soziale Aspekte**
An den Außenbereichen des *Tiergarten Dreiecks* befinden sich Tore, die nur teilweise tagsüber geöffnet sind. Dies führt gerade für Ortsfremde zu einer gewissen Unsicherheit, ob der innere Bereich des Quartiers frei zugänglich ist. Das *Tiergarten Dreieck* ist zwar tagsüber öffentlich zugänglich, doch besteht, durch die teilweise verschlossenen Tore, die relativ engen und langen Gassen, eine gewisse Hemmschwelle das Innere des Areals zu betreten. Verstärkt wird dieser Unsicherheitsfaktor durch zahlreiche Videokameras an den Hauswänden. Geschuldet sind diese Sicherheitsmaßnahmen den geforderten Sicherheitsinteressen der Botschaften, Verbänden und denen der hochwertigen Wohngebäude an der *Corneliusstraße*. Im „Pocket-Park" ist nichts von dem Straßenlärm der starkbefahrenen *Klingelhöfer-* und *Stülerstraße* zu hören. Dies trägt, neben dem gepflegten Erscheinungsbild der Gehwege, Rasenflächen, Bänke und Spielgeräte für Kinder, erheblich zur Aufenthaltsqualität bei. Wobei anzunehmen bleibt, dass ein sozialer Austausch und Kommunikation nur zwischen den Bewohnern und Büronutzern stattfindet. Eine Nutzung der Grünanlagen durch „Externe" wird mit hoher Wahrscheinlichkeit, aufgrund der beschriebenen nicht klar erkennbaren Zugänglichkeit, eine große Ausnahme bleiben. Diese Tatsache ist jedoch nicht negativ behaftet, denn mit dem *Tiergarten* und dem *Zoologischen Garten* gibt es ein sehr großes Angebot an öffentlichen Grün- und Naherholungsflächen in unmittelbarer Nachbarschaft. Darüber hinaus ist die Fläche des *Tiergarten Dreiecks* vergleichbar mit der Größe eines gewöhnlichen (Wohn-) Blocks, der ebenfalls häufig von vier Straßen begrenzt wird. In den seltensten Fällen sind die

sich in den Hinter- und Innenhöfen befindenden Flächen und Gärten für die Öffentlichkeit frei zugänglich, sondern werden ausschließlich für die privaten Bedürfnisse der jeweiligen Anwohner und Eigentümer genutzt. In dicht besiedelten Städten bilden diese privaten Flächen häufig wichtige und begehrte soziale Rückzugsräume. Eine zumindest im Ansatz vergleichbare Bespielung erfolgt im „Pocket-Park". Aufgrund der beschriebenen Thematik, hätte die tagsüber freie Zugänglichkeit des „Pocket-Parks", aus städtebaulicher Sicht, kein zwingender Bestandteil des städtebaulichen Vertrages sein müssen.

Als Teil des *Tiergarten Dreiecks* ist der „Skulpturenboulevard" entlang des *Landwehrkanals* ebenfalls uneingeschränkt für die Öffentlichkeit frei zugänglich. Aufgrund seiner Wasserlage, seines alten Baumbestandes sowie Parkbänken und Kunstwerken bietet er Aufenthaltsqualität sowie die Möglichkeit des sozialen Austausches.

*Abbildung 19: Corneliusstr. vor der Entwicklung*

*Abbildung 20: Corneliusstr. nach der Entwicklung*

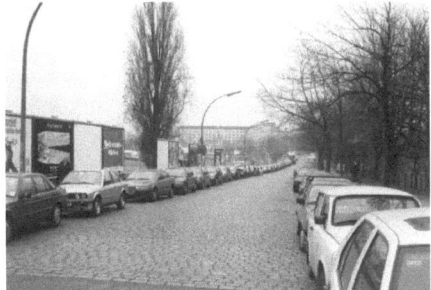

Quelle: FPB.

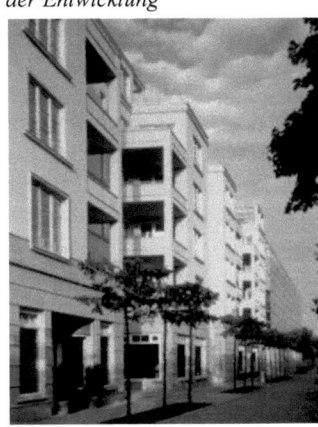

Quelle: FPB.

Aufgrund der differenzierten (sozialen) Interessen der Büronutzer und Anwohner nach Repräsentation und besonderer Sicherheit wurde die *Grundsicherung* nach *Frick* erfüllt. Hierbei handelt es sich jedoch nicht um Interessen, welche sich beliebig auf die übrige Bevölkerung übertragen lassen, sondern nur um die ganz speziellen und individuellen Belange der Nutzer des *Tiergarten Dreiecks*. Um diese diplomatischen, politischen, wirtschaftlichen und bürgerlichen Bedürfnisse befriedigen zu können, benötigt eine Großstadt ein Quartier wie das *Tiergarten Dreieck*. Insbesondere dann, wenn es sich um die Hauptstadt eines Landes mit zahlreichen diplomatischen und politischen Institutionen handelt.

*Tabelle 21: Zielerreichungsgrad Tiergarten Dreieck* - Soziale Aspekte

| Unterziele | 0 | 1 | 2 | 3 | 4 | 5 | 6 |
|---|---|---|---|---|---|---|---|
| abwechslungsreiches Angebot | | | | • | | | |
| Städtebau | | | | | | | • |
| Infrastruktur | | | | | • | | |
| soziale Ausgewogenheit | | | | • | | | |
| **Teilziel *Soziale Aspekte*** | | | | 4,0 | | | |

Quelle: Eigene Darstellung.

**Akzeptanz**

Die Verknüpfung mit dem Areal der nordischen Botschaften führte zu einer leichten Einprägsamkeit der städtischen Umwelt. Dies gelang durch die rhythmische Anordnung und Kontinuität der einzelnen Baukörper sowie durch die Wiederholung der Gassen und Freiräume in beiden Arealen. Alleine aufgrund der prominenten Nutzer, wie der CDU-Bundesgeschäftsstelle, der verschiedenen Botschaften oder der Wirtschaftsprüferkammer, genießt das *Tiergarten Dreieck* einen hohen Bekanntheitsgrad. Wobei vereinzelt öffentliche Kritik an dem Konzept des Quartiers geübt wird. Hauptsächlich steht die allgemeine zuvor beschriebene eingeschränkte Zugänglichkeit durch die Öffentlichkeit in der Kritik. Der Wohnkomplex an der *Corneliusstraße* wird teilweise wegen seiner Sicherheitsmaßnahmen, Zugangskontrollen, Concierge-Service etc. als „Gated Community"[465] bezeichnet. Der Vorwurf einer „Gated Community", wie es sie bspw. in den USA gibt, trifft weder pauschal für das gesamte Quartier, noch im speziellen für den hochwertigen Wohnkomplex zu. Auch wenn es für solche geschlossenen Wohnanlagen keine feste Größenordnung gibt, so erscheint der Wohnkomplex an der *Corneliusstraße*, schon aufgrund der Größe von nur 60 Wohnungen verteilt auf vier Gebäude zu klein. Der innenliegende Arkadenhof ist ebenfalls viel zu klein, als dass er eine für die Öffentlichkeit interessante Nutzung bieten könnte. Dieser Wohnkomplex unterscheidet sich aufgrund seiner Sicherheitsmaßnahmen deutlich von gewöhnlichen Wohnanlagen, ein Nachteil oder ein Mangel für die Öffentlichkeit ist jedoch nicht erkennbar. Vielmehr vermittelt das gesamte *Tiergarten Dreieck*, insbesondere dem Betrachter von außen, aufgrund der ansprechenden Fassadengestaltung, ein positives Erscheinungsbild mit teilweise sehr individuellen, aber dennoch zusammenhängenden Einzelgebäuden. Zum allgemeinen Wohlbefinden trägt der öffentliche und gut gestaltete Parkstreifen entlang des *Landwehrkanals* bei.

---

465 Vgl. hierzu bspw. Hartmann 22.01.2001.

*Abbildung 21: Arkadenhof im Tiergarten Dreieck*

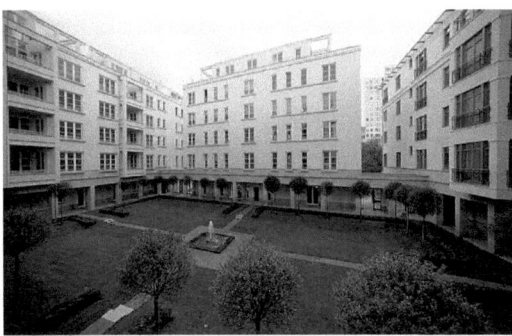

Quelle: FPB

Es kann angenommen werden, dass der Umgang mit dem historischen Erbe des *Tiergartenviertels* für geschichts- und traditionsbewusste Bewohner der Stadt sicherlich einen wichtigen weichen Standortfaktor bildet. Ferner trägt die Vielzahl der charakteristischen Gebäude, zur Identifikation mit der Stadt bei.

Im Jahre 2002 erhielt das Quartier eine besondere Anerkennung vom *Deutschen Städtebaupreis*.[466] Im gleichen Jahr gewann das *Tiergarten Dreieck* den ersten Preis des sogenannten *DIFA-AWARD 2002* in der Kategorie „Gebaute/ Fertiggestellte Quartiere".[467] Trotz der unter Umständen starken fachspezifischen Auswahlkriterien lassen diese beiden Auszeichnungen ebenfalls eine gewisse öffentliche Akzeptanz erkennen.

*Tabelle 22: Zielerreichungsgrad Tiergarten Dreieck - Akzeptanz*

| Unterziele | 0 | 1 | 2 | 3 | 4 | 5 | 6 |
|---|---|---|---|---|---|---|---|
| Bekanntheitsgrad | | | | | | | • |
| Umgang mit mögl. historischem Erbe | | | | | | | • |
| Identifizierbarkeit | | | | | | | • |
| räumliche Milieu | | | | | | • | |
| Segregation | | | | • | | | |
| Erscheinungsbild | | | | | | | • |
| Sicherheit | | | | | | | • |
| **Teilziel *Akzeptanz*** | 5,4 | | | | | | |

Quelle: Eigene Darstellung.

---

466 Vgl. Deutscher Städtebaupreis 2002, S. 6.
467 Vgl. Lohr 2003, S. 48ff.

## Qualitätsvolle Wirkung

Das Erscheinungsbild des *Tiergarten Dreiecks* lässt sich am besten mit den Adjektiven hochwertig und klassisch beschreiben, da sich das gesamte Quartier sowohl durch klassische als auch moderne Einflüsse sowie einer Verarbeitung äußerst hochwertiger Materialien auszeichnet. Neben der bereits beschriebenen qualitätsvollen Wirkung des „Pocket-Parks" und des „Skulpturenboulevards" sind auch die kleinen Innenhöfe der jeweiligen Blocks aufwendig bepflanzt und gestaltet. Die zahlreichen Gassen verfügen entweder über ein Kopfsteinpflaster oder einen Kiesbelag. Die meisten Gebäude haben bodentiefe Fenster und besitzen häufig Loggien, Balkone und Dachterrassen. Besonders die Erdgeschossebenen wurden vielfach mit ansprechenden Natursteinfassaden verkleidet und die Putzfassaden in verschiedenen Ebenen profiliert.

Die Häuser sind durch zwei Hauptfassaden gekennzeichnet, die äußere als repräsentative und adressbildende zur öffentlichen Straße und die innere mit einer eher alltäglich wirkenden Fassade. Dabei wurden die Gebäude in konventioneller massiver Bauweise errichtet.[468] Besondere herausstechende architektonische Akzente setzen die von renommierten Architekturbüros entworfenen Gebäude der Bundesgeschäftsstelle der CDU, der Mexikanischen Botschaft sowie die Wohngebäude am *Landwehrkanal*.[469] In dem Würdigungstext eines städtebaulichen Preises wird das *Tiergarten Dreieck* wie folgt beschrieben: „Die moderne Neuinterpretation des klassischen Stadthauses mit ihrem Bezug zur Tradition sorgt für eine Zeitlosigkeit der Architektur, die Generationen überdauern wird und eine hohe Werthaltigkeit sicherstellt."[470] Die Entwürfe, angelehnt an klassische Stadthäuser, können in ihrer Zeitlosigkeit als qualitätsvolle Architektur bezeichnet werden. Eine Werthaltigkeit ist in etwa zehn Jahre nach Fertigstellung erkennbar. Dass sie Generationen überstehen wird, liegt ebenfalls nah, naturgemäß wird sich dies jedoch erst in einigen Jahrzehnten zeigen.

---

468 Vgl. hierzu auch Schäche/ Machleidt 2006, S. 99.
469 Die Bundesgeschäftsstelle der CDU wurde vom Architekturbüro Petzinka, Pink und Partner, die Mexikanische Botschaft von Teodoro González de Léon und Francisco Serrano und die Wohngebäude von Hilmer & Sattler, Gesine Weinmiller sowie Moore, Ruble, Yudell entworfen.
470 Lohr 2003, S. 49.

*Abbildung 22: Pocket-Park*  *Abbildung 23: Ansicht Pocket-Park*

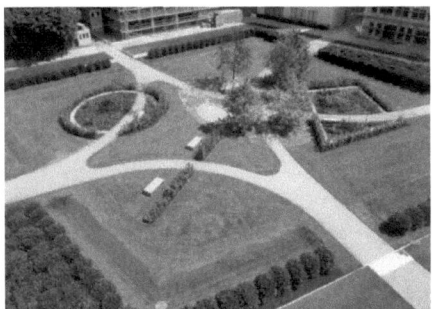
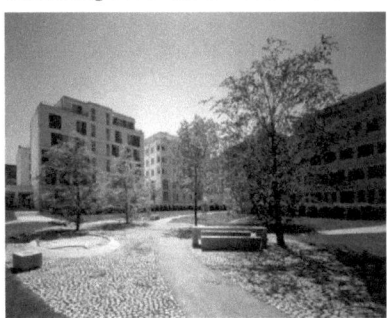

Quelle: FPB.  Quelle: FPB.

Die *baulich-räumliche Organisation* im *Tiergarten Dreieck* wird als sehr gut erachtet. Denn die dipolomatischen, politischen und wirtschaftlichen Vertretungen mit ihrem hohen Repräsentationsbedürfnis befinden sich gut sichtbar an der *Klingelhöferstraße* und schirmen gleichzeitig den inneren Bereich des Quartiers gegen den Lärm dieser viel frequentierten Straße ab. Durch die gewählte Lage des „Pocket-Parks" in der Mitte des Quartiers liegen fast alle Blöcke an einer aufwendig gestalteten Grünfläche. Wie bereits erwähnt partizipieren die Wohngebäude entlang des *Landwehrkanals* nicht nur von einer idealen Süd-West-Ausrichtung, sondern liegen auch zwischen zwei attraktiven Grünflächen an einer verkehrsberuhigten Straße mit Wasserblick. Neben einer ansprechenden Architektur und einer attraktiven Gestaltung der Außenräume sorgen auch die klare Gliederung sowie eine stimmige Rhythmik der Blöcke und Gassen für ein hohes Maß an *Verständlichkeit*.

*Tabelle 23: Zielerreichungsgrad Tiergarten Dreieck* - Qualitätsvolle Wirkung

| Unterziele | 0 | 1 | 2 | 3 | 4 | 5 | 6 |
|---|---|---|---|---|---|---|---|
| Aufenthaltsqualität im Quartier & Gebäuden | | | | | | ● | |
| baulich-räumliche Elemente | | | | | | | ● |
| baulich-räumliche Organisation | | | | | | | ● |
| Verständlichkeit | | | | | | | ● |
| **Teilziel *Qualitätsvolle Wirkung*** | 5,8 | | | | | | |

Quelle: Eigene Darstellung.

## Wirtschaftlichkeit

Der weitaus größte Teil der Gebäude im *Tiergarten Dreieck* befindet sich im Eigentum seiner Nutzer. Die wenigen vermieteten Flächen sind für eine realistische Aussage nicht repräsentativ genug. Aufgrund dessen existieren auch keine Marktberichte, die Informationen über Miethöhen, Nachfrage, Flächeneffizienz etc. im *Tiergarten Dreieck* geben. Daher lassen sich die meisten Angaben zur Wirtschaftlichkeit, auch aufgrund der teilweise sehr speziellen Nutzungen im Quartier sowie der besagten fehlenden Informationen, nur im Ansatz treffen. Die folgenden Ausführungen basieren deshalb teilweise auf Vermutungen, welche sehr nahe liegen, aber nicht endgültig belegt werden können.

Die 100 Mietwohnungen an der *Stülerstraße* konnten frühzeitig an Kapitalanleger verkauft werden. Ähnlich verhielt es sich mit den 60 exklusiven Eigentumswohnungen an der *Corneliusstraße*, von denen zum Zeitpunkt ihrer Fertigstellung über zwei Drittel verkauft waren.[471]

Seit Fertigstellung des Quartiers hat zwar der ein oder andere gewerbliche Mieter gewechselt, aber insbesondere die großen gewerblichen Nutzer sind ihrem Standtort treu geblieben. Eine hohe Fluktuation ist im Quartier folglich nicht zu erkennen. Die zuvor beschriebene qualitätsvolle Wirkung lässt auf eine hohe Werthaltigkeit schließen. Ferner wurde der weitaus größte Teil des Quartiers nicht spekulativ entwickelt, denn viele Nutzer der gewerblichen Bauten, wie bspw. CDU, Mexikanische Bootschaft, Hypothekenbank etc. standen von vorneherein fest. Diese hohe Planungssicherheit hat sicherlich mit zu einem wirtschaftlichen Erfolg beigetragen.

Bei der Entwicklung des Quartiers ist es gelungen, eine Atmosphäre zu schaffen, die die Agglomeration von ganz bestimmten Nutzern bewirkt hat. Der exklusive Wohnkomplex an der *Corneliusstraße* sowie die hochkarätigen diplomatischen, wirtschaftlichen und politischen Institutionen und Vertretungen partizipieren gleichzeitig von dem jeweils anderen Imagewert. Neben der Emotionalisierung, ausgelöst durch einen „prominenten" Nachbarn, haben die weitaus meisten Nutzer des Quartiers ein gleich hohes Interesse an Repräsentanz und Sicherheit. Dies führt wiederum zu einer wertvollen Bildung eines Alleinstellungsmerkmals. Der Markt- und Nutzwert der einzelnen Gebäude wird somit auch stark durch die benachbarten Nutzungen bzw. den allgemeinen Nutzermix im Quartier hervorgerufen.

---

471 Vgl. Immobilien Zeitung 2000, S. 22.

Fallbeispiel Tiergarten Dreieck 167

*Tabelle 24: Zielerreichungsgrad Tiergarten Dreieck - Wirtschaftlichkeit*

| Unterziele | 0 | 1 | 2 | 3 | 4 | 5 | 6 |
|---|---|---|---|---|---|---|---|
| (Gebäude-) Wert | | | | | | ● | |
| Flächeneffizienz | | | | | | ● | |
| Werthaltigkeit | | | | | | | ● |
| flexible Grundstruktur | | | | | | ● | |
| Umgebung/ Atmosphäre | | | | | | | ● |
| **Teilziel *Wirtschaftlichkeit*** | 5,2 | | | | | | |

Quelle: Eigene Darstellung.

### 3.3.2.3 Erfolgsbewertung

Die folgende Tabelle zeigt die zusammengefasste Bewertung des Erfolges des *Tiergarten Dreiecks*.

*Tabelle 25: Gesamtzielerreichungsgrad Tiergarten Dreieck*

| Teilziele | Zielerreichungsgrade |
|---|---|
| Lage & Standortaufwertung | 5,8 |
| Konzeption | 5,5 |
| Art & Grad der Nutzungsmischung | 4,0 |
| Soziale Aspekte | 4,0 |
| Akzeptanz | 5,4 |
| Qualitätsvolle Wirkung | 5,8 |
| Wirtschaftlichkeit | 5,2 |
| **Gesamtzielerreichungsgrad** | **5,1** |

Quelle: Eigene Darstellung.

### 3.3.2.4 Analyse und Klassifikation der Planungs- & Entwicklungsprozesse

**Trägerschaft und Akteurskonstellation**

Bereits der 1973 durchgeführte „Städtebauliche Ideenwettbewerb Landwehrkanal-Tiergarten" sah, am südlichen *Tiergartenrand* zum *Landwehrkanal* hin und damit auch im *Tiergarten Dreieck*, vornehmlich dichten Wohnungsbau vor. Verschiedene Investoren wurden auf den Plan gerufen und das Areal wechselte mehrfach den Eigentümer. In den Jahren 1977/ 78 versuchte das Land Berlin, in einem neuen Anlauf, die Fläche als Standort für das Kammergericht Berlin auszuweisen. Der durchgeführte „Städtebauliche Ideenwettbewerb Kammergericht Berlin" blieb aufgrund wenig akzeptabler Vorschläge folgenlos. Die von 1979 bis 1987 veranstaltete Internationale Bauausstellung (IBA) befasste sich mit dem Thema die Innenstadt von West-Berlin wieder als Wohnstandort zu gewinnen. Entlang der *Rauchstraße* und westlich der *Stülerstraße* entstanden Geschosswohnungsbauten an denen die *Groth Gruppe* maßgeblich beteiligt war. Nach damaligen Planungen sollte das *Tiergarten Dreieck* zu einem Park umgestaltet werden. Im Oktober 1985 erwarb die *Groth Gruppe* das Grundstück *Tiergarten Dreieck* von dem Wohnungsbauunternehmen *Neue Heimat*, um zu einem späteren Zeitpunkt dort Wohnungen zu errichten. Im Jahre 1986 wurde das Areal wieder an den Senat verkauft, jedoch mit der Einräumung eines Vorkaufrechtes für den Fall, dass die Fläche als Wohnstandort ausgewiesen werden sollte.[472]

Kurz vor der dem Fall der Berliner Mauer kamen Ideen einer Entwicklung des sogenannten *World Trade Center Berlin* (*WTC-Berlin*) auf. Geplant war die Entwicklung eines internationalen Handels- und Dienstleistungszentrums. Die kommunale Verwaltung war nach Öffnung der innerdeutschen Grenze der Meinung, nun endlich klar und eindeutig die Zweckbestimmungen des Areals unter gesamtstädtischen Aspekten vornehmen zu können. Insofern sollten, auf dem heutigen *Tiergarten Dreieck* neben dem *WTC-Berlin,* ein zum *Landwehrkanal* zugewandter Wohnanteil einschließlich Infrastruktur sowie ein Hotel entstehen.[473] Die *Philipp Holzmann – Held & Franke Bauaktiengesellschaft* sollte auf einer etwa 22.500 Quadratmeter großen Teilfläche das *WTC-Berlin* errichten. Die *Groth Gruppe* plante gehobenen Wohnungsbau auf einer Teilfläche von 7.300 Quadratmetern am *Landwehrkanal*, inklusive einer Kindertagesstätte des Landes Berlin. Das Land Berlin, vertreten durch die *Senatsverwaltung für Bau- und Wohnungswesen*, lobte, zusammen mit den Investoren, im Mai 1991 einen kombinierten städtebaulichen Ideen- und Realisierungswettbewerb mit dem Namen „World Trade Center Berlin und Wohnen am Landwehrkanal" aus.[474] Der Investor *Holzmann* zog sich jedoch im Streit um den Grundstückspreis zurück und die *Groth Gruppe* bekam in einem zweiten Anlauf den Zuschlag.[475] Nach der Entscheidung für Berlin als neue Hauptstadt und dem damit verbundenen Beschluss von Regierung und Parlament den Regierungssitz von Bonn nach Berlin zu verlegen, gewann das *Tiergartenviertel* als traditioneller Standort von Botschaften und diplomatischen Vertretungen wieder an Bedeutung und damit ebenfalls das *Tiergarten Dreieck*.[476] Ende 1995 begann die *Groth Gruppe*, ohne

---

472 Vgl. Hutfils 2000, S. 20f; vgl. auch Wuthe 1992, S. 6f.
473 Vgl. Wuthe 1992, S. 6f.
474 Vgl. Stimmann 1992, S. 11.
475 Vgl. Immobilien Zeitung 1999, S.16.
476 Vgl. Hutfils 2000, S. 20f; vgl. auch Wuthe 1992, S. 6f.

einen weiteren Partner, als Bauherr mit der Entwicklung des heutigen *Tiergarten Dreiecks*. Als Projektentwickler des Areals kann die *Groth Gruppe* als *Trade-Developer* bezeichnet werden.

**Planungsinstrumente**
Die Planung des *Tiergarten Dreiecks* war durch die folgenden Schritte geprägt: städtebaulicher Ideenwettbewerb, Überarbeitung des städtebaulichen Konzeptes, Realisierungsworkshop, Bebauungsplanverfahren und Gestaltungsrunden sowie die Schließung eines städtebaulichen Vertrages.

Städtebaulicher Ideenwettbewerb
Die *Senatsverwaltung für Stadtentwicklung und Umweltschutz* schrieb im November 1995 einen städtebaulichen Ideenwettbewerb für das *Tiergarten Dreieck* aus. Eingeladen wurden sieben internationale Architekturbüros.[477] Ergebnis dieses Wettbewerbes war ein städtebauliches Konzept, welches in einem mehrstufig diskutierten Verfahren entwickelt wurde. Ziel war es, ein Quartier mit urbaner Nutzungsmischung, hochwertigen und kleinteiligen Wohnungen, diplomatischen Vertretungen sowie Verbänden und Stiftungen zu entwickeln. Das städtebauliche Konzept bildete die Grundlage für den Bebauungsplan. Planungsziel für die brachliegende Fläche sollte ein „Konzept mit maßvoller Dichte und einer hohen städtebaulichen Qualität" sein. Als Wettbewerbssieger ging die Bürogemeinschaft *Machleidt+Partner* und *Walter Stepp* mit ihrem Entwurf einer Blockrandbebauung um einen „Pocket-Park" hervor.[478] Die Jury des städtebaulichen Ideenwettbewerbs bestand aus Architekten, Landschaftsarchitekten, kommunalen Vertretern und einem Vertreter des Investors.[479] Die Abbildung 17 zeigt den Siegerentwurf. Die Abbildung 18 beinhaltet die Entwürfe der übrigen sechs Teilnehmer.

Etwa zur gleichen Zeit hatten die nordischen Botschaften beschlossen, ein gemeinsames Botschaftszentrum, direkt angrenzend an das *Tiergarten Dreieck*, nördlich der *Rauchstraße* (siehe bspw. Abbildung 24), zu realisieren. Für dieses Nachbargrundstück hatte der Senat ebenfalls einen städtebaulichen Realisierungswettbewerb durchgeführt. Das städtebauliche Konzept der nordischen Botschaften, des Büros *Berger+Parkkinen Architekten* ergänzt, wie zuvor beschrieben, den Städtebau im *Tiergarten Dreieck* auf kongeniale Weise, da beide Kon-

---

477 Folgende Architekturbüros haben am städtebaulichen Ideenwettbewerb teilgenommen: Peter Eisenman, New York; Bernd Faskel, Berlin; Rob Krier/ Christoph Kohl, Wien; Machleidt und Stepp, Berlin; Gruppe Planwerk, Berlin; Schweger & Partner, Hamburg; Snozzi und Jenni, Lacarno. Vgl. Hutfils 2000, S. 22.
478 Vgl. FPB 10/2004; Groth Gruppe 2000, S. 3.
479 Vgl. bspw. Hutfils 2000, S. 23.

zepte eine ähnliche konzeptionelle Haltung verbindet. Zu erwähnen ist, dass beide Wettbewerbe parallel verliefen und beide Preisträger keine Kenntnisse von der jeweils anderen Arbeit hatten.[480]

Überarbeitung des Konzeptes
Nachdem der Siegerentwurf feststand, wurden einige Punkte, die von den Preisrichtern kritisch angemerkt wurden, bis April 1996 durch *Machleidt+Partner* und *Walter Stepp* überarbeitet. Hierzu gehörten bspw. die Blöcke an der Ecke *Klingelhöfer-* und *Corneliusstraße* sowie der Block an der *Stüler-* und *Corneliusstraße*. Für diese beiden Blöcke war im ursprünglichen Konzept ein etwas kleinteiligerer Städtebau vorgesehen (siehe Abbildung 24 und Abbildung 25). Auch die Zufahrten zu den Tiefgaragen wurden geändert. Anstelle einer Erschließung über die Gassen, sieht das überarbeitete Konzept eine seitliche als auch frontale Zufahrt vor. Das Ursprungskonzept und insbesondere die Nutzungsstruktur des Siegerentwurfes wurden jedoch bis auf sehr wenige Ausnahmen beibehalten.[481]

*Abbildung 24: Wettbewerbsbeitrag vor Workshop*

*Abbildung 25: Überarbeitetes Konzept*

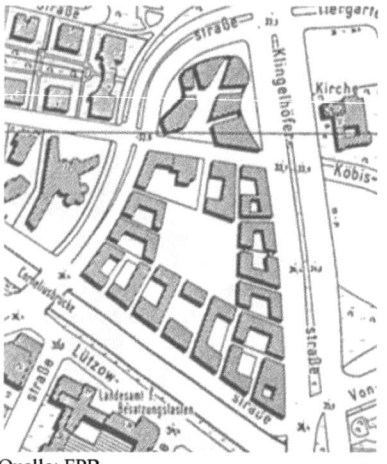

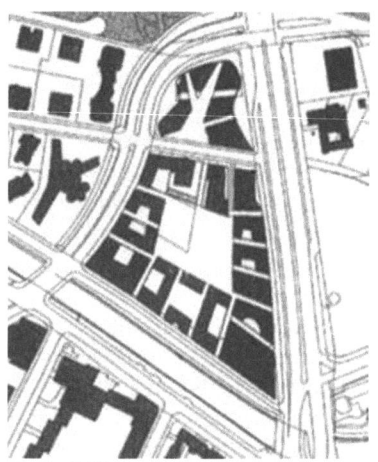

Quelle: FPB.

Quelle: FPB.

---

480 Vgl. hierzu Interview mit Hr. Machleidt von Machleidt+Partner, 14.01.2011.
481 Vgl. Hutfils 2000, S. 26.

## Realisierungsworkshop

Anfang 1997 folgte, dem städtebaulichen Ideenwettbewerb, zur Konkretisierung des Nutzungskonzeptes, ein zweitägiger Realisierungsworkshop mit acht teilweise internationalen Architekturbüros. Dieser Workshop wurde gemeinsam von der *Senatsverwaltung Bauen, Wohnen und Verkehr*, dem damaligen *Bezirk Tiergarten* und der *Groth Gruppe* ausgelobt. Die eingeladenen Architekturbüros wurden zu gleichen Teilen vom Senat und dem Investor ausgewählt.[482]

Ziel des Realisierungsworkshops war es, konkrete Entwürfe für die einzelnen Häuser zu liefern, dabei fand eine starke Orientierung an den Rahmenbedingungen des städtebaulichen Konzeptes und den Nutzungsanforderungen statt. Der gesamte Workshop wurde durch ein Planungsbüro vorbereitet und koordiniert.[483] Aus diesem Workshop gingen verschiedene Architekten hervor, die letztlich am Bau der einzelnen Gebäude beteiligt waren. Die Mexikanische Botschaft, die CDU Bundesgeschäftsstelle und die Wirtschaftsprüferkammer wurden in eigenständigen Wettbewerbsverfahren entwickelt.[484] Für den „Pocket-Park" fand ebenfalls ein freiraumplanerischer Realisierungswettbewerb mit geladenen Landschaftsarchitekten statt. Zu diesem Zeitpunkt stand bereits fest, dass der Park für die Öffentlichkeit grundsätzlich zugänglich sein muss, jedoch mit einer zeitlichen Einschränkung.[485]

## Bebauungsplan

Das erwähnte Planungsbüro übernahm auch die anschließende Ausarbeitung des Bebauungsplanverfahrens. Für die städtebauliche Koordination waren *Machleidt+Partner* und *Walter Stepp* als Sieger des städtebaulichen Konzepts verantwortlich.[486] Der Flächennutzungsplan von 1994 setzte zwar für das heutige *Tiergarten Dreieck* eine Mischung aus Wohnen, Botschaften, Verbandsansiedlungen fest.[487] Die neuen städtebaulichen Zielsetzungen des Quartiers waren jedoch nicht mit dem damals gültigen Bebauungsplan von 1967 vereinbar. Das neue städtebauliche Konzept sah verschiedene Nutzungen, eine höhere bauliche Dichte, eine differenzierte Verkehrserschließung und eine deutliche Überschreitung

---

482 Vgl. Hutfils 2000, S. 28; vgl. auch FPB 10/2004.
483 Folgende Architekturbüros haben am Realisierungsworkshop teilgenommen: Faskel und Becker, Berlin; Hilmer & Sattler, München/ Berlin; Machleidt+Stepp, Berlin; Moore, Ruble, Yudell, Santa Monica (Kalifornien), vertreten durch Lunetto + Fischer, Berlin; Petzinka, Pink & Partner, Düsseldorf; Pysall, Stahrenberg & Partner, Berlin; Van den Valentyn und S. Mohammed Oreyzi, Köln; Gesine Weinmiller, Berlin. Vgl. Hutfils 2000, S. 28; vgl. auch FPB 10/2004.
484 Vgl. Wörner/ Sigel 2001, S. 121; Hutfils 2000, S. 34.
485 Vgl. Interview mit Hr. Schlömer von der Senatsverwaltung für Stadtentwicklung, Berlin, 14.01.2011.
486 Vgl. Hutfils 2000, S. 28.
487 Vgl. Wörner/ Sigel 2001, S. 121.

der vorgegebenen Baugrenzen vor. Zwar wurde im Zusammenhang mit den Planungen für das *WTC-Berlin* bereits im Jahre 1991 ein Aufstellungsbeschluss für einen neuen Bebauungsplan gefasst, jedoch gingen diese Ausweisungen ebenfalls nicht mit dem neuen städtebaulichen Konzept konform. Daher wurde ein gänzlich neuer qualifizierter Bebauungsplan aufgestellt, dessen Grundlage die Entwürfe aus dem Realisierungsworkshop bildeten.[488] Da das Bebauungsplanverfahren parallel zu der weiteren Hochbauplanung durchgeführt wurde, konnte jeweils eine direkte Anpassung erfolgen. Dieser Prozess wurde durch eine sogenannte Gestaltungsrunde unter der Federführung des Bezirks, des Investors, der Architekten und des Bebauungsplanbearbeiters begleitet. Insofern war es möglich, auftretende Probleme, auf kurzem Wege, schnell zu lösen. Dies führte dazu, dass der Bebauungsplan in einer „Rekordzeit" von nur 13 Monaten festgesetzt werden konnte.[489]

Städtebaulicher Vertrag
Zur Realisierung des Projektes wurde ein städtebaulicher Vertrag zwischen dem Land Berlin, dem *Bezirk Tiergarten* und dem Investor geschlossen. Dieser städtebauliche Vertrag sah unter anderem die Entwicklung des *Tiergarten Dreiecks* zu einem hochwertigen innerstädtischen Wohn- und Dienstleistungsbereich im Rahmen einer geordneten städtebaulichen Entwicklung vor. Ebenfalls Bestandteil des Vertrages war die Sperrung für den Durchgangsverkehr in der *Corneliusstraße* und der damit bereits zuvor beschriebene Umbau in eine verkehrsberuhigte Straße und Promenade, einschließlich der Umgestaltung des Uferbereichs entlang des *Landwehrkanals* sowie die öffentliche Zugänglichkeit des „Pocket-Parks". Neben der Erschließung des Areals auf eigene Kosten verpflichtete sich der Projektentwickler zum Ausbau der westlichen *Klingelhöferstraße* mit der Errichtung einer Bus-, Park- und Vorfahrtsspur und eines Grünstreifens. Darüber hinaus übernahm der Investor sämtliche Kosten des Realisierungsworkshops und des Bebauungsplanverfahrens. Das Land Berlin verpflichtete sich im Gegenzug, im Rahmen des Bebauungsplanverfahrens, auf zügige Entscheidungen hinzuwirken.[490] Da ein Bebauungsplan nur sehr grundsätzliche und bspw. keine gestalterischen Festlegungen treffen kann, wird die Existenz des städtebaulichen Vertrages gerade von Seiten der Gewinner des städtebaulichen Wettbewerbs als besonders hilfreich erachtet.[491] Damit war der städtebauliche Zielfindungsprozess vom Grundsatz abgeschlossen. Die Aufstellung des Bebauungsplans und die Schlie-

---

488 Vgl. Hutfils 2000, S. 36f.
489 Vgl. FPB 10/2004.
490 Vgl. Hutfils 2000, S. 38f; Groth Gruppe 2000, S. 3; vgl. Interview mit Hr. Schlömer von der Senatsverwaltung für Stadtentwicklung, Berlin, 14.01.2011.
491 Vgl. Interview mit Hr. Machleidt von Machleidt+Partner, 14.01.2011.

ßung des städtebaulichen Vertrages verliefen weitgehend parallel. Für die einzelnen Blöcke wurden Teilwettbewerbe durchgeführt.[492]

**Planungs- und Entwicklungsmethoden, Maßnahmen**
Das Siegerkonzept des städtebaulichen Ideenwettbewerbs hatte, mit großem Abstand zu dem nächsten Preisträger, den Wettbewerb klar gewonnen. Die einzige Gegenstimme aus der Jury kam von der *Groth Gruppe*, denn die ursprünglichen Vorstellungen des Projektentwicklers sahen eine deutlich großformatigere Planung im eher amerikanischen Stil und kein kleinteiliges städtebauliches Konzept vor. Im anschließenden Realisierungsworkshop wurde der städtebauliche Entwurf durch die verschiedenen Architekten, im Hinblick auf eine Realisierbarkeit der einzelnen Blöcke, überprüft. Bei der weiteren Durcharbeitung haben *Machleidt+Partner* und *Walter Stepp* sehr viel Überzeugungsarbeit für die Umsetzung ihres Konzeptes leisten müssen. Mit Hilfe der geladenen Architekten, insbesondere des Architekturbüros *Hilmer & Sattler*, konnte letztendlich deutlich gemacht werden, dass das Konzept für die geplanten Nutzungen besonders gut geeignet ist. Diese Phase hat einige Monate in Anspruch genommen, an dessen Ende die *Groth Gruppe* jedoch von dem Konzept überzeugt werden konnte.[493] Es kann angenommen werden, dass der Projektentwickler sich durch *Sattler* überzeugen lies, da diesem aufgrund seiner Erfahrung zugetraut wurde, den von der *Groth Gruppe* gewünschten sehr hochwertigen Wohnkomplex, in begehrte und damit gut vermarktbare Wohnungen umzusetzen. Darüber hinaus liegt der Schwerpunkt der Entwicklungstätigkeit der *Groth Gruppe* im Wohnungsbau.

Im Rahmen der Entwicklungstätigkeiten des *Tiergarten Dreiecks* wurden keine örtlichen Bauvorschriften, im Sinne einer Gestaltungssatzung, festgesetzt.[494] Vielmehr nahmen Vertreter des Bezirkes, der verschiedenen Architekturbüros und des Investors an einer regelmäßigen Gestaltungsrunde teil. So konnten durch diese gemeinsamen Treffen neben architektonischen Themen auch Fragen der Materialität und der Farbe der Gebäude besprochen und abgestimmt werden.[495] Dieser begleitende Abstimmungsprozess wurde ebenfalls von kommunaler Seite als besonders intensiv bezeichnet. Wobei die Auseinandersetzung mit dem geplanten Wohnungsbau intensiver war als mit den gewerblichen

---

492 Vgl. Interview mit Hr. Schlömer von der Senatsverwaltung für Stadtentwicklung, Berlin, 14.01.2011.
493 Vgl. Interview mit Hr. Machleidt von Machleidt+Partner, 14.01.2011; vgl. auch Groth 2000, S. 6.
494 Vgl. Interview mit Hr. Schlömer von der Senatsverwaltung für Stadtentwicklung, Berlin, 14.01.2011.
495 Vgl. Interview mit Hr. Machleidt von Machleidt+Partner, 14.01.2011.

Bauten.[496] Die Vielzahl der verschiedenen renommierten Architekten, die während des Realisierungsworkshops mit der Umsetzung des städtebaulichen Konzeptes und anschließend mit den Entwürfen der einzelnen Gebäude betraut waren, hat sicherlich einen großen Teil zum Erfolg des *Tiergarten Dreiecks* beigetragen. Aufgrund der klaren Vorgaben des städtebaulichen Konzeptes, konnten sich die unterschiedlichen Handschriften der Architekten in das Gesamtkonzept sehr gut einfügen, was wiederum zur Bildung einer besonderen Atmosphäre im Quartier beigetragen hat.

Die Jury des städtebaulichen Ideenwettbewerbs hatte zu Beginn Bedenken, der Verkehrslärm der *Klingelhöferstraße* könne negative Auswirkungen auf den inneren Bereich des Quartiers haben. Daher wurden schon in einem sehr frühen Planungsstadium, durch den Investor, Schallmessungen vorgenommen und am Modell sowie am Rohbau entsprechende Maßnahmen ergriffen. Ein Schallschutzgutachten konnte die anfänglichen Bedenken entkräften.[497]

Um einen Mehrwert für die Bewohner im Quartier zu schaffen – auch im Hinblick auf die anschließende Vermarktung der Wohnungen – war von Beginn an geplant, den Sportclub an der *Corneliusstraße* zu subventionieren. Wären die Flächen des ehemaligen Restaurants an der Straßenecke *Stüler-* und *Corneliusstraße* im Eigentum des Projektentwicklers geblieben, hätte diese Nutzung ebenfalls eine stückweise Quersubventionierung erfahren, da die Attraktivität einer solchen Nutzung, auch von Seiten des Entwicklers, als besonders hoch erachtet wird.[498] Auch wenn die „alte Villa" nicht unmittelbar mit in die Entwicklungstätigkeiten eingebunden war, so sahen die ursprünglichen Planungen dennoch eine „besondere" Nutzung vor. In diesem Gebäude sollte ein internationaler Kindergarten untergebracht werden, für den jedoch kein Träger gefunden werden konnte.[499]

Bei der Entwicklung des Nutzungskonzeptes kam der Historie des Standortes besondere Aufmerksamkeit zuteil. Denn im *Tiergartenviertel* befanden sich ursprünglich unter anderem zwei- bis viergeschossige Gebäude, die, aufgrund ihrer Grundrissorganisation und baulichen Art, ebenfalls gehobenen individuellen Wohnbedürfnissen entsprachen.[500] „Der bauliche Zusammenhang war entweder direkt durch geschlossene Bauweise bzw. einseitigen Anbau gegeben, oder aber dort, wo die Grundstückseinheiten noch Abstand zuließen, durch Vorbauten, Toreinfahrten und Grundstücksmauern räumlich vermittelt."[501] Dem

---
496 Vgl. Interview mit Hr. Schlömer von der Senatsverwaltung für Stadtentwicklung, Berlin, 14.01.2011.
497 Vgl. Interview mit Hr. Unger, Geschäftsfürer der Groth Gruppe, 25.01.2011; Hutfils 2000, S. 26.
498 Vgl. Interview mit Hr. Unger, Geschäftsfürer der Groth Gruppe, 25.01.2011.
499 Vgl. Interview mit Hr. Machleidt von Machleidt+Partner, 14.01.2011.
500 Vgl. Schäche 1992, S. 14.
501 Schäche 1992, S. 14.

Projektentwickler war es wichtig, durch die Neubebauung, dem Areal seine ehemalige Bedeutung wiederzugeben. Nicht nur ursprüngliche Nutzungsstrukturen wurden aufgegriffen, welche nach der Fertigstellung der einzelnen Gebäude an die historischen Nutzungen anknüpften, sondern der Bauzaun wurde bereits während der Bauphase mit Zitaten von *Walter Benjamin* bedruckt, die der kulturellen Entwicklung im *Tiergartenviertel* geschuldet waren. Das Aufstellen dieses Bauzaunes, mit seiner auffälligen Außengestaltung, kostete dementsprechend mehr. Eine historisch anmutende Litfaßsäule, sie war eine Kopie des 1855 erstmals aufgestellten Originals durch *Ernst Litfaß*, beinhaltete Informationen über die Historie des Ortes. Hierdurch sollte versucht werden, schon während der Bauphase, unter dem Stichwort „Stadt im Wandel", die Berliner Bevölkerung an die einstige Bedeutung des Viertels zu erinnern.[502]

Aufgrund eines großen Interesses an einem Erwerb und einer damit verbundenen Entwicklung des Areals, von etwa drei bis vier weiteren Investoren, war der Verkäufer des Grundstücks für eine Anhandgabe des selbigen nicht bereit. Jedoch erlangte der Projektentwickler mit den Entscheidungen der CDU-Bundesgeschäftsstelle, der Niederlassung einer Großbank sowie der Mexikanische Botschaften, sich am Standort niederzulassen, Planungssicherheit. Aufgrund der dann einsetzenden Anfragen weiterer Mietinteressenten, können die drei genannten Nutzer als Ankermieter bezeichnet werden.[503]

**Kommunale Vorgaben und Kooperation**
Die damalige Senatsverwaltung für Stadtentwicklung und Umweltschutz hatte bereits bei den Planungen zum *WTC-Berlin* erkannt, dass es sich beim *Tiergarten Dreieck* um eines der begehrtesten Liegenschaften Berlins handelt. Daher sollte die Fläche für eine angemessene hervorgehobene städtebauliche Nutzung bewahrt werden. Diese Erkenntnis hat dazu geführt, dass das Areal lange Zeit unbebaut blieb.[504] Anhand der vorangegangenen und nicht realisierten Planungen, wie das *WTC-Berlin* oder das Kammergericht sowie den letztendlich realisierten diplomatischen und politischen Schwerpunktnutzungen, wird ein öffentliches Interesse für eine „Hauptstadt relevante Nutzung" im *Tiergarten Dreieck* besonders deutlich. Das Grundstück der nordischen Botschaften, welches die *Groth Gruppe* ebenfalls von der *Neuen Heimat* erworben hatte, musste sie für die gleiche Summe an die Stadt Berlin abtreten. Die *Groth Gruppe* wurde letztendlich dadurch „belohnt", dass ihr die Entwicklung der Wohngebäude durch die

---

502 Vgl. Interview mit Hr. Unger, Geschäftsfürer der Groth Gruppe, 25.01.2011; Hutfils 2000, S. 110f; Groth Gruppe 2000, S. 4f.
503 Vgl. Interview mit Hr. Unger, Geschäftsfürer der Groth Gruppe, 25.01.2011.
504 Vgl. Wuthe 1992, S. 6.

Stadt genehmigt wurde.[505] Von Seiten der kommunalen Planung wurde der gesamte Planungsverlauf als ein sehr kommunikativer und angenehmer dialogischer Prozess empfunden. Insbesondere der stetige konstruktive Austausch zwischen dem Projektentwickler und der kommunalen Seite hat zu einer sehr frühen gemeinsamen Zielfindung beigetragen.[506] Häufig wird diese enge Verbindung zwischen Bezirk, Senatsverwaltung und dem Projektentwickler bzw. der entsprechende Wille aller Beteiligten, für den Erfolg des Quartiers als maßgebliche bezeichnet.[507] Der städtebauliche Vertrag, das zweistufige Verfahren mit städtebaulichem Ideenwettbewerb, der gemeinsame Realisierungsworkshop sowie die Einzelwettbewerbe zu den jeweiligen Gebäuden bildeten dabei den formellen Rahmen.

Der damalige *Bezirk Tiergarten* war von Beginn an sehr von dem Projekt überzeugt und hat es umfassend unterstützt. Einzig die damals neu ins Amt gekommene Senatsbaudirektorin war anfänglich skeptisch. Insbesondere der Realisierungsworkshop und seine Ergebnisse trugen jedoch dazu bei, dass das *Tiergarten Dreieck* die volle fachliche und politische Unterstützung auch vom Berliner Senat erfuhr. Die Zusammenarbeit zwischen den Akteuren *Groth Gruppe*, Stadtplanern, Architekten und Bezirk wird als sehr gut bezeichnet. Dabei war der bestehende Nutzungsmix im Quartier eine kommunale Vorgabe, die auf einen breiten Konsens beim Investor stieß. Die öffentliche Grünfläche im *Tiergarten Dreieck* war ebenfalls ein kommunales Anliegen, welches durch das städtebauliche Konzept von *Machleidt+Partner* in Form des „Pocket-Parks" in der Mitte des Quartiers umgesetzt wurde.[508] Die *Groth Gruppe* hatte an der Anlegung des Parks und insbesondere an seiner öffentlichen Zugänglichkeit kein besonderes Interesse.[509]

Bei der Entwicklung des Quartiers gab es eine Reihe von kommunalen Vorgaben, welche weitgehend mit dem zuvor beschriebenen städtebaulichen Vertrag umgesetzt wurden. Dabei ist es dem Projektentwickler gelungen, auch für ihn sehr wichtige Planungswünsche durchzusetzen. Der bereits erwähnte Ausbau der westlichen *Klingelhöferstraße*, um eine zweite Erschließungsspur, war eine Idee des Investors. Das Problem lag in einer schwierigen Erreichbarkeit der Tiefgaragen aus dem fließenden Verkehr der stark befahrenen *Klingelhöferstraße*. Kommunale Vertreter waren zu Beginn vehement gegen diese Pläne, daher leistete der Investor sehr viel Überzeugungsarbeit um Senat und Bezirk

---
505 Vgl. Interview mit Hr. Unger, Geschäftsfürer der Groth Gruppe, 25.01.2011.
506 Vgl. Interview mit Hr. Schlömer von der Senatsverwaltung für Stadtentwicklung, Berlin, 14.01.2011.
507 Vgl. bspw. Lohr 2003, S. 49; Groth 2000, S. 6; Walter 2003, S. 46.
508 Vgl. Interview mit Hr. Machleidt von Machleidt+Partner, 14.01.2011.
509 Vgl. Interview mit Hr. Schlömer von der Senatsverwaltung für Stadtentwicklung, Berlin, 14.01.2011.

umzustimmen. Eine letztendliche Lösung fand sich in dem Kompromiss, dass sowohl die Stadt als auch der Investor jeweils einen Teil ihrer Grundstücke für die neue Straße bereit waren abzugeben.[510] Neben der deutlich besseren Erreichbarkeit der Tiefgaragen war diese verkehrstechnische Maßnahme die wesentliche Voraussetzung, die die Aufwertung der *Corneliusstraße* mit dem „Skulpturenboulevard" erst ermöglicht hat.

Die städtebauliche Leitidee des *Tiergarten Dreiecks* im Sinne einer „kritischen Rekonstruktion" des Ortes fand ihre Fortschreibung im benachbarten *Köbis Dreieck*, denn im Jahre 2001 hatte die Senatsverwaltung für Stadtentwicklung ebenfalls die Bürogemeinschaft *Machleidt+Partner* und *Walter Stepp* mit der konzeptionellen Bearbeitung dieses Quartiers betraut.[511] Diese Beauftragung verdeutlicht, wie sehr die Stadt Berlin von dem städtebaulichen Konzept des *Tiergarten Dreiecks* überzeugt war.

**Kompetenz und Managementkonzept des Projektentwicklers**
Im Rahmen der IBA hatte der Projektentwickler von 1983 bis 1985 mit der *IBA-Wohnsiedlung Rauchstraße* in unmittelbarer Nachbarschaft zum *Tiergarten Dreieck* 239 Wohneinheiten im geförderten Geschosswohnungsbau errichtet. Dieser Entwicklung von neun Häusern ging ebenfalls ein städtebaulicher Wettbewerb voraus.[512] Aufgrund dieses relativ großen Bauvorhabens war der Projektentwickler bei der Entwicklung des *Tiergarten Dreiecks* bereits mit den Gegebenheiten und der Historie des *Tiergartenviertels* vertraut; gleichzeitig hat er erste Erfahrungen mit dem damaligen *Bezirk Tiergarten* gesammelt und sich dadurch mit den kommunalen Gepflogenheiten vertraut gemacht.

Um die genaue Historie des Ortes zu ergründen, wurden durch den Investor externe Dienstleistungsunternehmen beauftragt, die sich bspw. in Bibliotheken und Archiven mit den historischen Gegebenheiten auseinander gesetzt haben. Bei der weiteren Planung des *Tiergarten Dreiecks* wurde jeder Block von einem eigenen Architekten entworfen. Zumal sich das städtebauliche Konzept, mit seinen einzelnen Blöcken getrennt durch die sechs Meter breiten und 18 Meter hohen Gassen, für diese Vorgehensweise sehr gut anbot. Hierbei handelte es sich nicht um eine kommunale Vorgabe, sondern handelte der Projektentwickler bewusst nach dem Motto „Vielfalt in der Einheit", hervorgerufen durch die verschiedenen Handschriften der Architekten. Die grundsätzliche Vorgehensweise des Investors sieht bei mehr als 40 bis 50 – teilweise sogar ab 20 bis 30 Wohnungen – vor, jedes Gebäude von einem eigenen Architekten entwerfen zulassen. Dass dieses Planung zum Erfolg führt, haben bereits die Erfahrungen in der *IBA-*

---

510 Vgl. Interview mit Hr. Unger, Geschäftsfürer der Groth Gruppe, 25.01.2011.
511 Vgl. Schäche/ Machleidt 2006, S. 101.
512 Vgl. Groth Gruppe 2008, S. 12f.

*Wohnsiedlung Rauchstraße* gezeigt.[513] Die Vielzahl der Architekturbüros wird auch von kommunaler Seite als ein Erfolgsbaustein erachtet.[514]

Die kommunalen Vertreter wurden durch den Investor sehr frühzeitig in den Planungsprozess mit eingebunden. Hierzu organisierte der Investor sehr große Planungsrunden, an denen alle beteiligten Architekten, Mitarbeiter des Stadtplanungsamtes, des Grünflächenamtes, der Bauaufsichtsbehörde und Vertreter des Senats teilnahmen. Insbesondere der Austausch mit den teilweise internationalen Architekten wurde gerade von den kommunalen Vertretern sehr geschätzt. Diese Treffen begannen bspw. mit einem kurzen Vortrag zur Historie des Ortes und endeten mit der Nennung des Zeitpunktes der avisierten Baugenehmigung. Hierdurch war es dem Investor möglich, ein relativ frühzeitiges Feedback durch die Kommune zu erlangen. Darüber hinaus führte diese Vorgehensweise zu oftmals schnellen kommunalen Genehmigungen.[515] Gerade in Anbetracht der Vielzahl an diplomatischen, politischen und wirtschaftlichen Nutzern im *Tiergarten Dreieck* musste der Projektentwickler über sehr gute Verbindungen in die Politik und Wirtschaft verfügen.

Zum Zeitpunkt der Projektentwicklung des *Tiergarten Dreiecks* gab es eine sogenannte „Botschaftsbörse" für die Staaten, die bis dahin in Bonn ihre diplomatischen Vertretungen hatten und nun geeignete Grundstücke in der neuen Hauptstadt suchten. Im Rahmen dieser Börse ist die *Groth Gruppe* an die einzelnen Staaten herangetreten und hat ihnen Angebote im *Tiergarten Dreieck* unterbreitet.[516] Dabei war es die Idee des Investors im Quartier einen diplomatischen und politischen Nutzungsschwerpunkt zu setzen. Die Gründe hierfür lagen auch in bereits vorausgegangenen Gesprächen mit potentiellen Interessenten.[517]

**Richtiger Zeitpunkt und Glück**

Ein Teil des Erfolges des *Tiergarten Dreiecks* ist eindeutig den zuvor beschriebenen Auswirkungen der Wiedervereinigung zu verdanken. Aber auch das damalige Wirtschaftswachstum sowie der allgemeine Konjunkturaufschwung in Deutschland haben ihren Beitrag zum Erfolg des Projektes geleistet.[518] Ferner herrschte in den Jahren 1995 und 1996 eine große Euphorie und Zuversicht in der Berliner Stadtplanung. Es war eine Zeit, in der auf hohem Niveau über Stadtentwicklung, Städtebau und Architektur nachgedacht wurde. Alle wichtigen

---

513 Vgl. Interview mit Hr. Unger, Geschäftsfürer der Groth Gruppe, 25.01.2011.
514 Vgl. Interview mit Hr. Schlömer von der Senatsverwaltung für Stadtentwicklung, Berlin, 14.01.2011.
515 Vgl. Interview mit Hr. Unger, Geschäftsfürer der Groth Gruppe, 25.01.2011.
516 Vgl. Interview mit Hr. Machleidt von Machleidt+Partner, 14.01.2011.
517 Vgl. Interview mit Hr. Unger, Geschäftsfürer der Groth Gruppe, 25.01.2011.
518 Zum Wirtschaftswachstum und Konjunkturaufschwung vgl. bspw. Schultz 27.07.2000.

städtebaulichen Projekte durchliefen Wettbewerbe.[519] In dieser Phase ist nicht nur das städtebauliche Konzept, als „Fundament" des *Tiergarten Dreiecks*, entstanden, sondern auch der Ideenwettbewerb. Der anschließende Realisierungsworkshop und die Gestaltungsrunden erfuhren die beschriebene hohe planerische Qualität und wurden auf einem hohen Niveau durchgeführt. In Anbetracht der planerischen Herangehensweise spielte der Zeitpunkt eine wesentliche Rolle für den Erfolg des *Tiergarten Dreiecks*. Hätte es den qualitativ hohen planerischen Anspruch nicht gegeben, wäre die gesamte Entwicklung des *Tiergarten Dreiecks* möglicherweise in eine ganz andere Richtung gegangen; z.B. hätte das gesamte Areal aufgrund einer Renditemaximierung eine unangemessene weitere Verdichtung erfahren können, die wiederum zur Vernachlässigung der städtebaulichen Ziele und Qualitäten geführt hätte.

Bspw. haben sich im benachbarten *Köbis Dreieck* die Entwicklungserwartungen des Investors nicht verwirklicht,[520] obwohl an die Planungen des *Tiergarten Dreiecks* angeknüpft wurde. Der Konsens, wie er noch beim Projekt *Tiergarten Dreieck* herrschte, war bei dieser Projektentwicklung nicht mehr durchsetzbar. Aufgrund einer fehlenden Nutzernachfrage war der ökonomische Druck deutlich größer, denn mittlerweile hatten viele Unternehmen, Verbände, Botschaften etc. geeignete Grundstücke in der Stadt gefunden. Die wenigen verbleibenden Interessenten hatten mehrere Standort-Optionen, sodass um sie regelrecht gebuhlt werden musste. Zum Thema richtiger Zeitpunkt und glückliche Umstände lässt sich zusammenfassend konstatieren, dass die Entwicklung des *Tiergarten Dreiecks* in einem Zeitfenster lag, welches bereits beim anschließenden und benachbarten *Köbis Dreieck* so nicht mehr zur Verfügung stand. Es war eine Konstellation, die nicht wiederholbar war.[521]

---

519 Vgl. Interview mit Hr. Machleidt von Machleidt+Partner, 14.01.2011.
520 Vgl. Interview mit Hr. Schlömer von der Senatsverwaltung für Stadtentwicklung, Berlin, 14.01.2011.
521 Vgl. Interview mit Hr. Machleidt von Machleidt+Partner, 14.01.2011.

## 3.3.3 Falkenried-Quartier, Hamburg

### 3.3.3.1 Projektgrundlagen und Bestandsaufnahme

Tabelle 26: Auswahlkriterien & Projektdaten zum Falkenried-Quartier

| Auswahlkriterien & Projektdaten zum Falkenried-Quartier | |
|---|---|
| Erfolg: | im Sinne der Definition |
| Nutzungen: | Wohnungen: 32.000 m² <br> Büros: 36.000 m² <br> Einzelhandel: 2.900 m² <br> Gastronomie: 700 m² |
| Lage: | innenstadtnah |
| Größe: | ca. 5 ha |
| Bau- & Planungstätigkeit: | Neubauten und Revitalisierung |
| Planungs- & Realisierungszeitraum: | 1998 – 2004/06 |
| BGF: | ca. 70.000 m² |
| Investitionsvolumen: | ca. 180 Mio. EUR |
| Preise & Auszeichnungen: | • 2004: Deutscher Städtebaupreis <br> • 2004: Bauwerk des Jahres - Sonderpreis Städtebau - vom Architekten- und Ingenieurverein Hamburg |
| Analysezeitraum: | Mai 2011 bis Oktober 2011 |

Quelle: Eigene Darstellung nach PGF 2002, S. 3ff; Deutsche Akademie für Städtebau und Landesplanung 2004; Ebert 2005.

Das *Falkenried-Quartier* befindet sich im Hamburger Stadtteil *Hoheluft-Ost*, es liegt in einem Areal, welches von den Straßen *Falkenried, Lehmweg, Hoheluftchaussee, Neumünstersche Straße* und *Eppendorfer Weg* umschlossen ist. Wie in der Abbildung 29 zu erkennen, grenzt nur ein Teil des Quartiers an die genannten Straßen. Im Südosten verläuft parallel zum *Lehmweg* der *Isebekkanal*. Das Innere des Quartiers wird durch den bogenförmigen *Straßenbahnring* erschlossen. Auf dem etwa fünf Hektar großen Areal wurde zwischen 1999 und 2006 durch die *Projektentwicklungsgesellschaft Falkenried mbH* (PGF) ein nutzungsgemischtes Quartier mit Wohnungen, Büros, Einzelhandels-, Gastronomie- und

Grünflächen mit einem Investitionsvolumen von rund 180 Millionen Euro entwickelt.[522]

Im Jahre 1890 wurde auf dem heutigen Areal die *Fahrzeugwerkstätten Falkenried* als Betriebshof von der *Straßen-Eisenbahn-Gesellschaft* (SEG) gegründet. In den darauffolgenden Jahren wurde der Betrieb von Pferdebahnwagen auf elektrisch betriebene Straßenbahnen umgestellt. Die SEG verkaufte bis zum Ersten Weltkrieg Straßenbahnwagen, Omnibusse und U-Bahn-Wagen. Nach dem Ende des Ersten Weltkrieges nutzte die *Fahrzeugwerkstätten Falkenried* (FFG) den Betriebshof als Reparaturwerkstatt. In den Jahren zwischen 1926 und 1930 entstanden durch den Umbau der Einrichtungen neue Werkshallen, die bedeutende Zeugnisse der modernen Industriearchitektur darstellten. Die Straßenbahnen wurden 1968 in Hamburg eingestellt; von 1997 bis 1999 erfolgte ein Umzug der Werkstätten, die nunmehr von der *Hamburger Hochbahn AG* für die Reparatur ihrer Omnibusse benutzt wurden, in den Hamburger Stadtteil *Hummelsbüttel*. Nach Aufgabe der vormaligen Nutzungen standen die Werkshallen und Gebäude zur Disposition, im Jahre 1997 bot die *Hamburger Hochbahn AG* das Areal zum Verkauf an. Im Gespräch war zunächst ein Verkaufswert von etwa 100 Millionen DM. Letztendlich ersteigerte die PGF das Areal im Rahmen eines Höchstgebotsverfahrens zum Kaufpreis von etwa 50 Millionen DM.[523]

---

522 Vgl. Schubert 2005, S. 340f.
523 Vgl. Schubert 2005, S. 340f.

*Abbildung 26: Bausubstanz zum Zeitpunkt der Aufgabe*

*Abbildung 27: Das neue Nutzungskonzept für ein Wohn- & Büroquartier*

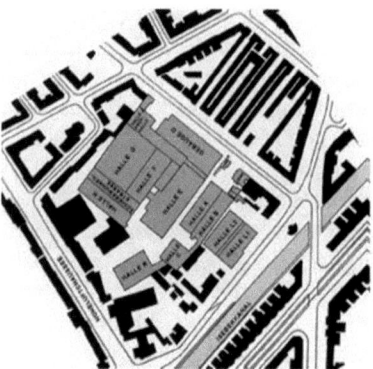

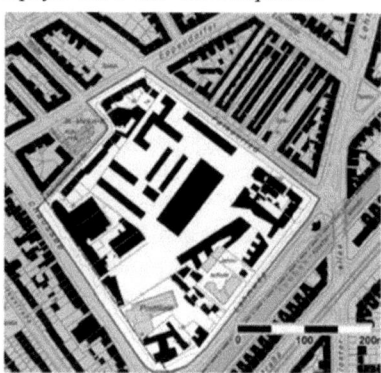

Quelle: Schubert 2006, S. 30.

Quelle: Schubert 2006, S. 30.

Das heutige *Falkenried-Quartier* ist, neben Neubauten, vor allem durch umgenutzte und umgebaute Bestandsgebäude der Fahrzeugwerkstätten geprägt, besonders auffällig ist der teilweise Erhalt der historischen Bausubstanz. Bei der Entwicklung des *Falkenried-Quartiers* wurde, wie in Abbildung 28 zu erkennen, das Projektareal in sechs Teilgebiete bzw. Bauabschnitte aufgeteilt. Den auffälligsten „reinen" Neubau stellt der 14-stöckige Wohn- und Büroturm an der sogenannten *Falkenried Piazza* dar. Er bildet die städtebauliche Dominante des gesamten Quartiers. In diesem ersten Teilgebiet entstanden weitere Neubauten, in denen sich etwa 55 Wohneinheiten sowie fast 18.000 Quadratmeter Bürofläche befinden.[524] Auch das ehemalige Pförtnerhaus der Fahrzeugwerkstätten, das nach Umbautätigkeiten einen Gastronomiebetrieb beherbergt, liegt in diesem Teilgebiet. Entlang des *Lehmweges* wurden Geschosswohnungsbau und ein Bürogebäude realisiert. Zwischen diesen beiden Gebäuden liegt eine öffentliche Freitreppe mit integrierten Sitzgelegenheiten, die den Blick auf den *Isebekkanal* mit seinem parkähnlichen Grünzug erlaubt. Im Innenbereich dieses Bauabschnitts wurde ein Kinderspielplatz angelegt.

---

[524] Vgl. Bayerische Hausbau 2011.

Fallbeispiel Falkenried-Quartier 183

*Abbildung 28: Übersicht Teilgebiete Falkenried-Quartier*

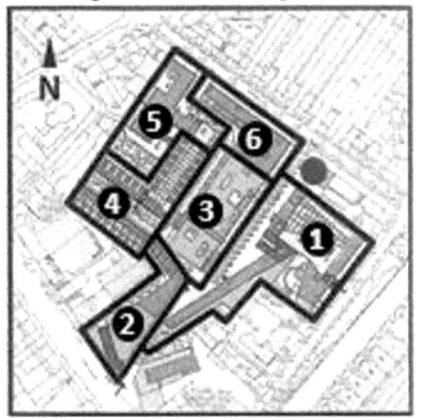

Quelle: PGF 2002, S. 3 mit eigener Ergänzung.

Im zweiten Teilgebiet entstanden längs der sogenannten *Falkenried-Piazza* verschiedene Büro- und Geschäftsgebäude. Entlang gegenüberliegender Gebäuderiegel ließen sich in den Erdgeschossen verschiedene Einzelhandels- und Gastronomienutzungen nieder. In den darüber liegenden Geschossen befinden sich Büro- und Praxisflächen. Durch dieses Teilgebiet gelang die Anbindung an die *Hoheluftchaussee* sowie die U-Bahn-Haltestelle *Hoheluft*. Die *Falkenried-Piazza* ist Teil einer zentralen Achse, die das Quartier mit den Straßen *Falkenried* und der *Hoheluftchaussee* verbindet. Entlang dieser Achse wurden etliche Sitzmöbel aufgestellt.

Die zentral gelegene *Halle E* im Teilgebiet drei wurde „[...] ursprünglich im Zuge der Werksmodernisierung von 1926 bis 1930 als Ersatz für mehrere kleine Einzelhallen errichtet; mit ihren dunkelroten Backsteinfassaden und Fachwerk- sowie Rahmenträgern war sie ein typisches Beispiel für die Industriehallen dieser Zeit."[525] Das Innere der Halle wurde entkernt und nur die historische Fassade wurde weitestgehend erhalten. Heute ist diese Halle als Ankerpunkt des Quartiers, neben einem Fernsehstudio, in Büro- und Einzelhandelsflächen unterteilt. Ebenfalls auffällig ist der erhaltene Wasserturm der werkseigenen Sprinkleranlage, in dessen Innerem und auf dem Dach Wohnungen und Büros entstanden sind.

Im Teilgebiet vier entstanden auf einem L-förmigen Areal 52 Reihenhäuser, verteilt auf fünf verschiedene drei bis viergeschossige Haustypen. Drei dieser Haustypen liegen an einer privaten Stichstraße; sie nutzen die Stirnfronten der ehemaligen Wagenhallen des Betriebshofes und wurden durch zeitgenössische Architektur ergänzt. Neben dem Erhalt der historischen Backsteinfassade mit den alten hölzernen Garagentoren wurden eigene Gärtenhöfe und Dachterrassen für diese sogenannten *Townhouses* nach englischem Vorbild gebaut. Die übrigen Reihenhäuser wurden als Neubauten – ebenfalls mit Gärten und Dachterrassen – errichtet.

---

525 Walter 2006, S. 125.

Das Teilgebiet fünf liegt im Nordwesten des *Falkenried-Quartiers*. Auf diesem Grundstück entstand ein mäanderförmiger Neubau, in dem sich 69 Eigentumswohnungen von etwa 60 bis 166 Quadratmetern Wohnfläche befinden.[526] Das Gebäude mit seiner hellroten Klinkerfassade weist, neben bodentiefen Fenstern, zahlreiche große Balkone und Dachterrassen auf. Darüber hinaus liegen in diesem Bauabschnitt großflächige Grünflächen mit Kinderspielplätzen.

Im Teilgebiet sechs erfuhr das etwa 100 Meter lange *Verwaltungsgebäude D* mit denkmalgeschützter roter Backstein- und Pfeilerfassade entlang der Straße *Falkenried* einen umfangreichen Umbau in ein Wohngebäude, die sogenannten *Falkenried-Apartments*. Neben den neuerrichteten und sehr futuristisch anmutenden sogenannten „Skydecks" über der eigentlichen historischen Gebäudesubstanz befinden sich auf dem Dach des Altbaus Gärten und Dachterrassen. Den Wohnungen im Erdgeschoss sind teilweise private Gärten zugeordnet. Abgesehen von Teilgebiet sechs wurde unter allen anderen Gebäuden in den übrigen Teilgebieten Tiefgaragen mit insgesamt etwa 950 Stellplätzen errichtet. Im gesamten Quartier wurde teilweise alter Baumbestand erhalten und zahlreiche neue Bäume gepflanzt.

### 3.3.3.2 Erfolgsuntersuchung

**Lage und Standortaufwertung**
Als ein vormals industriell genutztes Areal bildet das heutige *Falkenried-Quartier* eine klassische Konversionsfläche, in einem weitgehend durch Wohnnutzung geprägten Stadtgebiet. Der Stadtteil *Hoheluft-Ost* und der unmittelbar angrenzende *Eppendorf* sind äußerst beliebte und damit stark nachgefragte Wohn- und Geschäftsviertel im Hamburger Stadtgebiet. Neben zahlreichen begehrten Jugendstil- und vereinzelten Neubauwohnungen, bieten die Stadtteile private Gärten, öffentliche Grünflächen so wie generell viel Grün im Straßenbild. Insbesondere im südöstlich gelegenen *Eppendorf* gibt es eine Vielzahl an attraktiven Einzelhandels- und Gewerbeangeboten. In Richtung Westen bildet die *Hoheluftchaussee* eine Grenze, denn bis auf wenige Ausnahmen, bspw. das sogenannte *Generalsviertel*, nimmt die zuvor beschriebene städtebauliche Qualität in diese Himmelsrichtung deutlich ab. Dies zeigt sich ebenfalls im Einzelhandelsbesatz entlang der stark befahrenen vierspurigen *Hoheluftchaussee*, der östliche Teil weist weniger Leerstand sowie ein qualitativ höherwertigeres Einzelhandelsangebot auf als die westliche Straßenseite.

Im Nordosten grenzen direkt an das *Falkenried-Quartier* die sogenannten *Falkenried-Terrassen*, die zwischen 1890 und 1903 als Werkswohnungen in

---

526 Vgl. PGF 2002, S. 31.

erster Linie für die Mitarbeiter der SEG errichtet wurden. Durch diese sehr dichte Hinterhofbebauung von etwa 158 Metern Länge mit dazwischen liegenden Wegen entstand nicht nur das größte zusammenhängende Terrassenensemble aus Wilhelminischer Zeit, sondern auch eine Verbindung zwischen der *Löwenstraße* mit dem *Falkenried*.[527]

Aufgrund der relativen Nähe zur Innenstadt mit etwa 3,5 Kilometer Entfernung, Bushaltestellen an der *Hoheluftchaussee* sowie der nahegelegenen U-Bahnstation *Hoheluftbrücke* kann die ÖPNV-Anbindung als gut bis sehr gut bezeichnet werden. Die *Hoheluftchaussee*, als eine der Hauptverkehrsstraßen in der Stadt, trägt zu einer guten Erreichbarkeit durch den MIV bei. In der fußläufigen Umgebung befinden sich zahlreiche Geschäfte zur Deckung des täglichen Bedarfs sowie Arztpraxen, Restaurants, Schulen, Kindergärten etc.

*Tabelle 27: Zielerreichungsgrad Falkenried-Quartier* - Lage & Standortaufwertung

| Unterziele | 0 | 1 | 2 | 3 | 4 | 5 | 6 |
|---|---|---|---|---|---|---|---|
| allgemeine Lage | | | | | | | ● |
| Image | | | | | | | ● |
| Makrolage | | | | | | ● | |
| Mikrolage | | | | | | ● | |
| **Teilziel *Lage & Standortaufwertung*** | 5,5 | | | | | | |

Quelle: Eigene Darstellung.

**Konzeption**

Die Entwicklung des *Falkenried-Quartiers* wurde vor dem Hintergrund begonnen, ein attraktives, innenstadtnahes nutzungsgemischtes Quartier auf einer Konversionsfläche zu realisieren. Das Projekt zielte auf eine Mischung von Wohnen und Arbeiten sowie auf Haushalte und Familien, die zentrale Wohnlagen bevorzugten bzw. aus dem Hamburger Umland in innenstadtnahe Quartiere zurückkehren wollten. Die Entwicklung des Quartiers steht paradigmatisch für die „Renaissance der Stadt" und setzte eine lange Hamburger Tradition von Versuchen fort, mit hochwertigen, modernen Wohnquartieren die Abwanderung ins Umland zu stoppen bzw. abzuschwächen. Das neue städtebauliche Gesamtkonzept erhält einige Teile der historischen Bausubstanz. Für *Schubert* schafft es damit eine „spannungsvolle Beziehung" zwischen der *Hoheluftchaussee* und den angrenzenden *Falkenried-Terrassen*. Zielgruppe der Projektentwicklung waren Haushalte im Hamburger Speckgürtel, deren Kinder lebenszyklusbedingt ausge-

---

527 Vgl. Rehm 1980, S. 29; Denkmalschutzamt Hamburg (ohne Datum), S. 12.

zogen waren und die als sogenannte *Reurbanisierer* – in einer neuen Lebensabschnittsphase – in attraktive innenstadtnahe Quartiere zurückkehren wollten.[528] „Aufgabe war, mit einem schlüssigen Konzept auf die besonderen Bedürfnisse des Wohnungsmarktes im Norden der Hansestadt zu reagieren."[529]

*Abbildung 29: Masterplan Falkenried-Quartier*

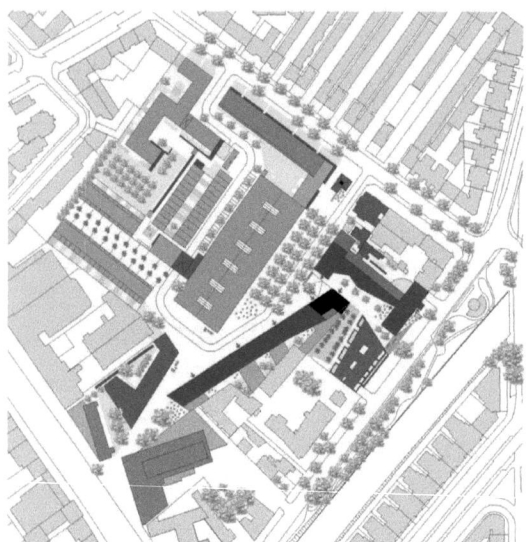

Quelle: BOLLES+WILSON 2000.

Unter dem Oberthema „Mehr Stadt in der Stadt" wird das *Falkenried-Quartier* als ein gutes Beispiel bezeichnet: „Durch das Anknüpfen an das Potential des lebendigen Stadtteils Eppendorf und die städtebauliche Konzeption für den ehemaligen Betriebshof [...] gelang es, das positive Image der Umgebung auf das neue urbane Wohn-, Büro-, und Medienquartier zu transferieren. Neues Wohnraumangebot ist in einer typologischen Vielfalt durch Umsetzung, Umbau und Neubau entstanden."[530]

Das Konzept des *Falkenried-Quartiers* ist eng verbunden mit einem sehr detaillierten Masterplan, der aus einem städtebaulichen Wettbewerb hervorging.[531] Auf Grundlage dieses Planes wurde Wohnen und Gewerbe mit vielfältig differenzierten Nutzungsanforderungen realisiert. Infolgedessen konnte ein belebtes neues Stadtquartier mit unverwechselbar eigenem Charakter entstehen. Dies wird als „[...] ein Beweis für das Festhalten an städtebaulichen Leitgedanken des Planungskonzeptes"[532] gesehen.

---

528 Vgl. Schubert 2006, S. 30; Schubert 2005, S. 341ff; vgl. auch PGF 2002, S. 17; FHH – Stadtentwicklungsbehörde 2001, S. 140.
529 PGF 2002, S. 17.
530 Freie und Hansestadt Hamburg - Behörde für Stadtentwicklung und Umwelt 2007, S. 55.
531 Zum Verfahren des städtebaulichen Wettbewerbs siehe ausführlich Kapitel 0.
532 Siehe hierzu: Sonderpreis Städtebau 2004, vom Architekten- und Ingenieurverein Hamburg. Ebert 2005.

Die Nutzungskonzeption des *Falkenried-Quartiers* besteht aus einer Mischung aus Eigentumswohnungen, Stadthäusern, Büro- und Gewerbeflächen, die sich auf zwei unterschiedliche räumliche Nutzungsschwerpunkte verteilt. Die Teilgebiete vier bis sechs werden ausschließlich zu Wohnzwecken genutzt. Neben einer privaten Straße, die etwa die Hälfte der *Townhouses* erschließt, liegen in diesem Teil des Quartiers zahlreiche private Gärten und Grünflächen sowie einige halböffentliche Räume zwischen den Gebäuden. Die Teilgebiete eins bis drei bieten hingegen die Nutzungen Wohnen, Gewerbe und Freizeit. Aufgrund der Büros, Arztpraxen, Einzelhandelsflächen und Restaurants entlang der zentralen Achse ist dieser Teil des Quartiers deutlich einer öffentlichen Nutzung zugeordnet.

Die Idee war, einen zusammenhängenden Kern zu erhalten und zwar den, der signifikant die Bebauung der 1920er Jahre zeigt. Dies hatte zur Folge, dass bspw. teilweise das *Verwaltungsgebäude D*, das Pförtnerhaus, die Fassade der *Halle E* und der Wasserturm erhalten wurden und die übrigen Gebäude entweder ganz abgerissen oder nur Fragmente stehen gelassen wurden, um dahinter Neubauten zu errichten.[533] Durch diesen Erhalt großer Teile der historischen Bauten wurde nicht nur der „Genius Loci" an vielen Stellen im Quartier bewahrt, sondern ist mit dem *Falkenried-Quartier* ebenfalls eine bekannte „Adresse" in Hamburg entstanden. Teil des Konzeptes war es, den Lieferverkehr innerhalb des Quartiers so weit wie möglich zu minimieren, daher erfolgt die Anlieferung der gewerblichen Nutzungen nicht über den *Straßenbahnring*, sondern über verschiedene Anlieferungspunkte, die von den Außenbereichen des Quartiers angefahren werden.

*Tabelle 28: Zielerreichungsgrad Falkenried-Quartier* - Konzeption

| Unterziele | 0 | 1 | 2 | 3 | 4 | 5 | 6 |
|---|---|---|---|---|---|---|---|
| Nutzungskonzept | | | | | | | ● |
| Flexibilität | | | | | | | ● |
| Nutzbarkeit | | | | | | | ● |
| „Adresse" | | | | | | | ● |
| Nachhaltigkeit | | | | | ● | | |
| Alleinstellungsmerkmale | | | | | | | ● |
| **Teilziel *Konzeption*** | 5,7 | | | | | | |

Quelle: Eigene Darstellung.

---

533 Vgl. Interview mit Hr. Jorzick, Geschäftsführender Gesellschafter HAMBURG TEAM, 14.06.2011.

## Art und Grad der Nutzungsmischung

Wie die drei Hauptnutzungen Gewerbe, Wohnen und Freizeit im *Falkenried-Quartier* räumlich verteilt sind, wurde bereits auf den vorangegangenen Seiten erläutert. Es lässt sich festhalten, dass im Nordwesten ausschließlich die Nutzung Wohnen, jedoch in der Mitte des Quartiers sowie im Osten alle drei Hauptnutzungen vertreten sind. Über das gesamte Quartier gesehen dominiert daher eine leichte horizontale Nutzungsmischung. Im Gegensatz zu den Teilgebieten vier bis sechs existiert in den Teilgebieten eins bis drei, neben einer horizontalen, auch eine vertikale Nutzungsmischung. In diesem Bereich überwiegt die Nutzung Gewerbe gegenüber den anderen beiden Hauptnutzungen.

Bei den gewerblichen Nutzern ist ein Schwerpunkt im Bereich Medien erkennbar. Als Beispiel können die Firmen *RTL Nord, Tipp24 SE* und *doc.station Medienproduktion*, eine Tochterfirma des ZDF, genannt werden. Aber auch Werbeagenturen, Softwareunternehmen, Rechtsanwaltskanzleien und Arztpraxen haben sich im Quartier niedergelassen. In den Erdgeschossen befinden sich neben zahlreichen Gastronomiebetrieben verschiedene Einzelhändler wie bspw. eine Weinhandlung, ein Küchenstudio, ein Möbelhaus, eine Buchhandlung und eine Apotheke.

Insgesamt ist ein vielfältiger und abwechslungsreicher städtebaulicher Mix entstanden, auch wenn der nordwestliche Teil des Quartiers nur durch eine Nutzungsart bestimmt wird, so erscheinen Art und Grad der Nutzungen über das gesamte Quartier gesehen als äußerst sinnvoll. Der Grund liegt hierfür in der relativ großen Fläche des *Falkenried-Quartiers*. Die räumliche Differenzierung scheint daher richtig gewählt zu sein, denn ein Flächenmix aller drei Hauptnutzungen über das gesamte Areal würde vermutlich dem Standort nicht gerecht werden. Weiteren Büro- und Einzelhandelsflächen oder Restaurants stünde aufgrund der Lage eine nicht ausreichende Nachfrage gegenüber. Die Verteilung der Nutzungsarten im Quartier, insbesondere die Anordnung einer Nutzungsmischung entlang der zentralen Achse führt in ihrer Gesamtschau zu einer konzeptionellen Verknüpfung, die, wie zuvor beschrieben, aufgrund des vielfältigen und abwechslungsreichen städtebaulichen Mixes, ein ausgewogenes Verhältnis bildet. Die städtebauliche Dichte mit ihren kurzen Wegen und die belebten öffentlichen Räume entlang der zentralen Achse tragen genauso zu einer bedeutenden Qualität bei wie die halböffentlichen Räume im Nordwesten des Quartiers; dies jedoch immer bezogen auf die entsprechenden Nutzer der Teilgebiete. Bezogen auf die räumlich-soziale Kognition und Identifikation der Nutzer entspricht die Teilung des Quartiers in einen Wohnbereich mit privaten und halböffentlichen Räumen sowie in einen weitgehend öffentlichen Teil der Ortsangemessenheit des Nutzungsanspruches, denn dies bildet für beide Nutzergruppen eine sinnvoll nutzbare und technisch praktikable Lösung, die eine praktische und bequeme Nutzung zulässt.

*Tabelle 29: Zielerreichungsgrad Falkenried-Quartier - Nutzungsmischung*

| Unterziele | 0 | 1 | 2 | 3 | 4 | 5 | 6 |
|---|---|---|---|---|---|---|---|
| Dichte | | | | | ● | | |
| Lebendigkeit | | | | | | ● | |
| Robustheit | | | | | | ● | |
| Nutzungsverhältnis | | | | | | ● | |
| raumbezogene Identität | | | | | | | ● |
| **Teilziel *Nutzungsmischung*** | 5,0 | | | | | | |

Quelle: Eigene Darstellung.

**Soziale Aspekte**

Durch Zäune und Mauern war der Betriebshof der SEG bzw. FFG vom umgebenen Stadtgebiet abgetrennt und jahrzehntelang für die Öffentlichkeit nicht zugänglich.[534] Durch die Entwicklungstätigkeiten im neuen *Falkenried-Quartier* sind neben Wohnungen und Büros auch öffentliche Plätze und Straßen mit Sitzmöglichkeiten entstanden, die sozialen Austausch und Kommunikation ermöglichen. Hierzu trägt ebenfalls das vielfältige Angebot an Restaurants, Cafés und Bars im Quartier bei, von denen die meisten sowohl tagsüber als auch abends geöffnet haben und damit für eine „durchgehende" Belebung sorgen. Aufgrund des mittleren bzw. eher oberen Preissegments erfolgte eine Belebung dieser Lokalitäten weitestgehend durch eine wohlhabende Nutzerschaft.

Zum Zeitpunkt der Entwicklung des *Falkenried-Quartiers* wurde durch die Stadt Hamburg der städtebauliche und soziale Zusammenhang zwischen dem Betriebshof und den *Falkenried-Terrassen* als eindrucksvoll nachvollziehbar bezeichnet.[535] Ein Zusammenhang, insbesondere ein sozialer, ist heute nicht mehr erkennbar. In den neu entstandenen großzügigen und hellen Wohnungen im *Falkenried-Quartier* wohnt eine deutlich andere Nutzerschaft als in den kleinen und teilweise immer noch dunklen Wohnungen der *Falkenried-Terrassen*; bspw. wird der 14-stöckige Wohn- und Büroturm im Teilgebiet fünf „[...] auch Dinky-Tower (Double Income no Kids) genannt."[536] Diese „einseitige" Sozialstruktur ist jedoch keine spezifische Eigenschaft des *Falkenried-Quartiers*, son-

---

534 Vgl. Schubert 2006, S. 30.
535 Vgl. FHH – Stadtentwicklungsbehörde 2001, S. 140.
536 Schubert 2005, S. 342.

dern findet sich in weiten Teilen der Umgebung. Wie beschrieben ist insbesondere der Stadtteil *Eppendorf* geprägt von wohlhabenden Bewohnern. In der unmittelbaren Nachbarschaft zum *Falkenried-Quartier* ist die Sozialstruktur jedoch relativ ausgeglichen, denn neben den *Falkenried-Terrassen* gibt es noch weiteren günstigen Wohnraum in der *Neumünsterschen Straße,* in der die Wohnungsbaugenossenschaft KAIFU-NORDLAND eG etwa 73 Wohnungen im Bestand hält.[537]

*Schubert* konstatiert, dass die jahrzehntelange Abgeschlossenheit des Fabrikgeländes durch den neuen Städtebau nur begrenzt aufgehoben wird. Die Zu- und Eingänge ins neue Quartier sind für ihn eher versteckt und wenig einladend. Die Freiflächen bezeichnet *Schubert* als steinern und „designed" mit wenig Aufenthaltsqualität.[538] Dieser Kritik muss in Teilen widersprochen werden, abgesehen von der Eingangssituation am *Lehmweg*, die tatsächlich versteckt ist, sind die übrigen drei Öffnungen des Quartiers gut zu erkennen. Insbesondere die beiden Öffnungen an der zentralen Achse mit dem gastronomischen Betrieb im Nordosten sowie weiteren Restaurants und Einzelhändlern im Südwesten wirken, aufgrund der hochwertigen Straßenmöblierung, der qualitätsvollen Materialien, die im Straßenraum und an den Fassaden verbaut wurden, offen, transparent und einladend. Das gastronomische Angebot und teilweise auch die Einzelhändler tragen zur Aufenthaltsqualität bei. Aufgrund der zentralen Achse besteht eine gute Sichtverbindung und damit eine gute Orientierung im Quartier. Ob die Freiflächen steinern wirken, mag strittig sein, in jedem Fall erscheint das Freiflächenkonzept mit seinem Verhältnis aus Öffnungen, Plätzen, Wegen und Straßen in sich stimmig und passt zum Gesamtnutzungskonzept des Quartiers. Deutlich wird dies an der existierenden *Grundsicherung* nach *Frick,* die nicht nur in einem Mindestmaß vorhanden, sondern gerade auch räumlich gut verteilt ist. Durch die beschriebene räumliche Verteilung der Hauptnutzungen mit ihren entsprechenden technischen Anlagen, Pflanzungen, Außenräumen und Infrastruktur ist es gelungen, die jeweils differenzierten sozialen Interessen der Bewohner und Nutzer zu berücksichtigen.

---

537 Zum Wohnungsbestand in der Neumünstersche Straße vgl. Wohnungsbaugenossenschaft KAIFU-NORDLAND eG, 2011.
538 vgl. Schubert 2006, S. 32.

# Fallbeispiel Falkenried-Quartier

*Tabelle 30: Zielerreichungsgrad Falkenried-Quartier - Soziale Aspekte*

| Unterziele | 0 | 1 | 2 | 3 | 4 | 5 | 6 |
|---|---|---|---|---|---|---|---|
| abwechslungsreiches Angebot | | | | | | ● | |
| Städtebau | | | | | | | ● |
| Infrastruktur | | | | | | ● | |
| soziale Ausgewogenheit | | | | | | ● | |
| **Teilziel *Soziale Aspekte*** | 5,3 | | | | | | |

Quelle: Eigene Darstellung.

**Akzeptanz**

Die Kombination aus historischer Bausubstanz und neuer Architektur mit viel Glas, Holz und Stahl lässt eine Differenzierung zwischen alt und neu zu. Dennoch ergeben die Baumaterialien, aus den unterschiedlichen Jahrhunderten, eine harmonische Einheit, sodass dies zu einem positiven Erscheinungsbild führt. Die Fassaden und die wohl proportionierten und gut gestalteten öffentlichen Räume mit ihren Weiten und Öffnungen bieten unterschiedliche Nutzungs- und Aufenthaltsmöglichkeiten und tragen damit stark zum Wohlbefinden im Quartier bei.

Im Jahre 2004 erhielt das *Falkenried-Quartier* den *Deutschen Städtebaupreis*. Im Rahmen der Preisverleihung wurde das Projekt als „[...] ein besonders gelungenes Beispiel für Initiativen, auf die die Städte heute mehr denn je angewiesen sind"[539] gelobt. Die Verleihung des *Deutschen Städtebaupreises* ist auch auf darauf zurückzuführen, dass es mit der Entwicklung des Quartiers gelungen ist, Bewohner mittleren und oberen Einkommens in der Stadt zu halten, Familien zu binden und die Abwanderung ins Umland zumindest in kleinen Teilen zu stoppen.[540] Im gleichen Jahr verlieh der *Architekten- und Ingenieurverein Hamburg* dem Quartier den *Sonderpreis Städtebau*. Grund für die Verleihung dieses Preises war u.a., dass sich das neue Quartier in die Struktur der umgebenden Bebauung einordnet und die Öffnung des vorher abgeschlossenen Betriebsgeländes ermöglicht. Hervorgehoben wird der besondere Umgang mit der Historie des Ortes, der dazu geführt hat, dass qualitative Freiräume sowie eine besondere Atmosphäre entstehen konnten.[541] Auch die etlichen positiven Berichte in Architekturführern und Fachbüchern sind ein gewisser Beleg für die hohe Akzeptanz des Quartiers. Darüber hinaus erhielt das *Falkenried-Quartier* durch zahlreiche

---

539 Braum 2004, S. 1.
540 Vgl. Interview mit Hr. Drost, ehemaliges Mitglied der sogen. Projektgruppe Falkenried, 27.05.2011.
541 Vgl. Ebert 2005.

Presseartikel öffentliche Aufmerksamkeit.[542] Diese fast ausschließlich positive Berichterstattung hat mit zu einem guten Image und Bekanntheitsgrad des Quartiers geführt.
Der 14-stöckige Wohn- und Büroturm wurde jedoch anfangs von Teilen der Hamburger Bevölkerung stark kritisiert. Anwohnerproteste führten dazu, dass die ursprünglich geplanten 22 Etagen um acht reduziert wurden.[543] Im ursprünglichen Entwurf waren sogar zwei Türme direkt nebeneinander geplant. Der einzelne Wohn- und Büroturm durfte letzten Endes nicht höher sein als die in der Nachbarschaft liegenden *Grindelhochhäuser* der Nachkriegszeit.[544] Auch die Bewohner der *Falkenried-Terrassen* hatten anfangs große Bedenken einer möglichen Verschattung durch die Aufstockung des *Verwaltungsgebäudes D* und einer Verschiebung des sozialen Umfeldes. Diese befürchteten Veränderungen haben nicht stattgefunden.[545] Aufgrund des Wandels von einer (unbewohnten) Konversionsfläche hin zu einem nutzungsgemischten Quartier hat eine Segregation auf dem Areal selbst logischerweise nicht stattgefunden. Die Nutzer des *Falkenried-Quartiers* können jedoch von Beginn an zur wohlhabenden Bevölkerungsschicht gezählt werden.

*Tabelle 31: Zielerreichungsgrad Falkenried-Quartier* - Akzeptanz

| Unterziele | 0 | 1 | 2 | 3 | 4 | 5 | 6 |
|---|---|---|---|---|---|---|---|
| Bekanntheitsgrad | | | | | | | • |
| Umgang mit mögl. historischem Erbe | | | | | | | • |
| Identifizierbarkeit | | | | | | | • |
| räumliche Milieu | | | | | | | • |
| Segregation | | | | | | • | |
| Erscheinungsbild | | | | | | | • |
| Sicherheit | | | | | | • | |
| **Teilziel *Akzeptanz*** | 5,6 | | | | | | |

Quelle: Eigene Darstellung.

---

542 Beispielhaft sind hier zu nennen: Lange 2008, S. 136; Datz/ Kullmann 2005, S. 20; Köster 2006, S. 68ff; Walter 2006, S. 120ff; Hadek/ Thomes 2007, S. 52ff; Bauer 10.04.2004.
543 Vgl. Immobilien Zeitung 28.03.2002, S. 16.
544 Vgl. Interview mit Hr. Jorzick, Geschäftsführender Gesellschafter HAMBURG TEAM, 14.06.2011.
545 Vgl. Interview mit Hr. Drost, ehemaliges Mitglied der sogen. Projektgruppe Falkenried, 27.05.2011.

## Qualitätsvolle Wirkung

Das städtebaulich und architektonisch auffälligste Merkmal im *Falkenried-Quartier* ist der zuvor beschriebene Erhalt der historischen Bausubstanz. Dies in Verbindung mit moderner Architektur führt zu einem positiven Erscheinungsbild, welches dem Quartier seine Unverwechselbarkeit verleiht. Die Neubauten wurden zum größten Teil mit verschiedenen Rotklinkern versehen und knüpfen an die historischen Bauten mit ihren Backsteinfassaden an. Trotz teilweise großer Höhenunterschiede der Gebäude ist es durch abgestimmte Oberflächenmaterialien gelungen, auch optisch ein zusammenhängendes Quartier zu entwickeln. Die Verwendung bzw. die stetige Wiederholung der Materialien wie Backstein, Glas, Stahl und Holz sowohl bei den Altbauten als auch bei den Neubauten führt zu einer *Verständlichkeit*.

Die oben beschriebene Konversion der vielen Bestandsgebäude wird häufig als Grund für einen ungewöhnlichen und zugleich anregenden Ort verstanden, wie er mit Neubauten kaum zu gewinnen ist.[546] Ferner wird die Kombination der denkmalgeschützten Bauteile mit zeitgenössischer Architektur als ein „spannender Dialog zwischen Alt und Neu" bezeichnet.[547] Dieser Dialog besteht in einer gewissen „Ausstrahlung" der historischen Gebäude, die altersbedingt bereits zahlreiche (Um-) Nutzungen erlebt haben. Die aktuelle Nutzung und Nutzerschaft ist nur eine von vielen und vermutlich auch nicht die Letzte. Einigen Betrachtern dürfte dies bewusst sein. Die Fragestellung nach dem „was war" und „nach dem kommenden", mag für so manchen Betrachter äußerst spannend sein.

Die beschriebene Art und Weise der Anordnung der Gebäude bzw. deren inhärente Nutzungen sowie die unauffälligen und damit städtebaulich gut integrierten Ein- und Ausfahrten der Tiefgaragen führen zu einer gelungenen *baulich-räumlichen Organisation*. Selbst die Treppeneingänge zu den Tiefgaragen sind qualitätsvoll gestaltet, als Glaskörper wirken sie leicht und transparent. Die verschiedenen Öffnungen und Plätze entlang der belebten zentralen Achse sowie die halböffentlichen Räume im Nordwesten des Quartiers unterstützen und ermöglichen Aktivitäten der Anwohner und Passanten. Diese „funktionale Eignung" ist ein entscheidendes Qualitätsmerkmal des Quartiers.

---

546 Vgl. bspw. Dinse/ Jaeger 2007, S. 109.
547 Vgl. vgl. Schubert 2005, S. 342.

*Tabelle 32: Zielerreichungsgrad Falkenried-Quartier* - Qualitätsvolle Wirkung

| Unterziele | 0 | 1 | 2 | 3 | 4 | 5 | 6 |
|---|---|---|---|---|---|---|---|
| Aufenthaltsqualität im Quartier & in Gebäuden | | | | | • | | |
| baulich-räumliche Elemente | | | | | | • | |
| baulich-räumliche Organisation | | | | | | | • |
| Verständlichkeit | | | | | | • | |
| **Teilziel *Qualitätsvolle Wirkung*** | 5,0 | | | | | | |

Quelle: Eigene Darstellung.

**Wirtschaftlichkeit**

Der Vermarktungszeitraum dauerte länger als erhofft. Dies ist zum einen auf die Auswirkungen der Wirtschaftskrise, die von etwa 2000 bis 2004 anhielt, zurückzuführen, wie auch auf die damaligen relativ hohen Kaufpreise der Wohnungen; bspw. haben die Stadthäuser rund 1 Mio. DM gekostet. Gleichzeitig war die Nachfrage nach sehr teurem Wohnraum begrenzt und es wurden keine Mietwohnungen, sondern ausschließlich Eigentumswohnungen angeboten. Aufgrund der relativ vielen Wohnungen hatten die Kaufinteressenten ggf. eine „zu große" Auswahl. Die Erholung der Wirtschaftskrise verlief jedoch sehr schnell, sodass im Jahre 2004 alle Grundstücke verkauft waren und die PGF aufgelöst werden konnte.[548] Trotz oder gerade wegen der von Beginn an hohen Kaufpreise[549] äußerten sich die jeweiligen Projektentwickler über den Verkauf der Wohnungen zufrieden.[550]

Es kann angenommen werden, dass die Wohnungen und Reihenhäuser im gesamten Quartier eine deutliche Wertsteigerung erfahren haben. Eine stichprobenartige Recherche ergab, dass im Jahr 2010 bspw. eines der Reihenhäuser mit historischer Fassade zu einem Kaufpreis von fast 1 Mio. EUR (ca. 5.000,- EUR/m²) angeboten wurde. Zu erwähnen ist jedoch, dass in den letzten Jahren die Kaufpreise und Mieten für Wohnraum in den meisten Hamburger Stadtteilen deutlich gestiegen sind. Diese Steigerung des Marktwertes ist ein gewisses Indiz für eine Werthaltigkeit, aber auch keine ausschließlich quartierstypische Gegebenheit.

Die Fassaden der Bestandsgebäude sind denkmalgeschützt, bei der Umwandlung in Wohneinheiten ermöglichte dies den Ersterwerbern, die Investitionskosten durch Sonderabschreibungen zu minimieren. Sowohl Eigennutzer als

---

548 Vgl. Interview mit Hr. Jorzick, Geschäftsführender Gesellschafter HAMBURG TEAM, 14.06.2011.
549 Vgl. Meyhöfer 2005, S. 44.
550 Vgl. Immobilien Zeitung 2003, S. 21.

auch Kapitalanleger bot sich die Möglichkeit, 40 bis 45 Prozent vom Kaufpreis als Denkmal abzuschreiben. Voraussetzung war jedoch ein Erwerb der Immobilien vor Beginn der Bauarbeiten.

Die letztendlich gute Vermietung der Büroflächen, zu einem guten Preis, wird darin begründet, dass die vorherigen Planungen der Stadt vornehmlich großflächige Bürostandorte wie die sogenannte *City Nord* und *City Süd* vorsahen. Die Flächen im *Falkenried-Quartier* sind teilweise deutlich kleiner. Ferner fragen Unternehmen, die bereit sind höhere Mieten zu akzeptieren, zunehmend die belebteren Stadtteile nach.[551] Darüber hinaus bietet bspw. die *Halle E* aufgrund ihrer statischen Konstruktion flexible Büroflächen mit vollkommener Grundrissfreiheit[552] und konnte darüber hinaus sehr schnell an einen Endinvestor verkauft werden.[553] Eine Bestandsaufnahme Mitte 2011 ergab, dass bis zu diesem Zeitpunkt nahezu alle Büro- und Gewebeflächen im Quartier vermietet sind. Darüber hinaus haben sich viele Mieter seit Erstbezug ihrer Räumlichkeiten mittlerweile über Jahre an den Standort gebunden.

Die Freiflächen unmittelbar um die Gebäudekomplexe werden von ihren jeweiligen Bewohnern bzw. Büronutzern für die unterschiedlichsten Aktivitäten genutzt.

*Tabelle 33: Zielerreichungsgrad Falkenried-Quartier - Wirtschaftlichkeit*

| Unterziele | 0 | 1 | 2 | 3 | 4 | 5 | 6 |
|---|---|---|---|---|---|---|---|
| (Gebäude-) Wert | | | | | | • | |
| Flächeneffizienz | | | | | | | |
| Werthaltigkeit | | | | | | | • |
| flexible Grundstruktur | | | | | | • | |
| Umgebung/ Atmosphäre | | | | | | • | |
| **Teilziel *Wirtschaftlichkeit*** | **5,2** | | | | | | |

Quelle: Eigene Darstellung.

---

551 Vgl. Meyhöfer 2005, S. 40.
552 Vgl. PGF 2002, S. 18.
553 Vgl. Interview mit Hr. Drost, ehemaliges Mitglied der sogen. Projektgruppe Falkenried, 27.05.2011.

## 3.3.3.3 Erfolgsbewertung

Die folgende Tabelle zeigt die zusammengefasste Bewertung des Erfolges des *Falkenried-Quartiers*.

*Tabelle 34: Gesamtzielerreichungsgrad Falkenried-Quartier*

| Teilziele | Zielerreichungsgrade |
|---|---|
| Lage & Standortaufwertung | 5,5 |
| Konzeption | 5,7 |
| Art & Grad der Nutzungsmischung | 5,0 |
| Soziale Aspekte | 5,3 |
| Akzeptanz | 5,6 |
| Qualitätsvolle Wirkung | 5,0 |
| Wirtschaftlichkeit | 5,2 |
| **Gesamtzielerreichungsgrad** | **5,3** |

Quelle: Eigene Darstellung.

## 3.3.3.4 Analyse und Klassifikation der Planungs- & Entwicklungsprozesse

**Trägerschaft und Akteurskonstellation**

Die *Hamburger Hochbahn AG* führte zur Veräußerung ihres ehemaligen Betriebsgeländes eine Investorenausschreibung durch. Bei der Verwertung des Areals machte sie deutlich, dass der zu erwartende Verkaufserlös dringend für die Sanierung des U-Bahn-Streckennetzes benötigt wird.[554] Weiterhin sollten die Erlöse dazu dienen, die Verlagerung des Betriebshofes an den neuen Standort mit zu finanzieren. In diesem Bieterverfahren wurde, neben einem Kaufpreisangebot, ein erstes sehr rudimentäres Konzept durch eine Investorengemeinschaft, bestehend aus fünf Privatpersonen,[555] abgegeben. Neben dieser Investorengemeinschaft gab es einige weitere Investoren, die am Erwerb des ehemaligen Betriebsgeländes interessiert waren. Die oben genannte Investorengemeinschaft ist als Zweiter aus dem Bieterverfahren hervorgegangen, da ursprünglich ein

---

554 Vgl. Denkmalschutzamt Hamburg (ohne Datum), S. 12.
555 Die Investorengemeinschaft bestand aus folgende fünf Personen: Niklas C. Huth – geschäftsführender Gesellschafter Huth Grundstücksentwicklungs GmbH, Björn Dahler – geschäftsführender Gesellschafter Dahler & Company GmbH, Arne Olofsson – geschäftsführender Gesellschafter der Gesellschaft Hamburg Team Gesellschaft für Projektentwicklung mbH, John Jahr jr. – geschäftsführender Gesellschafter der Jahr & Heine Grundbesitz GmbH, Peter Jorzick – geschäftsführender Gesellschafter Hamburg Team Gesellschaft für Projektentwicklung mbH. Vgl. PGF 2002, S. 2.

anderer Investor den Zuschlag für das Areal erhalten hatte, der jedoch nach etwa zwei Wochen von seinem extrem hohen Kaufpreisangebot zurückgetreten ist; somit erhielt die Investorengemeinschaft der fünf Privatpersonen den endgültigen Zuschlag für das Grundstück.[556] Nach dem Zuschlag gründeten die fünf Privatpersonen im Jahre 1998 ein zeitlich befristetes Immobilien-Joint Venture namens *Projektentwicklungsgesellschaft Falkenried mbH* (PGF). Zur Finanzierung des gesamten Projektes bildete die PGF eine Eigentümergemeinschaft, bestehend aus den genannten fünf privaten Personen sowie drei finanzierenden Banken.[557]

Auf Grundlage eines Masterplans wurde das Areal in die zuvor beschriebenen sechs Bauabschnitte bzw. Teilgebiete unterteilt und im Anschluss alle Teilgebiete, mit neu entwickeltem Baurecht, an verschiedene Investoren weiterveräußert; die PGF trat dabei als Flächenentwickler auf, der neben der Projektleitung für das gesamte Areal den Bau der Straßen und die Erschließung der einzelnen Teilgebiete durchführte. Die PGF hat somit selbst keine Hochbaumaßnahmen erbracht. Mit der Entscheidung für ein städtebauliches Gesamtkonzept endete ihr Engagement.[558]

Im ersten Teilgebiet baute die Firma *Townhouses Falkenried GmbH* die anfangs beschriebenen Stadthäuser. Diese neu gegründete Gesellschaft bestand ebenfalls aus einem Joint Venture verschiedener Investoren, die aus den Bereichen Immobilienprojektentwicklung und Immobilienfinanzierung kommen.[559] Der mäanderförmige Neubau im Teilgebiet zwei wurde von dem seit den 1950er Jahren bestehenden Hamburger Wohnungsbauunternehmen *Behrendt Wohnungsbau KG (GmbH & Co.)* entwickelt. Die sogenannten *Falkenried-Apartments* im Teilgebiet drei entstanden durch die Firma *Hamburg Team Gesellschaft für Projektentwicklung mbH,* die wiederum im Rahmen der Objektgesellschaft *J+O Falkenried apartments GmbH & Co. KG* auftrat. Die *Halle E* im

---

556 Vgl. Interview mit Hr. Drost, ehemaliges Mitglied der sogen. Projektgruppe Falkenried, 27.05.2011.
557 Die Projektentwicklungsgesellschaft Falkenried mbH (PGF) bestand aus folgende Partnern: Westdeutsche Immobilien Bank, Hamburger Sparkasse, Hamburgische Landesbank, Niklas C. Huth – geschäftsführender Gesellschafter Huth Grundstücksentwicklungs GmbH, Björn Dahler – geschäftsführender Gesellschafter Dahler & Company GmbH, Arne Olofsson – geschäftsführender Gesellschafter der Gesellschaft Hamburg Team Gesellschaft für Projektentwicklung mbH, John Jahr jr. – geschäftsführender Gesellschafter der Jahr & Heine Grundbesitz GmbH, Peter Jorzick – geschäftsführender Gesellschafter Hamburg Team Gesellschaft für Projektentwicklung mbH. Vgl. PGF 2002, S. 2.
558 Vgl. PGF 2002, S. 2ff; vgl. hierzu auch Interview mit Hr. Drost, ehemaliges Mitglied der sogen. Projektgruppe Falkenried, 27.05.2011.
559 Zur Townhouses Falkenried GmbH gehörten folgende Unternehmen: Jahr & Heine Grundbesitz GmbH, Corpora Beteiligungsgesellschaft mbH, Graubner KG, Westdeutsche Immobilienbank. Vgl. PGF 2002, S. 27.

Teilgebiet vier wurde ebenfalls von *Hamburg Team* durch eine Objektgesellschaft mit dem Namen *www.halle-E.de GmbH* entwickelt. Das Teilgebiet fünf mit dem 14-stöckigen Wohn- und Büroturm sowie weiteren Wohn- und Bürogebäuden wurde durch die *Bayerische Hausbau Projektentwicklung GmbH* bebaut.[560] Die Büro- und Geschäftshäuser im sechsten Teilgebiet wurden von der *STRABAG Projektentwicklung GmbH* errichtet.[561] Alle oben genannten Firmen bzw. Projektgesellschaften der jeweiligen Teilgebiete haben Projektentwicklung im engeren Sinne erbracht und können daher als *Trade-Developer* bezeichnet werden.

**Planungsinstrumente**
Bevor ein Käufer für das Gelände der *Fahrzeugwerkstätten Falkenried* bekannt war, hat der damalige Oberbaudirektor *Egbert Kossak* unter Beteiligung der Fachbehörden – im wesentlichen Denkmalschutzamt und Stadtplanung – verschiedene Studien in Auftrag gegeben und auf diese Weise versucht, für das Grundstück Ziele zu definieren sowie Schlussfolgerungen ziehen zu können.[562] Eine dieser Studien war bspw. das Konzept „Wohnen über den Dächern", welches von dem Hamburger Architekturbüro *Spengler & Wiescholek* in Abstimmung mit dem Denkmalschutz entwickelt wurde. In dieser Studie wurden drei Alternativen (Komplettabriss und Neubau, weitgehender Erhalt, möglicher Erhalt bei einer wirtschaftlichen Lösung) erarbeitet. Dieses Konzept diente als Grundlage der zuvor beschriebenen Investorenausschreibung. Der Erhalt mehrerer Hallen wurde angestrebt, aber nicht zu einer zwingenden Vorgabe gemacht.[563]

Um das Konzept der Investorengemeinschaft-PGF in eine städtebauliche Planung umzusetzen, wurde, nach einer ausführlichen Marktrecherche und Entwicklung eines sehr rudimentären Nutzungskonzeptes, ein zweistufiger internationaler Architektenwettbewerb durch die PGF ausgelobt.[564] Die Auslobung erfolgte im Einvernehmen mit der Stadt Hamburg, vertreten durch die Stadtentwicklungsbehörde sowie in Abstimmung mit dem *Bezirk Hamburg-Nord* und den zuständigen Fachbehörden.[565] Die Entwicklung des *Falkenried-Quartiers* war durch die zwei Phasen städtebaulicher und hochbaulicher Wettbewerb geprägt, die im nun folgenden Teil beschrieben werden.

---

560 Vgl. PGF 2002, S. 2ff.
561 Vgl. STRABAG 2011.
562 Vgl. Interview mit Hr. Jorzick, Geschäftsführender Gesellschafter HAMBURG TEAM, 14.06.2011.
563 Vgl. Denkmalschutzamt Hamburg (ohne Datum), S. 12f.
564 Vgl. PGF 2002, S. 43.
565 Vgl. PGF 1999, S. 3.

## Städtebaulicher Wettbewerb (Phase 1):

Die PGF hat als Grundlage für den Wettbewerb zunächst verschiedene Nutzungspläne zusammen mit einem Auslobungstext[566] zum städtebaulichen Wettbewerb erstellt. Der Auslobungstext wurde bewusst sehr offen gehalten, mit dem Ziel, auch abweichenden Ideen eine Chance einzuräumen. Die Stellungnahme des Denkmalschutzes wurde dem Auslobungstext mit beigefügt.[567] Trotz der grundsätzlichen Möglichkeit, die historischen Hallen abzureißen, war der Erhalt bzw. die Integration des Bestandes in das neue Konzept ein wichtiges Anliegen des Denkmalschutzes.[568]

Um die Teilnahme an diesem Wettbewerb hatten sich in einem vorgeschalteten Bewerbungsverfahren 120 Büros aus ganz Europa beworben. Die erste anonymisierte Wettbewerbsphase begann im Juni 1999, nach der Auswahl von zwölf teilnehmenden Architekturbüros[569], mit einem Start-Workshop auf dem Areal der Fahrzeugwerkstätten. Ziel war es, unter einer weitgehenden Beibehaltung der bestehenden Gebäudestruktur, eine Bruttogrundfläche von etwa 70.000 Quadratmetern einzuplanen. In diesem Workshop wurden die Hintergründe des Projektes erklärt. Es wurden bspw. Erläuterungen zum stadtentwicklungs- und bezirkspolitischen Rahmen, zur Geschichte und Zukunft des Areals, zum Wohnungsmarkt oder zur Einzelhandelssituation gegeben. Die Mitglieder der Wettbewerbsjury – unterteilt in Fach- und Sachpreisrichter – bestanden aus unabhängigen Sachverständigen sowie Mitarbeitern verschiedener Hamburger Behörden und Vertretern der PGF.[570] Die teilnehmenden Architekturbüros erarbeiteten in

---

566 Aus der Ausschreibung zum städtebaulichen Wettbewerb: „Das Flurstück 236, zwischen den Straßen Falkenried, Hoheluftchaussee und Lehmweg umfasst eine Fläche von 50.319 m² und soll mit ca. 75.000 m² Bruttogeschossfläche unter teilweiser Integration bestehender Hallenflächen überbaut werden. [...] Die Grundstücksflächen liegen insgesamt zentral und verkehrsgünstig, die zukünftigen Nutzungen liegen durch die umgebenden Bebauungen aber ruhig und abgeschirmt. Mit dem Erhalt und der Integration von Teilen des eindrucksvollen Ensembles der historischen Werksanlagen bietet sich die Chance, einen über die Stadtgrenzen hinaus wirkenden Anziehungspunkt zu schaffen." PGF 1999, S. 3.
567 Vgl. Interview mit Hr. Jorzick, Geschäftsführender Gesellschafter HAMBURG TEAM, 14.06.2011; vgl. auch PGF 1999, S. 3ff.
568 Vgl. Interview mit Hr. Walter, Oberbaudirektor der Freien und Hansestadt Hamburg, 07.10.2011.
569 Folgende Architekturbüros haben am städtebaulichen Wettbewerb teilgenommen: APB. Beisert Wilkens Grossmann-Hensel, Hamburg; Bohte Richter Teherani, Hamburg; Dinse Feest Zurl, Hamburg; Architekten Gössler, Hamburg; Grüntuch Ernst, Berlin; LABFAC, Laboratory for Architecture, Paris frankreich; Léon Wohlhage Wernik, Berlin; Peters Architekten – De Piciotto, Hamburg, Steinwerder; Spengler Wiescholek, Hamburg; Bolles+Wilson, Münster (1. Platz); Baumschlager & Eberle, Lochau/ Österreich (2. Platz); Böge/ Lindner-Böge, Hamburg (3. Platz). Vgl. PGF 2002, 22ff.
570 Die Wettbewerbsjury des Fachpreises bestand aus folgenden Mittgliedern: Henning Bieger, Baudezernent des Bezirksamts Hamburg-Nord; Prof. Holger Haag, Landschaftsarchitekt; Prof. Peter Kulka, Architekt; Ulla Luther, Stadtplanerin; Luis Moreno Fernandez, Denkmalschutzamt

etwa dreieinhalb Monaten ihre städtebaulichen Entwürfe, die in einem anschließenden zweitägigen sogenannten Städtebau-Workshop von den oben genannten Fach- und Sachrichtern diskutiert und bewertet wurden. Hierbei ging es neben der Entwicklung einer städtebaulich herausragenden Konzeption um die zentrale Frage, welches der ausgearbeiteten Konzepte die Rahmenbedingungen am besten berücksichtigt hatte und sich infolgedessen als Grundlage für die bevorstehenden Hochbauplanungen sowie Vorbereitungen zum Bebauungsplan eignen würde. Im Oktober 1999 entschied sich die Jury für das Konzept des Architekturbüros BOLLES+WILSON aus Münster, dieses Siegerkonzept bildet den städtebaulichen Masterplan. Gleichzeitig ordnete sie den Architekturbüros einzelne Bearbeitungsschwerpunkte für den bevorstehenden hochbaulichen Wettbewerb zu.[571] Zu erwähnen ist, dass der Entwurf von BOLLES+WILSON der einzige war, der den Vorstellungen der Jury entsprach.[572] Für die Festlegung der anstehenden Hochbauplanungen sowie für die parallel beginnende Vorbereitung des Bebauungsplans besaß die Jury Entscheidungskompetenzen.[573]

Hochbaulicher Wettbewerb (Phase 2):
Zu diesem Zeitpunkt erfolgte die besagte Aufteilung des Gesamtareals in sechs Teilgebiete. Die Grundlage für das Bebauungsplanverfahren wurde durch das auf Bauleitplanung und Stadtentwicklung spezialisierte Hamburger Büro *Claussen-Seggelke* sowie Vertretern des *Bezirks Hamburg-Nord* und der Stadtentwicklungsbehörde erarbeitet.[574] Denn die *Hamburger Hochbahn AG* hatte bis dahin noch kein geeignetes Baurecht geschaffen und es war gewollt, dass der neue Investor die Aufstellung des Bebauungsplans initiiert.[575] Nach der Aufstellung des Bebauungsplans folgte in der zweiten Wettbewerbsphase der hochbauliche Wettbewerb für die einzelnen Teilgebiete auf Grundlage des Masterplans. Jedem

---

Kulturbehörde Hamburg; Jan Störmer, Architekt; Jörn Walter, Oberbaudirektor FHH. PGF 2002, S. 22.
Die Wettbewerbsjury des Sachpreises bestand aus folgenden Mittgliedern: Karl-Ernst Bröcker, Westdeutsche Immobilienbank in der PGF; Thomas Domres, Mietglied des Stadtentwicklungsausschusses, Bezirksamt Hamburg-Nord; Dr. Niklas C. Huth, Gesellschafter PGF; Uwe Ihde, Hamburger Sparkasse in der PGF; Peter Jorzik, Geschäftsführer PGF; Wolf-Ekkehart Wersich, Mitglied des Stadtentwicklungsausschusses, Bezirksamt Hamburg-Nord. PGF 2002, S. 22.
571 Vgl. PGF 2002, S. 17ff; vgl. auch Lange 2008, S. 136.
572 Vgl. Interview mit Hr. Jorzick, Geschäftsführender Gesellschafter HAMBURG TEAM, 14.06.2011; vgl. hierzu auch Meyhöfer 2005, S. 39.
573 PGF 1999, S. 4.
574 Vgl. Lohr 2003, S. 105f.
575 Vgl. Interview mit Hr. Jorzick, Geschäftsführender Gesellschafter HAMBURG TEAM, 14.06.2011.

# Fallbeispiel Falkenried-Quartier 201

Teilgebiet wurden drei bis vier Architekturbüros[576] zugeordnet, die ebenfalls in einem anonymisierten Verfahren in der Zeit von Oktober 1999 bis Februar 2000 ihre Entwürfe einreichten. Für die Teilgebiete wurden insgesamt dreizehn hochbauliche Konzepte und Modelle eingereicht. Direkt nach der Beurteilung der eingereichten Entwürfe hat das Preisgericht für die Teilgebiete eins bis vier konkrete Entscheidungen zur Vergabe der Planungsbeauftragung erteilt. Die Wettbewerbe für die Teilgebiete fünf und sechs gingen in eine Überarbeitungsphase, anschließend begann die konkrete Bauplanung.[577]

**Planungs- und Entwicklungsmethoden, Maßnahmen**
Ein großer Vorteil wird darin gesehen, dass sich zu Beginn des Projektentwicklungsprozesses keiner der Akteure wirklich sicher war, auch Politik und PGF nicht, welches Konzept für das relativ große Areal der ehemaligen *Fahrzeugwerkstätten Falkenried* richtig war. Die erste Phase der Projektentwicklung war daher sehr stark von der Suche nach einer geeigneten Konzeption durch alle beteiligten Akteure geprägt. Die *Hamburger Hochbahn AG* war ebenfalls an einer hohen Ausnutzung des Betriebsgeländes interessiert, denn der Grundstückskaufpreis von etwa 50 bis 52 Mio. DM war an die neu geschaffene BGF gekoppelt, sodass die PGF am Ende der Projektentwicklung eine quadratmeterbezogene Abrechnung vornehmen musste.[578] Von Anfang an war jedoch klar, dass ein Quartier mit sehr unterschiedlichen Qualitäten entstehen sollte. Dabei entstand die Idee der *Quartiere im Quartier* sehr früh, es gab sogenannte Grundskizzen, die ganz rudimentär vorgaben wo sich welche Nutzung befinden könnte, auch mögliche „Durchwegungen" wurden vorgeschlagen. Die Grundidee wurde dann mit dem Masterplan sehr gut umgesetzt. Die Grundskizzen wurden durch den Architekten *Uwe Drost* erarbeitet, welchen die PGF mit der „Durchleuchtung" und grundsätzlichen Strukturierung des gesamten anstehenden Planungsprozesses beauftragt hatte. *Drost* organisierte auch den zuvor beschriebenen Wettbewerb.[579] Die Entscheidung für den Entwurf des Architekturbüros BOLLES+WILSON wird insbesondere in einem differenzierten Umgang mit den

---

576 Aus der Liste der Bewerber der ersten Wettbewerbsphase wurden die in der Rangfolge nächstplatzierten Architekturbüros Staermose & Isager, Architektfirms K/S, Odense, Dänemark und riegler – riewe Architekten, Graz, Österreich zugeladen. Vgl. PGF 2002, S. 35.
577 Vgl. PGF 2002, S. 29ff; vgl. auch Lange 2008, S. 136. Die Bearbeitung der Teilgebiet (TG) erfolgte durch nachstehende Architekturbüros: TG 1+2: Bolles+Wilson und Baumschlager & Eberle; TG 3: LABFAC; TG 4: Spengler Wiescholek; TG 5: APB Architekten – Beisert Wilkens Grossmann-Hensel; TG 6: Bothe Richter Teherani. Vgl. PGF 2002, S. 35.
578 Vgl. Interview mit Hr. Jorzick, Geschäftsführender Gesellschafter HAMBURG TEAM, 14.06.2011.
579 Vgl. Interview mit Hr. Drost, ehemaliges Mitglied der sogen. Projektgruppe Falkenried, 27.05.2011.

vorgefundenen Strukturen begründet. Der Bebauungsvorschlag wird als kontrastreich bezeichnet, der sowohl eine extreme Verdichtung bis hin zur Hochhausbebauung als auch bewusst kleinteilige Stadthauszeilen vorsieht und auf diese Weise den Charakter des Ortes erhält. Darüber hinaus wird lobenswert erwähnt, dass das städtebauliche Gesamtkonzept eine Beziehung zwischen der *Hoheluftchaussee* und dem *Falkenried* schafft, die „spannungsvoll" und eindeutig als öffentlicher Raum definierbar ist.[580]

Das Ergebnis des städtebaulichen Wettbewerbs brachte letztendlich die Lösung, mit der alle Projektbeteiligten sehr zufrieden waren. Von Investorenseite wird betont, dass es ohne den Siegerentwurf den Erfolg des *Falkenried-Quartiers* nicht gegeben hätte. Auf die Idee bzw. das Konzept, welches BOLLES+WILSON entwickelt hatte, ist vorher kein anderer gekommen. Diese Idee bestand darin, die Heterogenität des Standorts zu vertiefen und nicht „abzuschleifen".[581] Des Weiteren wird lobend erwähnt, dass der Masterplan sehr vielschichtig war und gleichzeitig Möglichkeiten der Individualität zuließ.[582] Insbesondere die vorhandene Vitalität im *Falkenried-Quartier* ist durch die Vernetzung mit dem Stadtgebiet und der Herausarbeitung wichtiger Bezüge (wie bspw. Anbindung in den Stadtraum, Verteilung der Baumassen, räumliche Organisation) gelungen, die der Masterplan enthielt. Neben allgemeinen Aussagen zum Städtebau gibt der Masterplan sehr präzise Angaben zur Funktionalität und Nutzungsmischung; besonders gut verdeutlicht dies bspw. die Abbildung 30. Für jedes Teilgebiet wurde eine schematische Skizze angefertigt, die die Grundlage für die weitere Umsetzung bildete.

---

580 Vgl. Auszug aus den Wettbewerbsergebnissen, PGF 2002, S. 28; vgl. auch Interview mit Hr. Walter, Oberbaudirektor der Freien und Hansestadt Hamburg, 07.10.2011.
581 Vgl. Interview mit Hr. Jorzick, Geschäftsführender Gesellschafter HAMBURG TEAM, 14.06.2011.
582 Vgl. Interview mit Hr. Drost, ehemaliges Mitglied der sogen. Projektgruppe Falkenried, 27.05.2011.

Fallbeispiel Falkenried-Quartier

*Abbildung 30: Aquarellzeichnungen zum Masterplan*

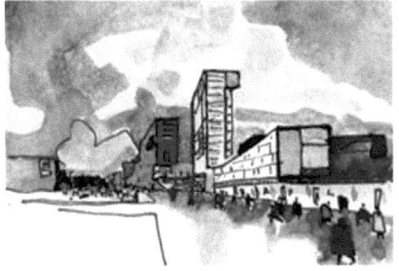
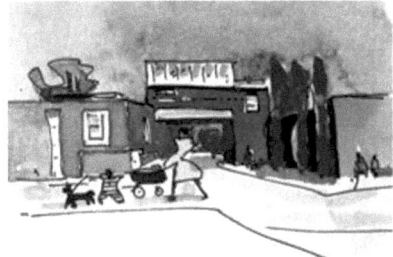
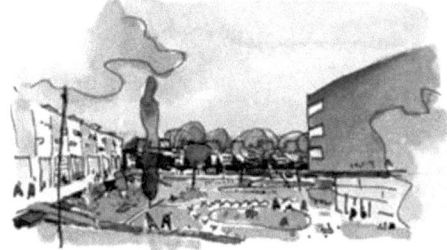
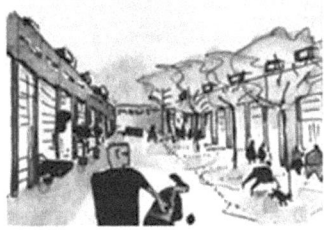

Quelle: BOLLES+WILSON.

Diese Aquarellzeichnungen entstanden zeitgleich als Ergänzung zum Masterplan; bei einem Vergleich mit den später realisierten Gebäuden ist eine hohe Übereinstimmung erkennbar. Gestalterische Vorgaben, wie z.B. die Art der Fassaden, waren jedoch nicht im Masterplan vorgesehen, da dies nach Ansicht des Verfassers zu trivial wäre und keine Garantie für gute Architektur ist.[583] Dabei wurde ebenfalls viel mit dem städtebaulichen Wettbewerbsmodell gearbeitet, dessen Existenz als sehr wichtig erachtet wird.[584]

---

583 Vgl. Interview mit Fr. Bolles-Wilson von BOLLES+WILSON, 20.05.2011.
584 Vgl. Interview mit Hr. Wilson von BOLLES+WILSON, 20.05.2011.

*Abbildung 31: Wettbewerbsmodell Falkenried*

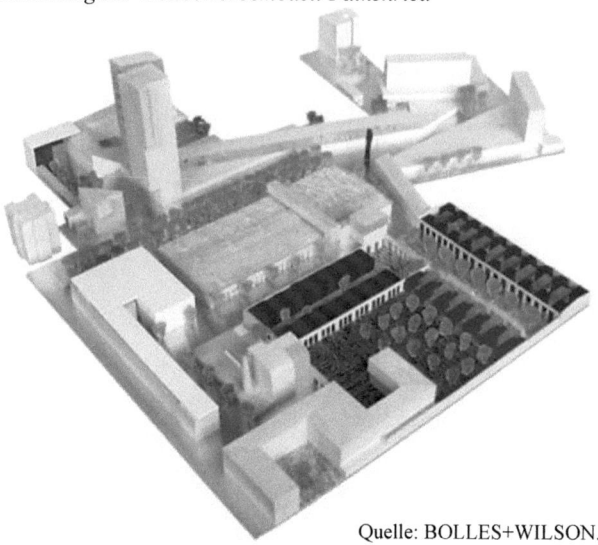

Quelle: BOLLES+WILSON.

Diese erste Phase des Wettbewerbs zeichnete sich besonders durch die zuvor beschriebene Offenheit aus, es gab weder durch die PGF noch durch die Stadt die Vorgabe, die Bestandsbauten der ehemaligen Fahrzeugwerkstätten zu erhalten. Zu diesem Zeitpunkt war die allgemeine Tendenz, alle Bestandsbauten abzureißen und das Areal mit Neubauten zu überplanen, wie es bspw. der zweitplatzierte Entwurf vorsah. Diese Auffassung wurde jedoch nicht vom Architekturbüro BOLLES+WILSON vertreten, denn der Grundsatz des Siegerentwurfes sah vor, so viel wie möglich zu erhalten und die alte Struktur quasi „umzuprogrammieren". Es sollte kein völlig neues Quartier aus der Retorte entstehen. Daher erfolgte eine sehr genaue Analyse und Bestandsaufnahme des gesamten Areals mit dem Ziel, so viel wie möglich zu erhalten.[585] Denkmalpflege stand dabei nicht an oberster Stelle, vielmehr war es erklärtes Ziel, die Hallen aufgrund ihrer ausdrucksstarken Charaktere und Proportionen zu bewahren. Nach einer Renovierung und Umnutzung sollten die Spuren der ursprünglichen historischen Nutzung erhalten bleiben. Dabei boten sich die Garagentore der Wagenhallen aufgrund ihrer Größe sehr gut für Reihenhäuser an. Nach dem Wettbewerbsentscheid war die Investorenseite mit diesem Vorschlag nicht besonders zufrieden, denn die Ergänzung der alten Bausubstanz mit einem Neubau ist aufwendiger und damit viel teurer als ein reiner Neubau. Die Stadt und insbesondere das

---

585 Vgl. Interview mit Fr. Bolles-Wilson und Hr. Wilson von BOLLES+WILSON, 20.05.2011.

Denkmalpflegamt standen jedoch sehr hinter dieser Idee, sodass letztendlich der Umbau der Wagenhallen in Reihenhausmodule realisiert wurde.[586]

Da der Stadtteil *Hoheluft-Ost* zu den am dichtesten besiedelten Stadtteilen Hamburgs zählt, kam bei der Entwicklung des *Falkenried-Quartiers* der gestalterischen und planerischen Ausformulierung der Straßen und öffentlichen Freiräume eine besondere Bedeutung zuteil.[587] Durch eine einheitliche Gestaltung der Außenanlagen wurde versucht, die Heterogenität der einzelnen Teilgebiete miteinander zu verbinden. Die gleiche Ausführungsart bzw. „Handschrift", übergreifend über die Grundstücksgrenzen, bildet eine wichtige Klammerfunktion. Daher wurde im Rahmen des städtebaulichen Wettbewerbs neben dem Masterplan ein Außenanlageplan ausgeschrieben.[588] Die zentrale Überlegung bei der Entwicklung des Masterplanes die zuvor beschriebene hohe Qualität der Außenräume sowie ihre gute Vernetzung zu schaffen, wird als ein großer inhaltlicher Erfolg des Projektes erachtet.[589]

Der Siegerentwurf wurde durch die PGF weiter ausgearbeitet und besonders in Richtung Nutzungsmischung verstärkt. Der Grund hierfür liegt in der Befürchtung, dass bei einer einseitigen Wohnnutzung mit 400 bis 600 Wohneinheiten der Abverkauf der Wohnungen sehr lange dauern würde. Letztendlich ist dies auch, wie zuvor beschrieben, teilweise geschehen, was jedoch zum großen Teil auf die damals beginnende Wirtschaftskrise zurückzuführen war. Um die einbrechende Nachfrage möglichst gut abzufedern, hat sich die PGF entschieden, die „Wohnprodukte" sehr stark zu differenzieren und individualisieren. Für eine dennoch erfolgreiche Vermarktung war, laut Aussage der Investoren, die gute Qualität der städtebaulichen Gestaltung und der einzelnen Nutzungsbausteine verantwortlich. Insbesondere der hohe und vor allem in der Gestaltung enorm individuelle Büroanteil, der während der Wirtschaftskrise ebenfalls nicht einfach zu vermieten war, war letztendlich endscheidend. Durch das enge Miteinander von Büro und Wohnen bei gleichzeitigem Abschwächen der Wirtschaftskrise war das *Falkenried-Quartier* auf einmal sehr gefragt, und die Nachfrage nach Wohn- und Büroflächen zog deutlich an. Quersubventionierungen oder Zwischennutzungen hat es nicht gegeben.[590]

Die ursprünglichen Planungen sahen vor, dass die PGF alle Teilgebiete selber bebaut. Dies war der Grund, warum die drei finanzierenden Banken mit in

---

586 Vgl. Interview mit Hr. Wilson von BOLLES+WILSON, 20.05.2011.
587 Vgl. Lohr 2003, S. 105f.
588 Vgl. Interview mit Hr. Jorzick, Geschäftsführender Gesellschafter HAMBURG TEAM, 14.06.2011.
589 Vgl. Interview mit Hr. Drost, ehemaliges Mitglied der sogen. Projektgruppe Falkenried, 27.05.2011.
590 Vgl. Interview mit Hr. Jorzick, Geschäftsführender Gesellschafter HAMBURG TEAM, 14.06.2011.

die Gesellschaft aufgenommen wurden. Aus finanzieller Sicht wäre es möglich gewesen, angesichts der Größe des Quartiers waren die Ressourcen einer Projektsteuerung jedoch nicht ausreichend. Aufgrund der Auswirkungen der Wirtschaftskrise wurde der Entschluss getroffen, das Areal unter den Gesellschaftern der PGF aufzuteilen und einzelne Teilgebiete an externe Developer zu verkaufen. Die Erschließung des gesamten Areals wurde jedoch durch die PGF unternommen.[591] Bspw. hat die *Bayerische Hausbau* von der PGF nicht nur das Teilgebiet fünf erworben, sondern auch den dazugehörigen hochbaulichen Architektenentwurf. Zuvor wurde der Entwurf vom Oberbaudirektor *Jörn Walter*[592] freigegeben und war in seinem Grundgerüst nicht mehr änderbar. Der neue Investor hatte dementsprechend keine Wahl, er musste mit dem Kauf des Grundstücks den Architektenentwurf übernehmen. Wobei die *Bayerische Hausbau* nicht den Wunsch nach einem neuen Entwurf oder einem anderen Architekten hatte.[593] Um einen Weiterverkauf des gesamten Areals an einzelne Developer zu ermöglichen und eine Funktionalität im Quartier zu erzeugen, hat das Architekturbüro BOLLES+WILSON bei der Entwicklung des Masterplans Wert darauf gelegt, das Gelände der Fahrzeugwerkstätten in sinnvolle Parzellen aufteilen zu können.[594] So entstand die zuvor beschriebene Verteilung der Nutzungsarten im Quartier, die bewusst ein abgeschirmtes dichtes Wohnviertel im Nordwesten vorsieht und im Südosten die Voraussetzung für gut sichtbare Büro- und Gewerbefunktionen mit der Bildung einer Adresse ermöglicht.[595] Diese Aufteilung des Quartiers in die sechs Teilbereiche wird als eine besonders ausschlaggebende und weitsichtige Planungsmaßnahme erachtet, denn der Weiterverkauf der einzelnen Teilbereiche ermöglichte nicht nur eine entscheidende Risikoverteilung, sondern gerade auch die Möglichkeit, dass jeder Developer eines Teilbereichs gezielt für eine ganz bestimmte Nutzergruppe planen konnte.

Direkt nach dem Wettbewerb gab es eine Bürgerbeteiligung, die von der PGF sehr professionell inszeniert worden war.[596] In der *Halle E* wurde das Projekt in einer großen Veranstaltung der Öffentlichkeit vorgestellt, in der die PGF, auch mit Hilfe der Aquarelle der einzelnen Teilgebiete, Überzeugungsarbeit

---

591 Ebenda.
592 Jörn Walter ist seit 1999 Oberbaudirektor der Freien und Hansestadt Hamburg.
593 Vgl. Interview mit Hr. Wilson von BOLLES+WILSON, 20.05.2011.
594 Vgl. Interview mit Fr. Bolles-Wilson von BOLLES+WILSON, 20.05.2011.
595 Vgl. Interview mit Hr. Wilson von BOLLES+WILSON, 20.05.2011.
596 Vgl. Interview mit Hr. Wilson von BOLLES+WILSON, 20.05.2011.

geleistet hat.[597] Die gute Öffentlichkeitsarbeit wird als sehr gut für den Erfolg des Projektes erachtet.[598]

**Kommunale Vorgaben und Kooperation**
Ursprünglich wollte die *Senatskommission für Stadtentwicklung, Umwelt und Verkehr* einen eindeutigen Schwerpunkt auf Wohnen legen und Gewerbe sollte eine komplett untergeordnete Rolle spielen. Ebenfalls sahen die aller ersten Überlegungen des Denkmalschutzamtes vor, das gesamte Grundstück unter Denkmalschutz zu stellen.[599] Die letztendlich erhaltenen Gebäude wie bspw. das *Verwaltungsgebäude D* wurden auch im Sinne des Denkmalschutzes restauriert.[600] Auf Basis, der von der oben genannten *Senatskommission* beschlossenen Eckdaten für die Neuentwicklung des ehemaligen Werksgeländes wurde das Programm des Wettbewerbes aufgestellt.[601] Kommunale Vorgaben flossen somit in die Ausschreibungsunterlagen der PGF.

Von Projektbeteiligten wird die sehr enge und gute Zusammenarbeit mit der kommunalen Seite gelobt.[602] Insbesondere durch die gute Kommunikation fand eine ständige Unterstützung durch die städtische Verwaltung und Politik statt. Dabei wird vermutet, dass ein großer Teil des Erfolges auf dieses Miteinander zurückzuführen ist. Die Entwicklung des *Falkenried-Quartiers* wird heute noch als Referenz für eine gute Zusammenarbeit genannt.[603] Neben dem *Bezirk Nord* als allgemeine Kontrollinstanz werden von den Projektbeteiligten zwei zentrale Figuren auf der kommunalen Seite genannt, die für den Projekterfolg wichtig waren: Der Oberbaudirektor *Walter*, der neben seiner Kontroll- und Lenkungsfunktion häufig das inspirierende Wort gab. Er setzte sich stets für Qualität und Vielfalt in der Architektur ein. Sowie den damaligen Denkmalpfleger *Luis Moreno Fernández*, der maßgeblich zur Qualität der Umsetzung sich unter Denkmalschutz befindender Gebäude beigetragen hat.[604] Das Denkmalschutzamt

---

597 Vgl. Interview mit Hr. Jorzick, Geschäftsführender Gesellschafter HAMBURG TEAM, 14.06.2011.
598 Vgl. Interview mit Hr. Drost, ehemaliges Mitglied der sogen. Projektgruppe Falkenried, 27.05.2011.
599 Vgl. Interview mit Hr. Jorzick, Geschäftsführender Gesellschafter HAMBURG TEAM, 14.06.2011.
600 Vgl. Walter 2006, S. 129.
601 Vgl. PGF 1999, S. 15.
602 Vgl. hierzu Interview mit Hr. Jorzick, Geschäftsführender Gesellschafter HAMBURG TEAM, 14.06.2011; Interview mit Hr. Wilson von BOLLES+WILSON, 20.05.2011; Interview mit Hr. Drost, ehemaliges Mitglied der sogen. Projektgruppe Falkenried, 27.05.2011.
603 Vgl. Interview mit Hr. Drost, ehemaliges Mitglied der sogen. Projektgruppe Falkenried, 27.05.2011.
604 Vgl. Interview mit Hr. Wilson von BOLLES+WILSON, 20.05.2011; vgl. auch Interview mit Hr. Drost, ehemaliges Mitglied der sogen. Projektgruppe Falkenried, 27.05.2011.

wollte nicht die Gebäude(teile) aus den 1880er Jahren erhalten, sondern konzentrierte sich auf den Erhalt der Gebäude aus den 1920er Jahren. Dies erschien sinnvoller, da in den 1920er Jahren der größte Teil der ganz alten Gebäude abgebrochen und neu erbaut wurde.[605] Dabei war maßgeblich, dass der Denkmalschutz kreativ mitgedacht hat. Ziel war, Elemente zu erhalten, die einen Grundcharakter ursprünglicher Art und Weise erkennen ließen. Dies bedeutet, dass bei einer Umnutzung der Gebäude(teile) die ursprüngliche bauliche und städtebauliche Struktur erkennbar bleiben musste. Mit dem weitgehenden Erhalt bspw. der *Halle E*, dem *Verwaltungsgebäude D*, dem Pförtnerhaus oder dem Wasserturm war sowohl der Denkmalschutz als auch die PGF sehr zufrieden. Der Erhalt der Gebäude(teile) trug nicht nur zur Bildung einer besonderen Atmosphäre bei, sondern führte zur Anerkennung als Denkmal. Die daraus resultierenden Abschreibungsmöglichkeiten erlaubten gewisse Investitionen und die Herstellung besonderer Qualitäten.[606] Vermutet wird, dass durch die Abschreibungsmöglichkeiten höhere Kaufpreise bei den Wohnungen durchgesetzt werden konnten und diese Mehrerlöse bspw. teilweise in die allgemeine bauliche Qualität und in die Gestaltung der öffentlichen Flächen geflossen sind.

Beispielsweise entstand bei der Planung der *Townhouses* die Idee, nicht die kompletten Hallen zu erhalten, sondern nur den Erschließungsraum zwischen den Stirnseiten inkl. der hölzernen Garagentore und dem Platz.[607]

Die Verpflichtung zur Durchführung eines städtebaulichen und hochbaulichen Wettbewerbs war bereits Bestandteil der Investorenausschreibung. Der kommunalen Seite war es wichtig, durch ein zweistufiges Verfahren, in einem ersten Schritt eine gute städtebauliche Idee bzw. Lösung zu erlangen, um dann darauf aufbauend in einem zweiten Schritt gezielt in die Hochbauphase einsteigen zu können.[608] Abgesehen von dem Anspruch, eine gute städtebauliche und architektonische Qualität zu erlangen, hat die Stadt keine Vorgaben über die Art (Kauf- oder Mietwohnungen) des geplanten Wohnungsbaus gemacht. Ebenfalls gab es keine Auflagen, einen gewissen Anteil geförderten Wohnungsbau zu realisieren. Dies war in der allgemeinen Erkenntnis begründet, dass in *Eppendorf* zwar zu wenig preiswerter Wohnraum vorhanden war, aber in der unmittelbaren Nachbarschaft des *Falkenried-Areals*, wie zuvor beschrieben, bereits eine Reihe von günstigen, teilweise öffentlich geförderten Wohnungen realisiert wurden. Bei einer entsprechenden Auflage, öffentlich geförderten Wohnungsbau zu er-

---

605 Vgl. Interview mit Hr. Jorzick, Geschäftsführender Gesellschafter HAMBURG TEAM, 14.06.2011.
606 Vgl. Interview mit Hr. Drost, ehemaliges Mitglied der sogen. Projektgruppe Falkenried, 27.05.2011.
607 Vgl. Interview mit Hr. Walter, Oberbaudirektor der Freien und Hansestadt Hamburg, 07.10.2011.
608 Ebenda.

richten, hätte die PGF gefordert, den Grundstückskaufpreis zu rabattieren. Dies wäre jedoch ebenfalls nicht im Interesse der *Hamburger Hochbahn AG* gewesen. Starke restriktive Vorgaben der Stadt, wie bspw. eine Begrenzung der GFZ, gab es ebenso wenig.[609] Die Stadt wollte zwar ursprünglich mehr zusammenhängende, öffentliche Grünflächen als letztendlich realisiert wurden; mit der Gesamtsumme aller einzelnen öffentlichen Grünflächen war sie am Ende jedoch einverstanden. Nicht genehmigt wurde, wie zuvor beschrieben, die ursprünglich geplante Höhe des Wohn- und Büroturms.[610]

**Kompetenz und Managementkonzept des Projektentwicklers**
Ein Jahr vor dem zweistufigen Wettbewerb organisierte die Investorengemeinschaft einen Workshop mit dem Ziel, Ideen für die Gestaltung des neu zu entwickelnden Geländes zu erlangen. Dabei ging es nicht um Architektur, sondern um die Nutzung des Geländes und die Verbindungen zum Stadtteil. Dieser Workshop ermöglichte der Investorengemeinschaft, sich weiter in das Areal „rein zudenken", sodass auf diesem Wege die Idee eines nutzungsgemischten Quartiers entstanden ist.[611]

Zur Vorbereitung des Wettbewerbsprogramms wurden umfangreiche Voruntersuchungen auf Basis einer grundsätzlichen denkmalpflegerischen Bewertung, einer Auswertung unterschiedlicher Entwicklungsszenarien sowie Marktanalysen durchgeführt. Im Rahmen dieser Analysen wurden verschiedene Annahmen getroffen, die in die Auslobungsunterlagen mit einflossen, da sie geeignet erschienen, die Intentionen der PGF zu verdeutlichen. Der Auslobungstext enthielt u.a. Angaben zu folgenden Themen: Historie des Ortes, BGF, experimentellem Umgang mit dem Hallenbestand, allgemeinen Nutzungsmischung, Wirtschaftlichkeit, Wohn-, Büro- und Einzelhandelsformen etc.[612] Somit wurde in der Ausschreibung zum städtebaulichen Wettbewerb die Grundlage des Konzeptes geschaffen.

Das gesamte Wettbewerbsverfahren war relativ aufwendig. Insbesondere die Zwei-stufigkeit hat sich sehr ausgezahlt, denn für die teilnehmenden Architekten war dies ein faires Verfahren, diejenigen, die in der ersten Stufe nicht gewonnen hatten, konnten in der zweiten Stufe mit berücksichtigt werden. Die Architekturbüros hatten somit immer noch ein Motiv, einen Hochbauauftrag zu

---

609 Vgl. Interview mit Hr. Jorzick, Geschäftsführender Gesellschafter HAMBURG TEAM, 14.06.2011.
610 Vgl. Interview mit Hr. Drost, ehemaliges Mitglied der sogen. Projektgruppe Falkenried, 27.05.2011; vgl. auch Schubert 2005, S. 342.
611 Vgl. Interview mit Hr. Jorzick, Geschäftsführender Gesellschafter HAMBURG TEAM, 14.06.2011.
612 Vgl. PGF 1999, S. 37ff.

erhalten. Es wird vermutet, dass durch dieses Verfahren nicht nur ein guter Städtebau, sondern ebenfalls gute Bauwerke entstanden sind.[613]

Innerhalb der PGF gab es eine klare Aufgabenverteilung. Der Projektentwickler *Hamburg Team* war bspw. für die Konzeptentwicklung zuständig. Im Rahmen städtebaulicher Vorüberlegungen wurden verschiedene Varianten durchgespielt, die sich mit der Fragestellung befassten: Wie viel der historischen Bausubstanz kann unter finanziellen Aspekten erhalten bleiben? Die anderen Partner übernahmen den Vertrieb der Wohnungen und Büroflächen und erarbeiteten eine Standort- und Marktanalyse die u.a. Aufschluss über den bestehenden Bedarf, die nachgefragten Produkte und die zu erzielenden Kaufpreise gab. Diese Ergebnisse flossen mit in die Projektkalkulation, sodass auf dieser Grundlage im Rahmen des Bieterverfahrens der Grundstückskaufpreis geboten wurde. Nachdem der erste Investor, wie zuvor beschrieben, von seinem Kaufpreisangebot zurückgetreten war, ist die *Hamburger Hochbahn AG* an die fünf Privatpersonen herangetreten und hat das Grundstück an sie veräußert. In einem weiteren Schritt übernahmen die fünf Privatpersonen im Rahmen eines mit der PGF geschlossenen Geschäftsbesorgungsvertrages die Projektentwicklungsleistung. Nach Verhandlungen mit den drei Banken über eine Aufnahme in die Projektgesellschaft übernahmen diese die Finanzierung des Projektes. Im nächsten Schritt wurde *Drost* durch die PGF beauftragt. Dieser Projektbeteiligte war nach Aussage eines Mitgliedes der PGF für den Erfolg des Projektes sehr wichtig, denn das gut strukturierte Wettbewerbsverfahren war mit ausschlaggebend für die hohe Qualität und die gute Gestaltung des *Falkenried-Quartiers*. Dieses sehr zeitintensive Verfahren ermöglichte eine allgemeine gute Zusammenarbeit mit dem *Bezirksamt Hamburg Nord* und eine geeignete Grundlage zur Abstimmung des Bebauungsplanverfahrens. Entscheidend war die Lenkung des Verfahrens aus einer Hand. Das zweistufige Wettbewerbsverfahren, welches sehr viele Projektbeteiligte mit eingebunden hat, war später auch mit ausschlaggebend dafür, dass das Quartier für den *Deutschen Städtebaupreis* nominiert wurde. Die Idee, das Quartier in sechs Teilgebiete zu unterteilen, stammte ebenfalls von dem beauftragten Planungsbüro und wurde im Anschluss durch das Architekturbüro BOLLES+WILSON weiter konkretisiert und umgesetzt.[614]

---

613 Vgl. Interview mit Hr. Walter, Oberbaudirektor der Freien und Hansestadt Hamburg, 07.10.2011.
614 Vgl. Interview mit Hr. Jorzick, Geschäftsführender Gesellschafter HAMBURG TEAM, 14.06.2011.

*Peter Jorzick*, als Partner der PGF, war vor der Gründung der PGF Geschäftsführer der HAGG und der STEG,[615] es wird vermutet, dass er durch diese Tätigkeit viel Erfahrung mit der Projektentwicklung alter Industriegebäude sowie einen grundsätzlichen Umgang und „Gespür" mit historischen Gebäuden und dem Denkmalschutzamt sammeln konnte. Ähnliches gilt für den Zugang zu potentiellen Mietern und Käufern bzw. die Beherrschung der Absatzwege bei Vermietung und Verkauf der Wohnungen und Büros, denn brachte bspw. *Björn Dahler*[616], als weiterer Partner der PGF und erfahrener Immobilienmakler, entsprechende Vermarktungskompetenz mit.

Als großer Erfolg wird die relativ frühe Information der umliegenden Bevölkerung bezeichnet. Große Zusammentreffen in der Weihnachtszeit oder allgemeine PR-Veranstaltungen wurden auf dem Areal oder direkt in den Hallen organisiert. Hierzu hatte die PGF zwei Personen beauftragt, die die Pressearbeit übernahmen. Zum Verkaufs- und Marketing-Konzept gehörten Verkaufsveranstaltungen, die jeden Samstag in einem Zelt durchgeführt wurden. Kaufinteressenten sowie interessierte Bürger konnten sich anhand eines sehr großen und puppenstubenartigen Modells im Maßstab 1:100 über das Bauvorhaben informieren.[617]

**Richtiger Zeitpunkt und Glück**
Der Erfolg des *Falkenried-Quartiers* ist, wie zuvor beschrieben, auf das Wirken verschiedener Projektbeteiligter zurückzuführen. Ohne bspw. den zweistufigen Wettbewerb, den städtebaulichen Entwurf oder die gute Zusammenarbeit mit dem Denkmalschutzamt und die hierfür jeweils verantwortlich zeichnenden Personen, wäre der Erfolg vermutlich ausgeblieben. Bei einer Projektentwicklung ist es zwar möglich, einen Teil der Projektbeteiligten zu bestimmen, praktisch lässt sich dies jedoch nicht immer in Gänze beeinflussen, sodass die Aspekte richtiger Zeitpunkt und Glück bezogen auf das Wirken einiger Projektbeteiligten eine besondere Bedeutung erlangen.

Von der kommunalen Seite wird ebenfalls das Wettbewerbsverfahren als großer Beitrag zum Erfolg des Quartiers erachtet. Die Durchführung des Verfah-

---

615 Die Hamburger Gesellschaft für Gewerbebauförderung mbH (HAGG) hat eine Reihe von aufgegebenen Fabrikstandorten mit neuen Nutzungen versehen. Jorzick 1999, S. 68. Die STEG (Stadterneuerungs- und Stadtentwicklungsgesellschaft Hamburg) ist eine ursprüngliche städtische Gesellschaft, die in den 1990er u.a. Sanierungsgebiete betreute und treuhänderisch Wohnungen und Gewerbeeinheiten verwaltete. Vgl. bspw. auch Spiegel Special 5/1997, S. 52.
616 Die Firma Dahler & Company GmbH wurde 1993 von Björn und Kirsten Dahler gegründet und hat 190 Mitarbeiter. Nach eigenen Angaben ist die Gesellschaft eines der führenden deutschen Unternehmen für exklusive Wohnimmobilien.
617 Vgl. Interview mit Hr. Drost, ehemaliges Mitglied der sogen. Projektgruppe Falkenried, 27.05.2011.

rens auf einem sehr hohen Niveau hat dazu geführt, dass in der Politik, in den verschiedenen Parteien, in der Verwaltung und am Ende auch bei den Bauherren – nachdem es wirtschaftlich erfolgreich war – eine positive Gesamtwirkung hinterlassen hat. Die Tatsache, dass es kein Bürgerbegehren gegeben hat, kann ebenfalls als Glück bezeichnet werden. Ebenso hat die Anmietung durch RTL zu einer erhöhten Nachfrage durch andere Mieter der gleichen oder ähnlichen Szene geführt.[618]

Zum richtigen Augenblick ist noch zu ergänzen, dass es zum damaligen Zeitpunkt sehr wenige Angebote bei einer gleichzeitig hohen Nachfrage nach zentralem und qualitativ hochwertigem Wohnraum gab.[619] Die „Wiederentdeckung innenstadtnahen Wohnens" war insbesondere zu dieser Zeit in Hamburg besonders aktuell. Anderweitige oder zufällige Gegebenheiten in der Nachbarschaft hat es nicht gegeben. Gleiches gilt für Großereignisse oder Festivalisierungen.

Das Überstehen der dennoch einsetzenden Wirtschaftskrise kann ebenfalls als Glück bezeichnet werden.[620] Als Glück für die Investoren, die vermutlich durch ihre Kapitalgeber einen gewissen Aufschub der kreditierten Gelder bekamen. Aber auch für das gesamte Quartier, denn bei einem zu langsamen Verkauf bzw. Vermietung der Wohnungen, Büros und Ladenlokale, hätte es vermutlich eine Änderung in der Nutzungsart gegeben. Um einem möglichen jahrelangen Leerstand entgegenzutreten, hätte es anstatt der kleinteiligen Nutzungen bspw. eine Nutzungsänderung in Richtung großflächigem Einzelhandel geben können. Solch eine großflächige Nutzung hätte vermutlich nicht zu dem vorhandenen Erfolg des *Falkenried-Quartiers* geführt.

---

618 Vgl. Interview mit Hr. Walter, Oberbaudirektor der Freien und Hansestadt Hamburg, 07.10.2011.
619 Vgl. Interview mit Hr. Drost, ehemaliges Mitglied der sogen. Projektgruppe Falkenried, 27.05.2011.
620 Vgl. Interview mit Hr. Jorzick, Geschäftsführender Gesellschafter HAMBURG TEAM, 14.06.2011.

Fallbeispiel Fünf Höfe 213

### 3.3.4 City Quartier Fünf Höfe, München

#### 3.3.4.1 Projektgrundlagen und Bestandsaufnahme

*Tabelle 35: Auswahlkriterien & Projektdaten zu den Fünf Höfen*

| Auswahlkriterien & Projektdaten zu den Fünf Höfen | |
|---|---|
| Erfolg: | im Sinne der Definition |
| Nutzungen: | Wohnungen: 3.300 m² (26 WE)<br>Büros: 24.500 m²<br>Einzelhandel: 15.050 m²<br>Gastronomie: 2.450 m²<br>Kunsthalle: 3.200 m² |
| Lage: | innerstädtisch |
| Größe: | ca. 2 ha |
| Bau- & Planungstätigkeit: | Neubauten und Revitalisierung |
| Planungs- & Realisierungszeitraum: | 1993/98 - 2003 |
| Nutzfläche: | ca. 78.000 m² |
| Baukosten: | 140 Mio. EUR |
| Preise & Auszeichnungen: | keine |
| Analysezeitraum: | September 2011 bis Februar 2012 |

Quelle: Eigene Darstellung nach Stock 2003b, S. 72; Herwig 2003, S. 20; Union Investment Real Estate 2011.

Das *CityQuartier Fünf Höfe* (*Fünf Höfe*) befindet sich in der historischen Altstadt von München, im *Kreuzviertel,* dem traditionellen Bankenviertel Münchens. Im Areal zwischen *Salvator-, Theatiner-, Maffei-* und *Kardinal-Faulhaber-Straße* waren bis zum Jahre 1999 Bankfilialen sowie deren Verwaltungsgebäude angesiedelt. Für die Öffentlichkeit war es dadurch praktisch nicht zugänglich.

In den 1990er Jahren entschied sich die *Hypo-Vereinsbank* – als Grundeigentümer – zu umfassenden Renovierungs- und Modernisierungsmaßnahmen der in die Jahre gekommenen historischen Gebäude. „Das verschachtelte Gefüge aus alten und neuen Bauteilen, dem 1985 auch noch die Hypo-Kunsthalle eingegliedert worden war, hatte sich nicht zuletzt durch die mehrfach versetzten Ebenen zu einem Hindernis für die geschäftlichen Abläufe entwickelt."[621] Ziel war es, den Interessen der Bank und denen der Münchener Bürger durch eine radikale Neukonzeption gerecht zu werden. Dies geschah zum einem dadurch, dass die neu geschaffene Nutzung die Wirtschaftlichkeit des Areals für die Bank erhöhte, zum anderen wurde für die Öffentlichkeit ein Angebot einer neuen Einkaufs- und Erlebnismeile geschaffen. Das Architekturbüro *Herzog & de Meuron* aus Basel unter Beteiligung der Münchener Architekten *Hilmer & Sattler* veranlasste 1998 eine völlige Neuplanung des sehr heterogenen, historisch mehrfach überlagerten Bestandes.[622] Die Revitalisierung der *Fünf Höfe* reiht sich ein in eine Reihe breit rezipierter Projekte des Zentrumsumbaus der 1990er Jahre.[623]

*Abbildung 32: Lageplan Fünf Höfe*

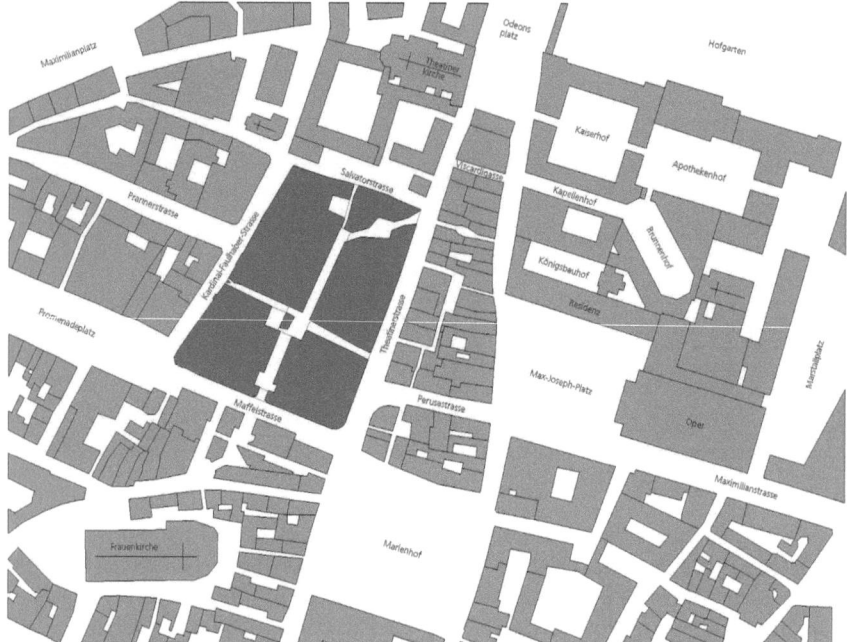

Quelle: Herzog & de Meuron.

---

621 Stock 2003a, S. 14.
622 Vgl. Stock 2003a, S. 9ff.
623 Vgl. Bodenschatz 2003, S. 20.

Fallbeispiel Fünf Höfe 215

In dem etwa 2 Hektar großen Quartier wurden fünf nicht überdachte und öffentlich zugängliche Höfe durch teilweise unterschiedliche Architekten in zwei Bauabschnitten geschaffen. Wie in
Abbildung 33 zu erkennen, sind diese Innenhöfe durch öffentlich zugängliche Passagen miteinander verbunden. Im Quartier wurden noch zwei weitere Innenhöfe geschaffen, der *Promenadehof* und der *Gartenhof* sind jedoch nicht frei zugänglich. Die belebten Erdgeschossbereiche werden fast ausschließlich von Einzelhändlern und Gastronomen genutzt. In den Obergeschossen befinden sich Büros, Arztpraxen und Wohnungen. Der südlich gelegene längliche *Maffeihof* ist gekennzeichnet durch eine leicht kühl wirkende Glas- und Stahlfassade über sechs Geschosse. Der Fußboden fällt leicht ab in Richtung des inneren Quartiers. Vom *Maffeihof* geht ein Treppenaufgang zur renovierten ehemaligen Schalterhalle der Bank ab.

*Abbildung 33: Höfe und Passagen*

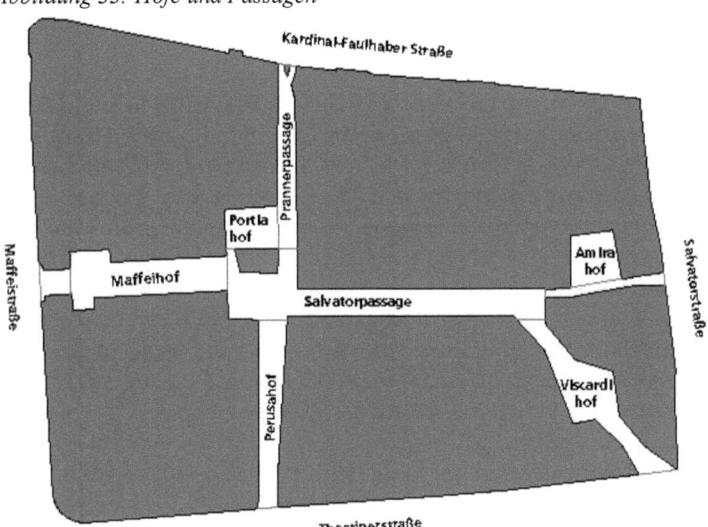

Quelle: Herzog & de Meuron.

Der *Portiahof* wird an einer Seite von einem Wasserbecken umfasst. In diesem Innenhof befinden sich einige kleinere Bäume sowie mehrere Tische und Stühle eines Cafés. Die direkt angrenzende *Prannerpassage* ist gekennzeichnet durch Sichtbeton insbesondere entlang der Decke. Der *Perusahof* ist teilweise überdacht und öffnet sich trichterförmig zum Inneren des Quartiers. An diesem sehr länglichen Hof liegt der Eingang zur Kunsthalle.

Als Mittelpunkt des Quartiers kann die etwa 90 Meter lange *Salvatorpassage* bezeichnet werden. Besonders auffällig sind die mehrere Meter langen hängenden Grünpflanzen, die, zusammen mit einem Beleuchtungskonzept von einer speziellen Konstruktion im dritten Obergeschoss, in die Passage hinein ranken und ein regelrechtes „grünes Dach" bilden. Die sogenannte *kleine Salvatorpassage* erschließt den *Amirahof*, in dem mehrere Bäume gepflanzt wurden. Der *Amirahof* ist umgeben von einer Wohnbebauung.

Der fünfeckige *Viscardihof* wird von einem imposanten Kunstwerk geschmückt. Eine Spiralkugel aus ineinander verschlungenen und polierten Edelstahlbändern, mit einem Durchmesser von etwa 10 Metern, wurde zwischen den Innenhoffassaden aufgehängt und schwebt quasi – in nur wenigen Metern Höhe – über dem Boden. Diese Metallplastik vom isländischen Künstler *Olafur Eliasson* verleiht diesem sonst eher kühlen Hof eine besondere Atmosphäre.

### 3.3.4.2 Erfolgsuntersuchung

**Lage und Standortaufwertung**

Die *Fünf Höfe* liegen in der Altstadt der bayrischen Landeshauptstadt und damit in unmittelbarer Nähe zum belebten *Marienplatz* (ca. 250 m), zur *Frauenkirche* (ca. 100 m) und direkt neben dem sogenannten *Schäfflerhof*. Aufgrund dieser besten Innenstadtlage kann die Makro- und Mikrolage als sehr gut bezeichnet werden. Insbesondere der Einzelhandel und die Gastronomie profitieren von diesem stark frequentierten Umfeld mit bekannten Einkaufsstraßen wie bspw. der *Maximilian-* oder *Kaufingerstraße*.

München zählt zu den am stärksten frequentierten Städten und ist damit insbesondere für den Einzelhandel eine der attraktivsten Städte Deutschlands. Teile der Innenstadt zählen zu den 1A-Lagen. Eine Passanten-Frequenzzählung im Jahre 2004 ergab eine Rankingverbesserung der *Theatinerstraße*. Als Grund für das Plus wird die Fertigstellung der *Fünf Höfe* genannt. Deren Bau hat zu einer spürbaren Attraktivitätssteigerung der sonst eher etwas „altbacken" daherkommenden *Theatinerstraße* geführt.[624] Für Nutzer der Büros und Wohnungen stellen die *Fünf Höfe* eine bekannte Adresse mit einer generellen und vielfältigen Infrastruktur innerhalb und außerhalb des Quartiers dar. Die sehr gute ÖPNV-Anbindung mit zahlreichen umliegenden Haltestellen für U-Bahn-, Bus- und Tram-Linien sowie die gute Erreichbarkeit mit dem Pkw kommt allen übrigen Nutzern zugute. Im Quartier ist eine Tiefgarage untergebracht, in der fußläufigen Umgebung befinden sich weitere Parkhäuser.

---

624 Vgl. Karl 2004, S. 7.

Die Fertigstellung des zweiten Bauabschnitts der *Fünf Höfe* wird als ein weiterer Impuls zur Stärkung der Attraktivität der Innenstadt genannt.[625]

*Tabelle 36: Zielerreichungsgrad Fünf Höfe - Lage & Standortaufwertung*

| Unterziele | 0 | 1 | 2 | 3 | 4 | 5 | 6 |
|---|---|---|---|---|---|---|---|
| allgemeine Lage | | | | | | | • |
| Image | | | | | | • | |
| Makrolage | | | | | | | • |
| Mikrolage | | | | | | | • |
| **Teilziel *Lage & Standortaufwertung*** | 5,8 | | | | | | |

Quelle: Eigene Darstellung.

**Konzeption**
Der Architekt und Stadtplaner *Adolf Abel* hatte nach 1945 für die Münchener Altstadt die Idee des Wiederaufbaus nach dem Vorbild der „europäischen Stadt". Es bleibt anzunehmen, dass *Abel* die „europäische Stadt"[626] als Vorbild sah, weil sie geprägt ist durch bauliche Dichte, Vielfalt und Nutzungsmischung. *Abels* Ziel für die innere Stadt war es, die bestehenden Baublöcke durch eine abwechslungsreiche Folge von Höfen, Plätzen und Passagen mit angrenzenden Läden und Wohnungen netzartig zu öffnen. *Abels* Vorschläge konnten jedoch nicht verwirklicht werden, da seine Planung nicht mit dem Bodenrecht vereinbar war. Die damalige Vision konnte jedoch nach über 50 Jahren, zumindest für ein Quartier, teilweise verwirklicht werden. Mit dem Bau der *Fünf Höfe* ist ein Quartier entstanden, das mit seinem differenzierten Netz von Gassen und Höfen für öffentliche Durchlässigkeit sorgt und ein Modell für die Erneuerung der „europäischen" Stadt bildet.[627]

Im Jahre 1994 gewannen *Herzog & de Meuron* einen Wettbewerb zur Neuordnung des weitläufigen und verschachtelten Geländes der *Hypo-Vereinsbank*. Die Architekten entwarfen keinen klassischen Gebäudeentwurf, sondern ein am städtebaulichen Kontext orientiertes Gesamtkonzept mit einer netzartigen Abfolge von Höfen und Passagen.[628] Mit dem Erhalt des ersten Preises wurde das Architekturbüro mit der Erstellung des Masterplans beauftragt. Das städtebauli-

---

625 Vgl. Karl 2003, S. 22.
626 Zur "europäischen Stadt" vgl. auch Kapitel 2.1.2.
627 Vgl. Stock 2003a, S. 9ff.
628 Vgl. Blohm 2002, S. 19.

che Konzept orientiert sich an der in unmittelbarer Nachbarschaft gelegenen *Münchner Residenz*, welche ebenfalls eine Abfolge von zwar teilweise deutlich größeren, aber auch räumlich unterschiedlichen Höfen besitzt.[629] Die Nutzungskonzeption kann aber auch als eine europäische Antwort auf amerikanische Shopping-Malls verstanden werden.[630] Dabei scheint das Konzept aufgegangen zu sein, denn laut Aussage des Eigentümers besuchen jährlich mehr als sieben Millionen Nutzer das Quartier, und zwar nicht nur am Tage, sondern auch nach Geschäftsschluss.[631]

Ein weiterer Konzeptbaustein ist die Kunst im Quartier. Neben der bereits erwähnten Kunsthalle, der stählernen Spiralkugel und dem „hängenden Garten" wurden sechs Foyers und Treppenhäuser durch den Schweizer Künstler *Rémy Zaugg* in unterschiedlichen Farbkombinationen und Texten auf Wänden, Böden und Fassaden gestaltet. Der deutsche Fotokünstler *Thomas Ruff* hat an verschiedenen ausgewählten Stellen im Quartier die Bodenplatten mit einem speziellen technischen Verfahren bedruckt. Seine zwölf Motive zeigen Luftaufnahmen von Städten und Landschaften.[632] Eine Zusammenarbeit mit Künstlern ist ein typisches Merkmal für das Architekturbüro *Herzog & de Meuron*.[633] Die beschriebenen unterschiedlichen Kunstwerke, insbesondere die Spiralkugel und der „hängende Garten" sind sehr auffällig und einprägsam. Sie können damit nicht nur zur Bildung einer „Adresse", sondern auch zu einer guten Orientierung im gesamten Quartier beitragen.

---

629 Vgl. Philipp 2004, S. 131; vgl. auch Krug 2007, S. 13.
630 Vgl. Baumeister/ Ganser 2006, S. 12.
631 Vgl. Union Investment Real Estate 2011.
632 Vgl. Kopplin 2003, S. 29ff.
633 Vgl. Mack 2003, S. 66.

Fallbeispiel Fünf Höfe 219

*Abbildung 34: Grundriss Erdgeschoss Fünf Höfe*

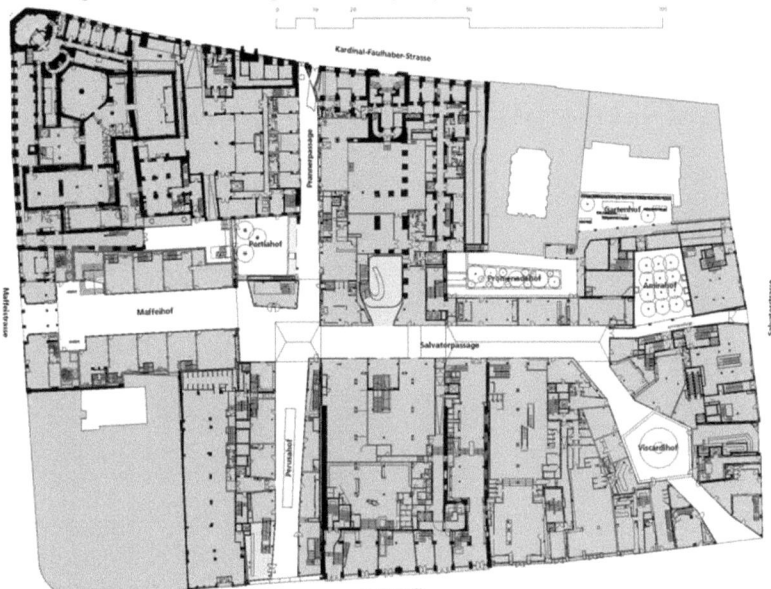

Quelle: Herzog & de Meuron.

Die Namen der einzelnen Höfe und Passagen gehen auf historisch bedeutsame Persönlichkeiten bzw. historische Gebäude und Plätze zurück. Mit dem *Maffeihof* wird an den Fabrikanten *Joseph Anton von Maffei* (1790-1870), Mitgründer der *Bayrischen Hypotheken- und Wechsel-Bank* erinnert. Der *Portiahof* verweist auf das angrenzende *Palais Porcia* – ein Barockbau mit reich gegliederter und stuckierter Fassade von *Enrico Zuccalli* – in der *Kardinal-Faulhaber-Straße 12*. Der *Perusahof* verdankt seinen Namen dem *Palais Perusa*, während der *Amirahof* und die *Salvatorpassage* ihre Namen den nahegelegenen *Amira-* und *Salvatorplatz* schulden. Der *Viscardihof* verweist auf die *Viscardigasse* südlich des Odeonsplatzes.[634] Bei der Entwicklung des Nutzungskonzeptes wurde auf bekannte und vertraute Namen Bezug genommen, somit fand der „Genius Loci" des Standortes Berücksichtigung.

---

634 Vgl. Herwig 2003, S. 8.

Der weitgehende Erhalt der meisten Fassaden und einiger Bauteile führte zu einer Einsparung von Ressourcen, demzufolge ist die *Nachhaltigkeit* nach *Frick* zu mindestens teilweise gegeben.

*Abbildung 35: Abbruch Fünf Höfe*      *Abbildung 36: Neubau Fünf Höfe*

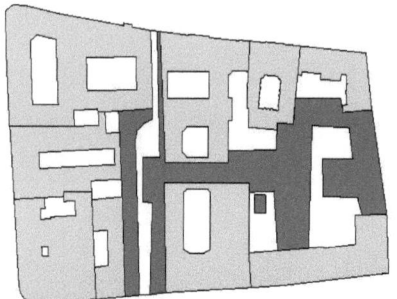   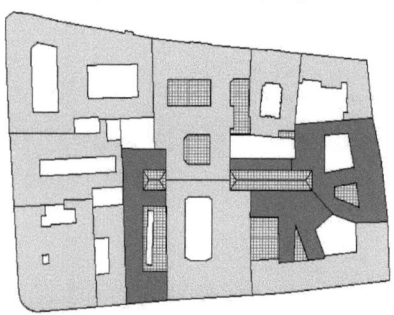

Quelle: Herzog & de Meuron.      Quelle: Herzog & de Meuron.

Die *Nutzbarkeit* nach *Frick*[635] entspricht in den *Fünf Höfen* den Anforderungen eines zentralen innerstädtischen Standortes. Zugänglichkeit und funktionale Eignung der Baukörper, Passagen und Höfe entsprechen den Ansprüchen und Bedarfen ihrer Nutzer. Durch das abwechslungsreiche Erschließungssystem aus Passagen und Höfen sowie der guten Anordnung und Zueinanderordnung der Baukörper, Passsagen und Höfe mit Pflanzungen und Sitzmöglichkeiten wird eine sinnvolle Gesamtstruktur geschaffen. Aufgrund der sehr unterschiedlichen Gestaltung der einzelnen Höfe und Passagen sind diese sehr vielfältig und flexibel nutzbar. Die Nutzung erstreckt sich über qualitätsvolle Aufenthaltsbereiche in wettergeschützten Passagen bis hin zu offenen Höfen mit bspw. Pflanzungen, Wasserbecken sowie Tischen und Stühlen.

---

635 Vgl. Frick 2008, S. 90ff.

# Fallbeispiel Fünf Höfe 221

*Tabelle 37: Zielerreichungsgrad Fünf Höfe* - Konzeption

| Unterziele | 0 | 1 | 2 | 3 | 4 | 5 | 6 |
|---|---|---|---|---|---|---|---|
| Nutzungskonzept | | | | | | | • |
| Flexibilität | | | | | | | • |
| Nutzbarkeit | | | | | | | • |
| „Adresse" | | | | | | | • |
| Nachhaltigkeit | | | | | | • | |
| Alleinstellungsmerkmale | | | | | • | | |
| **Teilziel *Konzeption*** | 5,5 | | | | | | |

Quelle: Eigene Darstellung.

## Art und Grad der Nutzungsmischung

In den *Fünf Höfen* sind die drei Hauptnutzungen vertreten. Die Nutzungen Gewerbe und Freizeit sind am stärksten vorhanden. Die Nutzung Wohnen ist jedoch erst auf den zweiten Blick ersichtlich, denn alle 26 Wohnungen liegen entlang der *Salvatorstraße* und orientieren sich teilweise zum *Amirahof*.

Im Erd- und ersten Obergeschoss haben sich in erster Linie eine Vielzahl von unterschiedlichen Einzel- und Lebensmittelhändlern sowie Restaurants und Cafés niedergelassen. Das dritte bis fünfte Obergeschoss wird weitestgehend von Rechtsanwaltskanzleien, Steuer- und Unternehmensberatern, Finanzdienstleistern, Arztpraxen und Architekturbüros geprägt.

Die Nutzung Freizeit wird durch acht Restaurants bzw. Cafés und Bars vertreten; deren Öffnungszeiten auch unter der Woche von morgens bis Mitternacht und teilweise sogar bis zwei Uhr Nachts reichen und somit für eine Belebung nach Ladenschluss sorgen. Eine weitere Freizeitnutzung ist die Kunsthalle, die sich vom Eingang im Erdgeschoss bis ins zweite Obergeschoss erstreckt. Alle übrigen Freizeitnutzungen sind über das gesamte Quartier verteilt. Eine starke Abstimmung in Richtung einer Mischung aus Kommerz, Kunst und einer „gehobenen Lebensart" der einzelnen Nutzungen ist deutlich spürbar. Die Nutzungen in den *Fünf Höfen* sind ähnlich stark wie im *Zeppelin Carré* auf die Bedürfnisse einer zentralen Innenstadtlage abgestimmt. Wobei einseitige Nutzungen, die nur einem einzigen Bedarf dienen und keinen Mehrwert für ein nutzungsgemischtes Quartier bieten, nicht vorhanden sind.

Der Nutzungsmix in den *Fünf Höfen* mit seinem Einzelhandelsschwerpunkt ist, aufgrund der belebten Innenstadt mit ihren weiteren ähnlichen Nutzungen, der Lage angemessen und richtig gewählt. Der Grad der Nutzung wird somit als ausgewogen bezeichnet. Die vielfältigen Nutzungen im Quartier verdeutlichen ein flexibles Angebot an Büro- und Gewerbeflächen sowie Restaurants, Bars und Cafés. Die passende Verbindung aus Lage und Nutzung entspricht der Ortsangemessenheit. Durch insgesamt fünf Öffnungen im Quartier mit Passagenverbindungen und den Innenhöfen entstanden kurze Wege für die Nutzer des Quartiers. Die Innenhöfe könnten zwar etwas größer ausfallen, insgesamt trägt das gute Zusammenspiel mit den Passagen und einer vielfältigen Kunst jedoch zu einer räumlich-sozialen Kognition und Identifikation seiner Nutzer bei. Dies lässt sich vermutlich auch auf den teilweise halböffentlichen Charakter der Innenhöfe zurückführen.

*Tabelle 38: Zielerreichungsgrad Fünf Höfe - Nutzungsmischung*

| Unterziele | 0 | 1 | 2 | 3 | 4 | 5 | 6 |
|---|---|---|---|---|---|---|---|
| Dichte | | | | | | | • |
| Lebendigkeit | | | | | | | • |
| Robustheit | | | | | | • | |
| Nutzungsverhältnis | | | | | | • | |
| raumbezogene Identität | | | | | | • | |
| **Teilziel *Nutzungsmischung*** | 5,4 | | | | | | |

Quelle: Eigene Darstellung.

**Soziale Aspekte**
Die Höfe und Passagen im Quartier sind grundsätzlich frei zugänglich. Wobei sich die *Fünf Höfe* im Eigentum der *Union Investment Gruppe*[636] befinden und durch ein Centermanagement verwaltet werden.[637] Dennoch ist das Quartier auch nach Ladenschluss und am Wochenende frei zugänglich. Das abwechslungsreiche und aufeinander abgestimmte Verhältnis der Höfe und Passagen sorgt für Aufenthaltsqualität. Insbesondere die unterschiedlichen Höfe bieten teilweise adäquate Aufenthalts- und Rückzugsmöglichkeiten. Durch das Angebot an freien und überdachten Plätzen werden Gelegenheiten für sozialen Austausch und Kommunikation bei jeder Jahreszeit geboten. Im Quartier gibt es zahlreiche

---

636 Laut eigener Aussage ist die Union Investment einer der europaweit führenden Investment-Manager für Immobilien. Auf den gewerblichen Immobilienmärkten ist sie als Bauherr und Entwickler, als Investor und Verkäufer, sowie als Vermieter und Dienstleister tätig. Union Investment Real Estate 2011.
637 Vgl. Union Investment Real Estate 2011.

Sitzmöglichkeiten, die zum größten Teil zu den verschiedenen Restaurants und Cafés gehören. Die übrigen Sitzgelegenheiten wie bspw. im *Amirahof* werden jedoch nur teilweise angenommen. Klare Linien, generell viel Glas und Stahl, sorgen für Transparenz und eine gute Sichtverbindung an fast allen Stellen im Quartier. Die Orientierung im Quartier wird durch die sehr unterschiedlichen zuvor beschriebenen Kunstwerke erleichtert. Das Angebot an Modegeschäften sowie Restaurants, Cafés und Bars ist vielfältig, aufgrund eines weitestgehend oberen Preis-Leistungs-Verhältnisses jedoch auf eine „gehobene" Nutzergruppe beschränkt. Ähnlich verhält es sich mit den Wohnungen im Quartier, diese sind ebenfalls im oberen Preissegment einzuordnen. Die *Fünf Höfe* haben einen ganz klaren Fokus auf eine „anspruchsvolle" und damit zahlungskräftige Nutzerschaft. Aufgrund der speziellen Interessen dieser Nutzerschaft entspricht die *Grundsicherung* nach *Frick* – ähnlich wie im *Tiergarten Dreieck* – genau dem Standort. Negativ ist jedoch anzumerken, dass dieser Umstand zu einer möglichen Ausgrenzung weniger wohlhabender Bevölkerungsschichten führen kann.

Die *Fünf Höfe* bieten ein vielfältiges Angebot an Büro-, Gewerbe- und Wohnflächen. Attraktive architektonische und städtebauliche Lösungen, wie das vernetzte System der Höfe und Passagen, führen zu einer starken Belebung sowohl im Inneren als auch im äußeren Erdgeschossbereich. Die ansprechenden Innen- und Außenfassaden in ihrer Kombination aus Bestand und Neubau werden der Lage in der Münchener Innenstadt gerecht.

Da die Maßstäblichkeit der Innenstadt erhalten blieb und durch eine zeitgemäße Architektur ergänzt wurde, werden die *Fünf Höfe von kommunaler Seite* als ein exzellentes Beispiel für die Entwicklung der Münchener Innenstadt zwischen Wandel und Tradition bezeichnet.[638]

*Tabelle 39: Zielerreichungsgrad Fünf Höfe - Soziale Aspekte*

| Unterziele | 0 | 1 | 2 | 3 | 4 | 5 | 6 |
|---|---|---|---|---|---|---|---|
| abwechslungsreiches Angebot | | | | | | • | |
| Städtebau | | | | | | | • |
| Infrastruktur | | | | | • | | |
| soziale Ausgewogenheit | | | | • | | | |
| **Teilziel *Soziale Aspekte*** | | | | | **4,5** | | |

Quelle: Eigene Darstellung.

---

638 Vgl. Hogeback 2009, S. 66; vgl. hierzu auch das sogenannte Innenstadtkonzept der Stadt München. Krug 2007, S. 49.

## Akzeptanz

Der erste Vorschlag und Wettbewerbserfolg des Architekturbüros *Herzog & de Meuron* von 1994 – ein vollständiger Neubau der Bankenzentrale – scheiterte unter anderem am Widerstand der Münchener Bevölkerung, die die bestehenden Nachkriegsfassaden nicht aufgeben wollte.[639] Diese ursprünglichen und großvisionär angelegten Pläne zur Umgestaltung der Bankenzentrale wurden aber vor allem auch aus wirtschaftlichen Gründen geändert, da es zwischenzeitlich eine Fusion zwischen der *Hypo-Bank* und der *Bayerischen Vereinsbank* gab, die beide auf dem Areal ansässig waren. Zu dem Zeitpunkt war die allgemeine Grundstimmung in der Bevölkerung eher die, dass das Projekt keine bemerkenswerte architektonische Bedeutung erlangen würde. Nachdem die neu fusionierte *Hypo-Vereinsbank* nicht mehr den radikalen Abriss der Altbausubstanz der Nachkriegszeit vorsah, beinhaltete das neue Konzept den weitgehenden Erhalt der Fassaden. Durch den Erhalt alter Strukturen sollte sich die neue Planung in den Bestand einfügen und nicht allein aus ihm hervorstechen.[640] Jedoch bildete sich die neue Nutzung an einer Stelle nach außen ab. Zwischen den historischen Fronten entlang der *Theatinerstraße* wurde auf Wunsch des Bauherrn eine moderne Fassade mit Faltläden aus bronziertem Lochblech eingeschnitten.[641] Da hier der Eingang zur Kunsthalle liegt, eignet sich diese moderne und auffällige Fassade an dieser Stelle besonders gut.

Mit dem Bau der *Fünf Höfe* erfolgte eine starke Belebung der gesamten Umgebung und insbesondere der *Theatinerstraße*, die vor der Fertigstellung des Quartiers längst nicht so eine starke Magnetwirkung innehatte.[642] Hierzu wird lobend bemerkt, dass die *Fünf Höfe* vom Rest der Stadt nicht völlig abgeschottet sind, sondern ein Wechselspiel von innen und außen stattfindet.[643] Anerkennend erwähnt die Presse die Fertigstellung des zweiten Bauabschnitts, mit dem eines der schwierigsten Großprojekte der Münchener Innenstadt ein erstaunlich gutes Ende gefunden hat.[644] Die zahlreichen positiven Berichte in Architekturführern, Fachbüchern und Presseartikeln tragen nicht nur zu einer öffentlichen Aufmerksamkeit und einem hohen Bekanntheitsgrad bei, sondern sind bei diesem Projekt auch ein gewisser Beleg für eine hohe Akzeptanz.[645]

---

639 Vgl. Herwig 2003, S. 4ff. Eine ausführliche Beschreibung des Widerstandes in der Bevölkerung und des anschließenden Umgangs folgt in Kapitel 0.
640 Vgl. FAS 16.03.2003, S. M3.
641 Vgl. Stock 2003a, S. 20f.
642 Vgl. Ryll 2006, S. 19.
643 Vgl. Gessellensetter 03.02.2009.
644 Vgl. FAS 16.03.2003, S. M3.
645 Beispielhaft sind hier zu nennen: Baumeister/ Ganser 2006, S. 12; Stock 2003b, S. 58ff; Koineke/ Frechen 2003, S. 25.

Die Akzeptanz sowie das Wohlbefinden und die damit einhergehende gefühlte Sicherheit der Nutzer der *Fünf Höfe* können gewiss als sehr gut bzw. hoch angenommen werden. Eine klassische Segregation geht mit dem Quartier ebenfalls nicht einher, da das Areal vorher hauptsächlich durch die beiden Bankhäuser und anderweitige Gewerbetreibende genutzt wurde. Es bleibt aber anzunehmen, dass nach Abschluss der umfangreichen Bau- und Modernisierungsmaßnahmen einige Gewerbemieter die neuen deutlich höheren Mieten nicht mehr aufbringen konnten. Darüber hinaus könnte jedoch das zuvor beschriebene obere Preis-Leistungs-Verhältnis für eine „gehobene" Nutzergruppe von einigen Teilen der Bevölkerung kritisch wahrgenommen werden.

*Tabelle 40: Zielerreichungsgrad Fünf Höfe - Akzeptanz*

| Unterziele | 0 | 1 | 2 | 3 | 4 | 5 | 6 |
|---|---|---|---|---|---|---|---|
| Bekanntheitsgrad | | | | | | | ● |
| Umgang mit mögl. historischem Erbe | | | | | | | ● |
| Identifizierbarkeit | | | | | | ● | |
| räumliche Milieu | | | | | | | ● |
| Segregation | | | | | | ● | |
| Erscheinungsbild | | | | | | ● | |
| Sicherheit | | | | | | | ● |
| **Teilziel *Akzeptanz*** | | | | | 5,7 | | |

Quelle: Eigene Darstellung.

**Qualitätsvolle Wirkung**
Die damalige Münchener Stadtbaurätin *Christiane Thalgott*[646] bezeichnete die *Fünf Höfe* als „einen schönen und modernen, attraktiven Baustein unserer Stadt".[647] Die Bezeichnung als Baustein scheint richtig gewählt zu sein, denn die neuen und alten Bauteile der *Fünf Höfe* stoßen sich nicht gegenseitig ab. Das gesamte Quartier wirkt als ein zusammenhängender Baustein und zwar nicht nur in sich, sondern auch als Teil der Münchener Altstadt und damit ist es städtebaulich sehr gut integriert. Diese stimmige Zusammengehörigkeit wird durch die Bewahrung der kleinteiligen und parzellierten Struktur der Umgebung hervorge-

---

646 Christiane Thalgott war von 1992 bis 2007 Stadtbaurätin der Landeshauptstadt München.
647 Hölz/ Schubert 2003, S. 7.

rufen. Durch den Erhalt der einzelnen Gebäude bzw. teilweise nur der Fassaden wurde die Maßstäblichkeit der Altstadt beibehalten.

Nach Kriegszerstörung erhielt der Teil zur *Maffei-* und *Theatinerstraße* in den 1950er Jahren eine einfache Putzfassade.[648] Neben diesen Fassaden existieren zahlreiche, teilweise gut erhaltene historische Fassaden aus deutlich älteren Epochen, die bspw. mit aufwendig verzierten Stein- und Stuckelementen, abwechslungsreiche und werthaltige Oberflächenmaterialien darstellen und somit spürbar zur Qualität beitragen.

Die *baulich-räumliche Organisation* der *Fünf Höfe* kann als gut bezeichnet werden. Die Eingänge zu den Passagen liegen an strategisch guten Stellen und werden als Eingangsbereiche in das Quartier wahrgenommen. Die Wohnungen befinden sich nicht an den teilweise sehr stark belebten Fußgängerzonen, sondern an der etwas ruhigeren *Salvatorstraße*. Die Büros und Arztpraxen liegen in den oberen Stockwerken, sie erlangen auf diese Weise die erforderliche Distanz zu den teilweise sehr belebten Passagen und Höfen. Separate Treppenhäuser ermöglichen notwendige Privatsphäre und Repräsentanz. Einige der Restaurants haben sowohl im Inneren des Quartiers als auch im öffentlichen Straßenraum Tische und Stühle aufgestellt. Dies trägt nicht nur zur Belebung, sondern auch zur Öffnung des Quartiers bei. Die *Verständlichkeit* wird unterstützt durch eine klare Formensprache sowie stimmige Proportionen der Gebäude, Höfe, Passagen und Öffnungen im Quartier. Darüber hinaus ermöglichen die fünf Öffnungen eine Verzahnung mit dem Stadtraum und eine einfache fußläufige Durchquerung. Ferner tragen vornehmlich die Höfe und Passagen mit ihren zuvor beschriebenen Eigenschaften zum Wohlfühlfaktor der *Fünf Höfe* bei. Die für eine qualitätsvolle Wirkung notwendigen Aufenthaltsbeziehungen und Sichtverbindungen sind im Quartier vorhanden. Zusammenfassend lässt sich die Qualitätsvolle Wirkung der Fünf Höfe als sehr hoch bezeichnen.

*Tabelle 41: Zielerreichungsgrad Fünf Höfe* - Qualitätsvolle Wirkung

| Unterziele | 0 | 1 | 2 | 3 | 4 | 5 | 6 |
|---|---|---|---|---|---|---|---|
| Aufenthaltsqualität im Quartier & in Gebäuden | | | | | | ● | |
| baulich-räumliche Elemente | | | | | | | ● |
| baulich-räumliche Organisation | | | | | | ● | |
| Verständlichkeit | | | | | | | ● |
| **Teilziel *Qualitätsvolle Wirkung*** | 5,5 | | | | | | |

Quelle: Eigene Darstellung.

---

648 Vgl. Herwig, 2003, S. 8.

## Wirtschaftlichkeit

Mit voranschreitender Fertigstellung der *Fünf Höfe* konnten die Büro- und Einzelhandelsflächen im Quartier gut vermarktet werden. Die Wohnungen wurden fast gänzlich ohne Vermarktungstätigkeiten zu damaligen sehr hohen Mieten zwischen 30,- bis 40,- DM pro Quadratmeter vermietet.[649] Nach Fertigstellung des zweiten Bauabschnitts im Jahre 2003 hat die *Hypo-Vereinsbank* die *Fünf Höfe* an die *Deutsche Immobilien Fonds AG* (ein Unternehmen der *Union Investment Gruppe*) verkauft. Nach Angaben aus Branchenkreisen soll der Kaufpreis bei 250 bis 300 Millionen Euro gelegen haben und der Verkäuferin einen Buchgewinn in zweistelliger Millionenhöhe gebracht haben.[650] Etwa zweieinhalb Jahre später wird dieser Ankauf in der Fachpresse als gute Entscheidung gewertet. Ferner wird vermutet, dass dem neuen Eigentümer zum Zeitpunkt des Erwerbes das tatsächliche Ausmaß des Erfolges der *Fünf Höfe* noch nicht bewusst war. Die Einzelhandelsflächen und die Wohnungen sind im Jahre 2006 komplett vermietet, wobei etwa 2.300 m² Bürofläche leer standen. Ferner sind im Quartier kaum Mieterwechsel zu verzeichnen. Die Ladenbesitzer und Gastronomen sollen „ansehnliche" Umsätze erwirtschaften.[651] Laut einer Pressemeldung des Grundeigentümers sind im Oktober 2010 alle Flächen im Quartier vermietet.[652] Auch im Jahre 2011 sind kaum freie Flächen im Quartier auszumachen. Die Werthaltigkeit der *Fünf Höfe* wird daher als sehr hoch erachtet.

Im sogenannten *Innenstadtkonzept* der Stadt München wird erläutert, dass die bestehenden kleinteiligen Baustrukturen in der Münchener Innenstadt oftmals den funktional bedingten Ansprüchen an großflächige Einzelhandels- und Dienstleistungsflächen sowie einem immobilienwirtschaftlichen Optimierungsinteresse entgegenstehen. Das erfolgreiche Projekt *Fünf Höfe* zeigt, dass trotz dieser schwierigen Rahmenbedingungen zeitgemäße Projekte auch in historischer Baustruktur realisiert werden können. Die Maßstäblichkeit der Altstadt wurde erhalten und durch eine zeitgemäße Architektur ergänzt, und dies trotz zunehmend komplexeren immobilienwirtschaftlichen Anforderungen.[653]

Nach Angaben des Eigentümers besuchen durchschnittlich rund 22.000 Besucher täglich das Quartier.[654] Der Nutzungsmix im Quartier kann als passend bezeichnet werden. Durch das Mischungsverhältnis von Einzelhandel, Dienstleistungen, Arztpraxen sowie Büros, ist es den Nutzern möglich, viele Aktivitäten wie bspw. Arztbesuche, Besorgungen oder Einkäufe bequem unter einem

---

649 Vgl. Interview mit Hr. Koppe, ehemaliger Leiter des Baubereichs der HVB, 05.10.2011.
650 Vgl. Frankfurter Allgemeine Zeitung 31.12.2003, S. 22.
651 Vgl. Ryll 16.03.2006, S. 19.
652 Vgl. Union Investment Real Estate 19.10.2010, S. 3.
653 Vgl. Krug 2007, S. 46ff.
654 Vgl. Union Investment Real Estate 2011.

Dach zu erledigen. Darüber hinaus können die gastronomischen Betriebe von morgens bis spät in die Nacht besucht werden. Dies führt zu einem Alleinstellungsmerkmal des Quartiers.

*Tabelle 42: Zielerreichungsgrad Fünf Höfe - Wirtschaftlichkeit*

| Unterziele | 0 | 1 | 2 | 3 | 4 | 5 | 6 |
|---|---|---|---|---|---|---|---|
| (Gebäude-) Wert | | | | | | | ● |
| Flächeneffizienz | | | | | | | ● |
| Werthaltigkeit | | | | | | | ● |
| flexible Grundstruktur | | | | | | ● | |
| Umgebung/ Atmosphäre | | | | | | | ● |
| **Teilziel *Wirtschaftlichkeit*** | | | | | 5,8 | | |

Quelle: Eigene Darstellung.

### 3.3.4.3 Erfolgsbewertung

Die folgende Tabelle zeigt die zusammengefasste Bewertung des Erfolges der *Fünf Höfe*.

*Tabelle 43: Gesamtzielerreichungsgrad Fünf Höfe*

| Teilziele | Zielerreichungsgrade |
|---|---|
| Lage & Standortaufwertung | 5,8 |
| Konzeption | 5,5 |
| Art & Grad der Nutzungsmischung | 5,4 |
| Soziale Aspekte | 4,5 |
| Akzeptanz | 5,9 |
| Qualitätsvolle Wirkung | 5,5 |
| Wirtschaftlichkeit | 5,8 |
| **Gesamtzielerreichungsgrad** | **5,5** |

Quelle: Eigene Darstellung.

### 3.3.4.4 Analyse und Klassifikation der Planungs- & Entwicklungsprozesse
**Trägerschaft und Akteurskonstellation**
Auf einem Teil des Areals hatte im Jahre 1898 die *Bayerische Hypotheken- und Wechsel-Bank* ihren neobarock gestalteten Stammsitz bezogen. Nach der fast vollständigen Zerstörung im Zweiten Weltkrieg ließ die Bank bis 1953 durch *Adolf Abel* an der *Theatinerstraße* ein neues Gebäude errichten. Die lang gestreckte Fassade stellte eine konservative Interpretation des Purismus der 1920er Jahre dar. Im Rahmen dieser Bautätigkeit entstand die sogenannte *Hypo-Passage*, die als bedeutsamer struktureller Eingriff bezeichnet wird. Denn mitsamt ihrem Hof bildete diese Passage einen ersten Nachhall auf den zuvor beschriebenen Wiederaufbauplan von *Abel* aus dem Jahr 1947.[655] In den verschiedenen Gebäuden des Areals befanden sich ursprünglich Filialen und Verwaltungseinheiten der ehemaligen *Hypo-Bank* und der *Bayerischen Vereinsbank* (siehe hierzu Abbildung 37). Anfang der 1990er Jahre planten die beiden Bankhäuser, je als *Investor-Developer* und unabhängig voneinander, umfassende Renovierungs- und Modernisierungsmaßnahmen, für den jeweils eigenen Bestand. Erst mit der Fusion der beiden Häuser verschmolzen die beiden benachbarten Projekte zu einem gemeinsamen großen Vorhaben.

*Abbildung 37: Grundstücksverteilung Fünf Höfe*

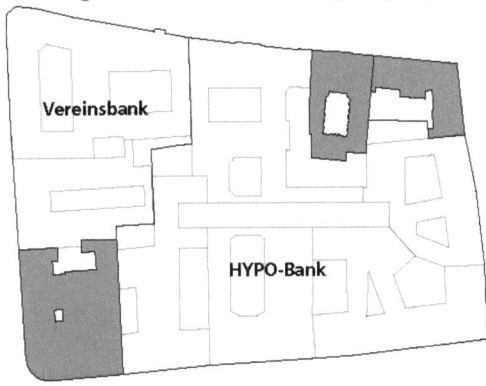

Quelle: Herzog & de Meuron.

Der Bauherr dieses Quartiers war die *Fünf Höfe GmbH & Co. KG* vertreten durch die *HVB Immobilien AG* aus München.[656] Aufgrund sich stark veränderter Gegebenheiten und Interessen[657] des frisch nierten Bankhauses kann der neue Bauherr als *Trade-Developer* bezeichnet werden. Unmittelbar nach Fertigstellung des Quartiers hat der „Bauherr auf Zeit" die *Fünf Höfe* wie zuvor beschrieben an einen institutionellen Endinvestor verkauft.

---
655 Vgl. Stock 2003b, S. 64.
656 Vgl. Herwig 2003, S. 20.
657 Die neue Situation die mit der Fusion einherging wird ausführlich im Kapitel 0 erläutert.

**Planungsinstrumente**

Am 23. März 1993 hat die damals noch eigenständige *Bayerische Hypotheken- und Wechselbank* ihre Vorstellungen zur geplanten Umstrukturierung und Ausschreibung des Wettbewerbs der sogenannten Kommission für Stadtgestaltung der Stadt München vorgetragen. In dieser Sitzung wurde auch die Durchführung des späteren internationalen Wettbewerbs diskutiert und die Empfehlung gegeben, dass das Planungsreferat vor Beschlussfassung im Stadtrat der Stadtgestaltungskommission Gelegenheit gibt, ggf. zu den städtebaulichen Zielvorstellungen Stellung zu beziehen.[658]

In München ist es üblich, dass bei großen Bauvorhaben vor einem Wettbewerb ein sogenannter Grundsatzbeschluss des Stadtrates erfolgt. In solch einem Beschluss werden alle städtebaulichen Ziele wie bspw. Dichte, Höhe, Nutzungsmischung, Öffnungszeiten, Zahl der Stellplätze, großflächiger oder kleinteiliger Einzelhandel festgesetzt. Damit wird gewissermaßen ein öffentlich rechtlicher Rahmen durch den Stadtrat abgesteckt.[659] Der öffentliche *Beschluss des Ausschusses für Stadtplanung und Bauordnung* (Grundsatzbeschluss zu den späteren *Fünf Höfen*) folgte auf die oben genannte Sitzung der Stadtgestaltungskommission und wurde am 6. Oktober 1993 erlassen. Die Inhalte dieser Sitzung wurden im Grundsatzbeschluss berücksichtigt. Neben dem Protokollauszug der Sitzung bildet die Stellungnahme des Heimatpflegers einen weiteren wesentlichen Bestandteil des Grundsatzbeschlusses. Die städtebaulichen Ziele dieses Beschlusses wurden auf Grundlage des Innenstadtkonzeptes aus dem Jahre 1989, fortgeschrieben im Jahr 1991 und zum damaligen Zeitpunkt sich in einer Überarbeitung befindend, erstellt. Im Zuge der Umstrukturierung des neu zu planenden Quartiers sollten, neben relativ allgemeinen, vier wesentliche städtebauliche Zielvorstellungen berücksichtigt werden. Erstens sollte ein Wohnflächenanteil von mindestens 20% für dauerhaftes Wohnen (keine gewerbliche Wohnnutzung) angesetzt werden. Durch mehr zentrumsorientierte Wohnungen sollte der Erhalt und die Förderung einer Nutzungsmischung in der Altstadt weiter entwickelt werden. Die Kunsthalle wurde vom Planungsreferat ausdrücklich als wesentlicher Beitrag zur Belebung der Innenstadt begrüßt, insbesondere weil infolgedessen der kommerzielle Charakter des Quartiers nicht verstärkt würde. Zweitens sollten Flächen zur Verbesserung der Grün- und Freiflächenausstattung sowie der klimatischen Situation geschaffen werden. Da die *Theatinerstraße* durch eine kleinteilige und hochspezifische Einzelhandelsstruktur mit exklusivem Sortiment geprägt ist, sollte dieser Charakter erhalten und erweitert werden. Im Rahmen dieser dritten städtebaulichen Zielsetzung wurde weiterhin beschlossen, Dienst-

---

658 Vgl. Landeshauptstadt München 1993, S. 11.
659 Vgl. Interview mit Fr. Thalgott, ehemalige Stadtbaurätin der Landeshauptstadt München, 28.10.2011.

leistungsbetrieben, wie Restaurants oder Gaststätten, die über die Geschäftszeiten hinaus geöffnet und dementsprechend eine zusätzliche Anziehungskraft haben, den Vorzug einzuräumen gegenüber Nutzungen, die nur während der regulären Geschäftszeiten Attraktivität ausstrahlen. Das vierte städtebauliche Ziel bildete die Ausweitung der fußläufigen Erschließung durch ein öffentliches Wege- bzw. Passagen- und Hofsystem. In der Münchener Innenstadt stehen stadtbildtypische Elemente, wie die Verbindung von Fußgängerzonen, gestaltete Plätze, Wege, Passagen und Höfe im Vordergrund. Besonders Passagen ergänzen das öffentliche Wegenetz auf alternative Weise. Sie bieten nicht nur andere Raumeindrücke, sondern verkürzen auch Wegebeziehungen und bieten Chancen für ein kleinteiliges Verkaufsflächen- und Gastronomieangebot, das zum Ziel hatte, die Erlebnisvielfalt im Quartier zu erweitern. Diese sogenannten „Münchener Passagen" sind als eine Abfolge von öffentlichen Durchgängen und nicht überdachten Höfen, die zu einer individuellen Lebendigkeit führen sollen, zu verstehen. Durch den Grundsatzbeschluss wurde in den *Fünf Höfen* eine Durchlässigkeit durch ein solches Passagensystem mit teilweise begrünten nicht überbauten Höfen in Nord-Süd-Richtung und in Ost-West-Richtung realisiert.[660] Die folgende Abbildung zeigt die damaligen Fußwegebeziehungen über Passagen und Höfe in der unmittelbaren Umgebung des geplanten Bauvorhabens. Dieses Strukturkonzept war ebenfalls Teil des Grundsatzbeschlusses.

---

660 Vgl. Landeshauptstadt München 1993, S. 4ff.

*Abbildung 38: Strukturkonzept Fünf Höfe*

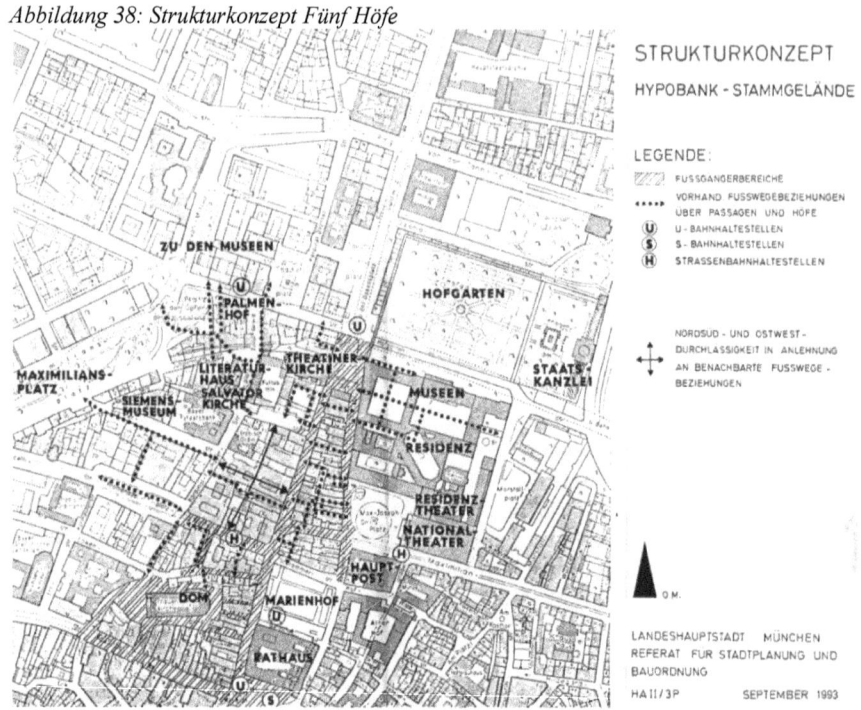

Quelle: Landeshauptstadt München Referat für Stadtplanung und Bauordnung 1993.

Der damalige Heimatpfleger der Stadt München gibt in seiner Stellungnahme zum Grundsatzbeschluss ebenfalls die Empfehlung einer partiellen Öffnung der Innenbereiche für den öffentlichen Fußgängerverkehr. Demnach sollte nach Möglichkeit eine Öffnung im stärkeren Maße, als sie bis dahin praktiziert wurde, geschaffen werden.[661]

Mit der Erkenntnis des damaligen Eigentümers, dass das sogenannte *Hypo-Stammhaus* einem modernen Bankbetrieb nicht mehr genügen konnte, wurde ein internationaler Wettbewerb ausgerufen. Die *Hypo-Vereinsbank* lud weltweit 19 Architekturbüros[662] ein, um für das gesamte Areal ein „harmonisches Gesamtkonzept" zu entwickeln. Das anspruchsvolle Raumprogramm umfasste neben der Hauptniederlassung der Bank sowie der Kunsthalle Geschäfte, Büros, gastronomische Einrichtungen und entsprechend des Grundsatzbeschlusses auch Woh-

---

661 Vgl. Burmeister 1993, S. 3.
662 U.a. nahmen folgende Architekturbüros teil: Norman Foster, Giorgio Grassi, Dominique Perrault, Steven Holl, Francis Soler. Vgl. Stock 2003a, S. 14.

nungen. Aus dem 1994 entschiedenen Wettbewerb ging das Architekturbüro *Herzog & de Meuron* als Sieger hervor. Der Entwurf überzeugte das Preisgericht vor allem dadurch, dass er auf einer Analyse des historischen Ortes beruhte und in Folge dessen die beiden Typologien der Umgebung in sich aufnahm und zwar „...die Parzellenstruktur der Altstadt wie auch die Großform der Residenz mit den charakteristischen Innenhöfen." Der Siegerentwurf von *Herzog & de Meuron* hatte eine sehr starke städtebauliche Konzeption und ließ eine intensive und sensible Auseinandersetzung mit dem gesamtstädtischen Kontext erkennen. Letztendlich wurde die Jury durch den Vorschlag der Architekten beeindruckt, auch andere Berufskollegen mit der Gestaltung einzelner Baukörper zu beauftragen.[663] Für die künstlerische Gestaltung des fünfeckigen *Viscardi-Hofes* gab es ebenfalls einen Wettbewerb, an dem acht internationale Künstler teilgenommen haben.[664]

Da das Quartier innerhalb der im Zusammenhang bebauten Ortsteile liegt, wurde § 34 BauGB angewandt.[665]

**Planungs- und Entwicklungsmethoden, Maßnahmen**
Das Projekt wurde nach dem Masterplan des Architekturbüros *Herzog & de Meuron* in zwei Bauabschnitten realisiert. Die *Prannerpassage*, der *Perusa-* und *Portiahof* die neue Kunsthalle sowie die Hälfte der *Salvatorpassage* entstanden bis Februar 2001. Der *Maffeihof* wurde vom Tessiner Architekturbüro *Ivano Gianola* ergänzt. Die Fassade an der *Salvatorstraße* sowie die Wohnungen am *Amirahof* wurden im zweiten Bauabschnitt durch das Architekturbüro *Hilmer & Sattler* errichtet.[666] Der folgenden Abbildung ist zu entnehmen, welcher Architekt mit welchem Bauteil beauftragt wurde. Die Gesamtfertigstellung des Quartiers erfolgte inklusive *Viscardihof* im März 2003. Die Architekturbüros *Herzog & de Meuron, Hilmer & Sattler* und *Obermeyer Planen & Beraten* teilten sich somit die Planung der einzelnen Bauteile. Wobei *Herzog & de Meuron* für die städtebauliche Gesamtkoordination sowie die Gestaltung der Höfe und Passagen verantwortlich zeichneten. Ursprünglich wurde der *Maffeihof* als eigenständiges Projekt der *Bayerischen Vereinsbank* entwickelt, welches allerdings von Beginn an mit dem städtebaulichen Konzept korrespondierte. Wie bereits erwähnt, entstand mit der Fusion der beiden Bankhäuser aus den beiden parallel laufenden Projekten das gemeinsame Projekt der *Fünf Höfe*.[667]

---

663 Vgl. Stock 2003a, S. 14.
664 Vgl. Kopplin 2003, S. 32.
665 Vgl. Landeshauptstadt München 1993, S. 2.
666 Vgl. Philipp 2004, S. 132; vgl. auch Herwig 2003, S. 8ff.
667 Vgl. Herzog & de Meuron 2003, S. 2f.

*Abbildung 39: Planungsbereiche Fünf Höfe*

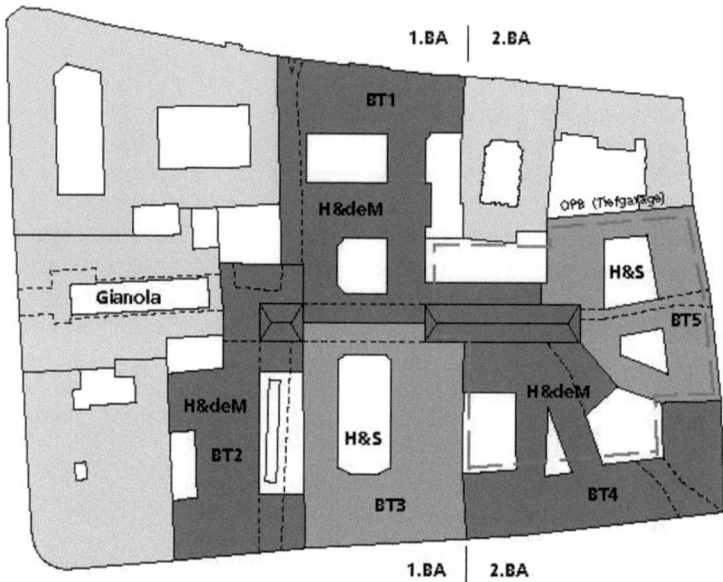

Quelle: Herzog & de Meuron.

Die Entwicklung wurde von der Fachwelt begrüßt, aber es gab auch öffentlichen Widerstand. Insbesondere der Erhalt der vertrauten Fassade der 1950er Jahre entlang der *Theatinerstraße* wurde seitens der Bevölkerung gefordert.[668] Dies ist teilweise in der Nachkriegshistorie begründet, denn der „... Wille der Münchener Bevölkerung zum Neuanfang drückte sich auch im Kampf um die wenigen übrig gebliebenen historischen Gebäude aus, die nun gewissermaßen Symbol für das Überleben waren."[669] Die damalige Münchener Stadtbaurätin *Thalgott* führte dieses Festhalten an gewohnten Bildern ebenfalls auf die gesellschaftliche Grundstimmung zurück, die als sehr traditionsbewusst, eher konservativ und sehr bürgerlich bezeichnet werden kann.[670] Der Denkmalschutz war ebenfalls sehr kritisch, vermutlich haben sich dieser Kritik einige Münchener Bürger angeschlossen. Der größte Teil der Bevölkerung hat sich jedoch nur am Rande für das

---

668 Vgl. Stock 2003a, S. 16.
669 Huber 2003, S. 65.
670 Vgl. Stock 2003a, S. 16.

Thema interessiert.[671] Wie groß der Widerstand in der Bevölkerung tatsächlich war, kann daher nicht abschließend geklärt werden.

Hinzukam, dass sich gleichermaßen die Rahmenbedingungen für das Projekt stark änderten. Durch die Fusion von *Hypo-Bank* und *Bayrischer Vereinsbank* 1998 wurden die Architekten mit einem neuen Entwurf beauftragt, der sowohl die optimale Verwertung des Grundstücks als auch die Zustimmung der kritischen Bürgerschaft garantieren sollte. Aufgrund der Fusion wurde die gesamte Fläche des Areals nicht mehr für die Zwecke der Bank gebraucht, einzige Ausnahme bildete die Kunsthalle der *Hypo-Kulturstiftung*. Das Raumprogramm wurde somit entschieden geändert und sah nun eine kommerzielle Nutzung, Büroflächen und Wohnungen vor. Aufgrund des öffentlichen Widerstandes entschied sich der Bauherr gegen eine großflächige Sanierung des Areals. Die Bestandsgebäude, insbesondere die umkämpften Fassaden, sollten so weit wie möglich erhalten bleiben. Das Anfang 1998 bei der Stadtverwaltung neu eingereichte Konzept sah nunmehr 60 Prozent Bestand und 40 Prozent Neubau vor.[672] Die Grundidee des ursprünglichen Wettbewerbsergebnisses ist aber geblieben. Um die kleinteilige und parzellierte Struktur der Münchener Altstadt zu bewahren, war es Teil des Konzeptes, die zahlreichen Grundstücke des gesamten Quartiers bzw. die einzelnen Häuser durch verschiedene Architekten zu entwerfen. Demzufolge wurden neben *Herzog & de Meuron* die zuvor genannten Architekturbüros beauftragt, die ebenfalls am Wettbewerb teilgenommen hatten. Die Unterstützung durch weitere Architekturbüros war jedoch aufgrund der Größe des Projektes eine Kapazitätsfrage. Das städtebauliche Konzept war einheitlich, bis auf die neue Fassade an der *Theatinerstraße* blieb die historische Blockrandbebauung erhalten, die alte Bebauung im Inneren des Areals wurde weitgehend abgebrochen.[673] Ein weiterer Grund, weshalb diese Fassade abgerissen wurde, ist darauf zurückzuführen, dass dies die einzige Möglichkeit war, um eine Ein- und Ausfahrt zur Baustelle zu ermöglichen, damit Lastkraftwagen und Baumaschinen in das Innere des Areals gelangen konnten. Mit dieser Maßnahme ging auch der Entschluss einher, keine neue Fassade im Stil der 1950er zu errichten, sondern trotz deutlich höherer Kosten ein neuzeitliches Gebäude zu konzipieren.[674] Da ursprünglich der Vorstand der Bank gegen diese geplante Fassadengestaltung war, führte der durch die Architekten vorgelegte Entwurf zu einem besonders intensiven Dialog mit der Politik. Letztendlich hat die Kommunalpolitik den

---

671 Vgl. Interview mit Fr. Thalgott, ehemalige Stadtbaurätin der Landeshauptstadt München, 28.10.2011.
672 Vgl. Stock 2003a, S. 16.
673 Vgl. Interview mit Hr. Berninger, ehemaliger Projektmitarbeiter bei Herzog & de Meuron, 17.09.2011.
674 Vgl. Interview mit Hr. Koppe, ehemaliger Leiter des Baubereichs der HVB, 05.10.2011.

entscheidenden Ausschlag gegeben, da die Stadt sich mit der Städtebaurätin und dem Bürgermeister für diese Planung eingesetzt hat und am Ende den Bauherren überzeugen konnte.[675]

Die Nutzungskonzeption der *Fünf Höfe* hatte der Investor entwickelt. Das städtebauliche Konzept stammt von *Herzog & de Meuron*. Das städtebauliche Modell war dabei wichtig. Die Planung erfolgte bis ins Detail; die Planungstiefe wird daher als sehr hoch bezeichnet. Eine bewusste Offenheit im Planungsprozess gab es somit nicht. Ebenfalls stammte die Idee der Kunst im Quartier vom vorgenannten Architekturbüro. Dabei wurde die Zusammenarbeit mit den verschiedenen Künstlern nicht erst additiv am Ende der Planungsphase begonnen, sondern von Beginn an mit dem architektonischen Konzept und sogar mit dem Vermarktungskonzept verwoben.[676] Jedoch wurden nicht alle Ideen realisiert; das Werk von *Rémy Zaugg* mit seinen zuvor beschriebenen Text-Bild-Tafeln wurde nicht vollständig umgesetzt. Ebenfalls gab es Überlegungen in der Mitte des Quartiers bspw. ein Geldscheinmuseum oder einen Gourmetmarkt zu errichten. Es wird vermutet, dass dies aus Kostengründen nicht geschehen ist.[677]

Die speziellen, aber gut aufeinander abgestimmten Nutzungsarten im Quartier können alle als extravagant bezeichnet werden, ergeben aber in ihrer Gesamtheit ein stimmiges Bild. Die spezielle Atmosphäre der *Fünf Höfe* wurde somit durch die Verbindung aus alter und neuer Bausubstanz, Kommerz, Kunst, Gewerbe und gehobenem Wohnungsbau mit einem gewissen Hang zum Luxus geschaffen.

Einige Geschäfte, die bereits vor Beginn der umfangreichen Sanierung Flächen im Areal angemietet hatten, wollte der Investor unbedingt nach Abschluss der Baumaßnahmen halten. Den Gewerbetreibenden, die die neuen deutlich höheren Mieten nicht zahlen konnten, wurden teilweise stark vergünstigte Flächen angeboten, hierzu zählten bspw. ein Kiosk und ein Blumenladen.[678] Diese Art der Quersubventionierung stellt jedoch keine Besonderheit dar, sie ist insbesondere in Shoppingcentern eine gängige Methode zur Generierung eines vielfältigen Angebotes.

---

675 Vgl. Interview mit Fr. Thalgott, ehemalige Stadtbaurätin der Landeshauptstadt München, 28.10.2011; Interview mit Hr. Berninger, ehemaliger Projektmitarbeiter bei Herzog & de Meuron, 17.09.2011.
676 Vgl. Interview mit Hr. Berninger, ehemaliger Projektmitarbeiter bei Herzog & de Meuron, 17.09.2011.
677 Ebenda.
678 Vgl. Interview mit Hr. Koppe, ehemaliger Leiter des Baubereichs der HVB, 05.10.2011.

## Kommunale Vorgaben und Kooperation

Der Grundsatzbeschluss zu den *Fünf Höfen* wurde auf der Grundlage der Ergebnisse, die der Bauherr in seinen Voruntersuchungen gewonnen hatte, festgesetzt und war, wie üblich für einen Grundsatzbeschluss, sehr restriktiv. Die Münchener Innenstadt lebt sehr von der Qualität des kleinteiligen Einzelhandels. Wie zuvor erwähnt, befindet sich in der Umgebung des Quartiers ebenfalls nur kleinteiliger Einzelhandel; es bestand die kommunale Befürchtung, dass durch die Ansiedlung von großflächigem Einzelhandel das Viertel „umkippen" könne. Die Stadt wollte unbedingt vermeiden, dass die Neubebauung wesentlich andere Bedingungen mit sich bringt. Daher war es von Beginn an eine kommunale Vorgabe, keine Flächen für einen großflächigen Einzelhandel in den *Fünf Höfen* anzubieten. Eine Ausnahme bildet der großflächige Lebensmittelhändler, da bis zu diesem Zeitpunkt in der Münchener Innenstadt kein kostengünstiger Lebensmittelhändler existierte. Eine weitere Ausnahmegenehmigung wurde dem großflächigen Buchladen über zwei Stockwerke erteilt, da das Konzept als besonders attraktiv angesehen wurde.[679]

Mit Beginn des Wettbewerbes hat der Bauherr dargelegt, nach welchen Parametern das Bauvorhaben entstehen soll, von diesem Zeitpunkt an wurde das Projekt dauerhaft politisch unterstützt. Anfänglich hatte die Stadt andere Vorstellung über die Nutzung und Überdachung der Höfe.[680] Die ursprüngliche Forderung der Stadt sah einen Bau der Höfe gänzlich ohne Dächer vor. Dies führte zu einer intensiven Diskussion mit dem Bauherren, denn diese kommunale Forderung widersprach einem klassischen Konzept einer Einkaufsmall. Da die Stadt München jedoch einen gesteigerten Wert auf Höfe ohne Dächer legte, ist zumindest ein wesentlicher Teil offen realisiert worden. Der Neubau sollte sich in die vorhandene Mischung und Struktur einfügen und nicht, wie zuvor beschrieben, ein „Umkippen" der vorhandenen Strukturen zur Folge haben. Daher wurde auch die Anzahl der Stellplätze beschränkt. Die realisierten Stellplätze entsprechen in etwa der Anzahl der ursprünglichen.[681]

Die Zusammenarbeit mit der damaligen Baureferentin und dem Stadtplanungsamt im Allgemeinen wird als sehr kooperativ bezeichnet. In wöchentlichen Sitzungen mit der Stadt konnten alle Probleme von der obersten Spitze aus gelöst werden.[682] Auch von der kommunalen Seite wird die Zusammenarbeit mit dem Investor als gut bezeichnet. Wobei die Frage nach der Gestaltung der sogenann-

---

679 Vgl. Interview mit Fr. Thalgott, ehemalige Stadtbaurätin der Landeshauptstadt München, 28.10.2011.
680 Vgl. Interview mit Hr. Koppe, ehemaliger Leiter des Baubereichs der HVB, 05.10.2011.
681 Vgl. Interview mit Fr. Thalgott, ehemalige Stadtbaurätin der Landeshauptstadt München, 28.10.2011.
682 Vgl. Interview mit Hr. Koppe, ehemaliger Leiter des Baubereichs der HVB, 05.10.2011.

ten *Fünften Fassade*, das Dach der *Fünf Höfe*, als ein außerordentlich strittiges Thema bezeichnet wird. Anfängliche Überlegungen der Architekten sahen aus finanziellen und technischen Gründen ein Flachdach vor. Dieses Thema ist zwar nicht an die Öffentlichkeit gedrungen, führte aber zu starken internen Auseinandersetzungen zwischen den Architekten und dem Denkmalschutz, da die Gestaltung der Dachlandschaft in München eine wesentliche Rolle spielt. Dieses häufig ziemlich schwierige Thema war auf der Fachebene sehr wichtig, sodass zumindest ein großer Anteil der Dächer des Quartiers letztendlich geneigt wurde.[683]

Die allgemeine Forderung der Stadt München, bei allen Neubauten im Innenstadtbereich ein Drittel der Fläche als Wohnungen nachzuweisen, hat den Bauherrn zu Beginn des Planungsprozesses massiv gestört. Die Stadt ist dem Investor aber entgegengekommen, indem die Kunsthalle mit angerechnet wurde.[684] Die anfänglichen Versuche, die Forderung nach einem Wohnanteil zu umgehen, hat der Bauherr jedoch im weiteren Verlauf des Planungsprozesses aufgegeben. Denn, wie bereits beschrieben, hat sich herausgestellt, dass die Wohnungen gleich zu Beginn nicht nur sehr stark nachgefragt wurden, sondern auch zu sehr hohen Mietpreisen vermietet werden konnten. Sodass sich diese kommunale Forderung auch für den Projektentwickler, insbesondere in wirtschaftlicher Hinsicht, gelohnt hat. Wobei der Flächenanteil der Wohnungen im Quartier etwas weniger als den ursprünglich geforderten 20% entspricht.[685]

**Kompetenz und Managementkonzept des Projektentwicklers**
Die Idee zur Entwicklung der *Fünf Höfe* rührt ursprünglich aus der Überlegung der beiden Banken, ihre Immobilien besser zu nutzen. Die ersten Ideen entstanden unabhängig voneinander, denn eine direkte Verbindung der nebeneinander liegenden Immobilien wurde durch die beiden Bankhäuser anfänglich nicht gesehen. Die Erkenntnis, welch einmalige Gelegenheit sich an dieser Stelle bot, kam erst mit der Fusion der Häuser im Jahre 1998. Viele Erkenntnisse wurden aus Marketinguntersuchungen und dem Wettbewerb gewonnen. Die Projektidee entstand im Prinzip durch ein Brainstorming der Vertreter beider Banken. Dabei wurde mit groben Entwurfsskizzen die Realisierung untersucht sowie Versuche unternommen, die Kosten grob zu kalkulieren. Das Ergebnis bildete die Basis zur Vorlage beim Vorstand der Bank. Nachdem die Genehmigung des Vorstandes für das Bauvorhaben erteilt wurde, hatte die Bauabteilung der Bank freie Hand in der Vergabe der einzelnen Gewerke sowie bei allen relevanten Entscheidungen. Alle drei Monate wurde dem Vorstand über den Verlauf der Pro-

---

683 Vgl. Interview mit Fr. Thalgott, ehemalige Stadtbaurätin der Landeshauptstadt München, 28.10.2011.
684 Ebenda.
685 Vgl. Interview mit Hr. Koppe, ehemaliger Leiter des Baubereichs der HVB, 05.10.2011.

jektentwicklung berichtet. Da der Investor personell breit aufgestellt war (alleine 75 Architekten) konnten viele Aufgaben intern gelöst werden, bspw. wurde das Nutzungskonzept der *Fünf Höfe* ausschließlich durch internes Wissen entwickelt. Einige Mieter konnten insbesondere durch persönliche Kontakte gewonnen werden.[686]

Der Bauherr hat sich zu Beginn der Planung sehr intensiv mit dem gesamten Bauvorhaben auseinandergesetzt, sich außerordentlich gründlich vorbereitet und die entsprechenden Rahmenbedingungen geschaffen. Viele ökonomische und städtebauliche Referenzbeispiele erfolgreicher Projekte wurden in ganz Europa begutachtet. Auf der Grundlage, der durch die Begutachtungen gewonnenen Erkenntnisse, entwickelte der Bauherr sein Konzept, um es anschließend mit der Stadt abzustimmen und den Wettbewerb beginnen zu können. Der internationale Wettbewerb wurde ebenfalls sehr gründlich vorbereitet. Die Stadt wurde nur einbezogen, wenn Ergebnisse vorlagen.[687]

Der damaligen Bauabteilung des Investors und insbesondere dessen Leiter wird eine besonders hohe Kompetenz zugesprochen. Neben einem hohen Maß an Vertrauen in die übrigen Projektbeteiligten wird besonders hervorgehoben, dass der Leiter des Baubereichs viel „mitgetragen" und sich immer wieder persönlich „für die Sache eingesetzt" hat. Weiterhin wird der Mitarbeiter, der für die Kostenkontrolle in der Projektsteuerung verantwortlich war, als sehr fachkundig bezeichnet. In der Rückschau wird die gute Zusammenarbeit als Beispiel für die positive Projektentwicklung angeführt.[688]

Als eine große Herausforderung wird die Abstimmung mit der Nachbarschaft bezeichnet. Viele der etwa 400 Nachbarn haben versucht, ihre durch die Baumaßnahmen entstehenden Beeinträchtigungen und dauerhaften Veränderungen zu belegen, um vom Grundstückseigentümer einen finanziellen Ausgleich zu erlangen. In weit über 200 öffentlichen Veranstaltungen für Nachbarn, Eigentümer, Mieter, Vereine, Interessensverbände, die allgemeine Bevölkerung etc. wurde das Projekt ausführlich vorgestellt und die allgemeinen Vorzüge, die sich für die Öffentlichkeit ergeben, so wie auch die selbstverständlichen Interessen des Investors, erläutert. Diese offene Informations- und Aufklärungskampagne hat sich am Ende sehr bezahlt gemacht. Die Projektentwicklung wurde durchweg akzeptiert und es mussten keine Ausgleichs- oder Abfindungszahlungen geleistet werden.[689]

---

686 Ebenda.
687 Vgl. Interview mit Fr. Thalgott, ehemalige Stadtbaurätin der Landeshauptstadt München, 28.10.2011; vgl. auch Landeshauptstadt München 1993, S. 1ff.
688 Vgl. Interview mit Hr. Berninger, ehemaliger Projektmitarbeiter bei Herzog & de Meuron, 17.09.2011.
689 Vgl. Interview mit Hr. Koppe, ehemaliger Leiter des Baubereichs der HVB, 05.10.2011.

Die breite Akzeptanz des Projektes ist u.a. auch auf das relativ umfangreiche Marketingkonzept zurückzuführen. Gleich zu Beginn der Maßnahmen wurde am Anfang zur *Theatinerstraße* ein Info-Turm aufgestellt, der, neben seiner Funktion als Büro der Bauleitung in den oberen Geschossen, gleichzeitig zur Ausstellung von Plänen und Modellen im Erdgeschoss genutzt wurde. Da in dieser Einrichtung sämtliche Informationen zu den anstehenden Baumaßnahmen zu finden waren, soll die Einrichtung regen Zustrom erfahren haben. Neben einer allgemeinen Auskunft für die Bevölkerung wurde auch die Presse regelmäßig über den aktuellen Stand der Planung informiert. Um für die relativ prominente Lage des Info-Turms – bestehend aus Baucontainern – eine Genehmigung der Stadt zu erlangen, musste der Bauherr auf eigene Kosten die Außenflächen des Turms mit sogenannten *Blow-Ups* (Riesenposter) verschiedener Münchener Museen bespielen. Die Ausstellungsfläche im Erdgeschoss konnte später auch Externen zur Verfügung gestellt werden, denn nach Abschluss der Baumaßnahmen hat die Stadt München den Info-Turm noch zwei weitere Jahre für anderweitige Veranstaltungen gemietet. Abgesehen von den zuvor beschriebenen Aufklärungsveranstaltungen und der allgemeinen Information am Info-Turm gab es weitere verschiedene öffentlichkeitswirksame Aktionen, in denen die Bevölkerung über die anstehende Projektentwicklung informiert wurde.[690]

Der Investor sah es für die Vermarktung der Flächen in den *Fünf Höfen* als notwendig an, die Qualität des umliegenden Viertels zu erhalten. Um mögliche Einzelmaßnahmen besprechen zu können, wurde der sogenannte „Arbeitskreis Theatiner-Viertel" gegründet, dem Geschäftsleute, Mitarbeiter des Bauherren, ein Vertreter des Einzelhandelsverbandes sowie ein Vertreter der Stadt München angehörten. Dieser Arbeitskreis wurde durch den Investor finanziell unterstützt, um während der Baumaßnahmen verschiedene Marketingaktionen zur Belebung der *Theatinerstraße* durchzuführen. Eine weitere und erfolgreiche Marketingaktion war die komplette Verspiege-lung des acht Meter hohen Bauzaunes in der *Theatinerstraße*. Diese Maßnahme war sehr kostspielig, hat aber stark dazu beigetragen, Aufmerksamkeit zu generieren und die Öffentlichkeit für das entstehende Quartier zu gewinnen.[691]

**Richtiger Zeitpunkt und Glück**
Ende der 1990er Jahre bis etwa Anfang des neuen Jahrtausends gab es in München eine starke Renovierungsphase vieler Innenstadtimmobilien. Neben den *Fünf Höfen* können weitere Bau- und umfangreiche Sanierungsmaßnahmen wie bspw. die *Maximilianhöfe* genannt werden. Viele dieser baulichen Aktivitäten hatten zur Folge, dass einige Nachbargebäude im unmittelbaren Anschluss ähn-

---
690 Ebenda.
691 Ebenda.

lich umfangreich saniert wurden. Diese Maßnahmen waren teilweise so groß und weitreichend, dass fast schon von einem Gründerboom gesprochen werden kann, dessen Auswirkungen für die architektonische Qualität der Münchener Innenstadt von großer Bedeutung ist.[692] Die Entwicklung des benachbarten *Schäfflerhofes* erfolgte etwa zwei Jahre vor der der *Fünf Höfe*; auch wenn der *Schäfflerhof* etwas „losgelöst" von den *Fünf Höfen* erscheint, ist dennoch ein städtebaulicher Zusammenhang erkennbar, der ebenfalls zur positiven Entwicklung des Quartiers beigetragen hat.

Die Sanierung des in der unmittelbaren Nachbarschaft liegenden *Literaturhauses München* – als eine Kultureinrichtung mit Vortragssälen, Restaurant und Café – im Vorfelde der Entwicklung der *Fünf Höfe,* wird ebenfalls als wichtig erachtet. Durch das entstandene Passagensystem der *Fünf Höfe* konnte eine Verbindung zum *Literaturhaus* geschaffen werden, die sich aufgrund der Passantenfrequenz positiv bemerkbar machte.[693] Auf eine Berücksichtigung von übergeordneten Wegebeziehungen, sinnvollen baulichen Veränderungen auf benachbarten Grundstücken, stadtstrukturellen Entwicklungen sowie innerstädtischen Ausgangspunkten wurde bereits im Grundsatzbeschluss zu den *Fünf Höfen* hingewiesen.[694] Anderweitige Großereignisse oder Festivalisierungen hat es nicht gegeben.

Der Erfolg der *Fünf Höfe* ist weniger dem Aspekt Glück geschuldet, sondern vielmehr einer sehr gründlichen Vorbereitung des Bauherrn, die sicherlich so gut war, dass unterschiedliche ökonomische Rahmenbedingungen von Beginn der Entwicklung bis zur Fertigstellung hätten überstanden werden können. Dies wird nicht als Glück, sondern qualifizierte Planung bezeichnet.[695] Im Jahr der Fertigstellung bezeichnete die Presse die *Fünf Höfe* jedoch als einen Glücksfall für die Münchener Architektur. Ebenfalls wird die zuvor beschriebene erzwungene Kehrtwende mitten im laufenden Planungsprozess als ein Glücksfall erachtet.[696] Dabei führte die Fusion der beiden Bankhäuser zu einem starken Kapitalgeber, der das relativ große Volumen dieser Projektentwicklung bewältigen konnte. Etwa fünf Monate später wäre dies definitiv nicht mehr möglich gewesen, da sich die Vorstände beider Parteien zu sehr zerstritten hatten.[697]

---

692 Vgl. Kumpf 11.12.2003, S. 23.
693 Vgl. Interview mit Hr. Koppe, ehemaliger Leiter des Baubereichs der HVB, 05.10.2011.
694 Vgl. Landeshauptstadt München 1993, S. 9.
695 Vgl. Interview mit Fr. Thalgott, ehemalige Stadtbaurätin der Landeshauptstadt München, 28.10.2011.
696 Vgl. FAS 16.03.2003, S. M3.
697 Vgl. Interview mit Hr. Koppe, ehemaliger Leiter des Baubereichs der HVB, 05.10.2011.

# 4 Ergebnisse zur Erfolgsgenerierung – zusammenfassende Betrachtung der Fallbeispiele

Die durchgeführte explorative Analyse dieser Arbeit hat gezeigt, dass gerade durch sie unvermutete und wenig offensichtliche Zusammenhänge innerhalb der Planungs- und Realisierungsprozesse der einzelnen Fallbeispiele offengelegt werden konnten. Die gewonnenen Erkenntnisse der vorangegangenen Fallbeispielanalysen verdeutlichen die teilweise sehr komplexen Konstellationen und Zusammenhänge der jeweiligen Projektentwicklungen, daher sollen in der nun folgenden vergleichenden Fallbeispielanalyse die Ergebnisse zusammengefasst betrachtet werden. Dieser Teil der Arbeit bildet den vierten und letzten Teilbereich des entwickelten Forschungsmodells. Wie beschrieben, werden die sechs Kategorien beibehalten, da sich anhand dieses Kategorienschemas die Ergebnisse und Besonderheiten eines jeden Fallbeispiels besonders gut darstellen und miteinander vergleichen lassen. Diese Zusammenschau erfolgt ebenfalls anhand der in Kapitel 3.2 erarbeiteten Forschungsfragen, Theorien, Erklärungsversuche, Maßnahmen und Zusammenhänge einer jeden Kategorie. Ziel dieses Kapitels ist, die vorliegenden Erkenntnisse der jeweils analysierten Fallbeispiele nun in Beziehung zueinander zu setzen. Im vorausgegangenen Teil dieser Arbeit wurde dem Erfolgsmechanismus eines jeden Fallbeispiels genau im Einzelfall nachgegangen und die Wirkungszusammenhänge wurden offen gelegt. Um in der nun folgenden Zusammenschau eine Gegenüberstellung der einzelnen Aspekte der vier Fallbeispiele geben zu können, werden bewusst einige Themen wiederholt bzw. im vergleichendem Kontext erläutert.

## 4.1 Trägerschaft und Akteurskonstellation

*Welcher Developer-Typ lag vor?*

Bei drei der vier untersuchten Fallbeispiele kann der Developer-Typ als *Trade-Developer* bezeichnet werden. Nur das *Zeppelin Carré* wurde dem eigenen Bestand zugeführt und daher durch einen *Investor-Developer* entwickelt. Wobei die *Fünf Höfe* ursprünglich ebenfalls für den eigenen Bestand geplant waren. Anzunehmen ist, dass ein Teil des Erfolges der *Fünf Höfe* auf die „Nachwirkungen" eines anfänglich für den eigenen Bestand geplanten Projektes zurückzuführen sind. Ein eindeutiges Ergebnis, welcher Developer-Typ für die Entwicklung eines erfolgreichen Quartiers notwendig ist, konnte nicht erlangt werden. Wichtig erscheint jedoch die Erkenntnis, dass nicht allein der Developer-Typ, sondern seine Einstellung und Werte entscheidend für den Erfolg eines Quartiers sind.[698] Insbesondere das Fallbeispiel *Falkenried-Quartier* zeigt, dass trotz mehrerer „Bauherren auf Zeit" ein erfolgreiches Quartier entstanden ist. Wobei der Grundstein des Erfolges auf die Investorengemeinschaft zurückzuführen ist. Ihre Entwicklungstätigkeit (Kauf des Areals, Entwicklung des Nutzungskonzeptes, Aufteilung in Teilgebiete, Schaffung von Baurecht, Weiterverkauf der „veredelten" Teilgebiete inkl. Nutzungskonzept und neu geschaffenem Baurecht) hat zu einem dauerhaften Erfolg geführt, trotz verschiedener *Trade-Developer*. Die Entscheidung für eine alleinige Entwicklung, eine Grundstücksaufteilung mit anschließendem Weiterverkauf von Teilgebieten oder ein Zusammenschluss mit Partnern, hängt stark von der Größe, der Erfahrung und der Eigenkapitalstärke eines Projektentwicklers ab. Als Beispiele können die erfahrene *Groth Gruppe* und das damals noch sehr junge Projektentwicklungsunternehmen *Hamburg Team*, in seiner Funktion als Initiator der Entwicklung des *Falkenried-Quartiers*, genannt werden.

Auffällig ist bei fast allen Entwicklungen die Beteiligung eines kapitalstarken Partners, entweder im eigenen Haus (Immobilienfonds beim *Zeppelin Carré*, Großbank bei den *Fünf Höfen*) oder wie im Falle der Entwicklung des *Falkenried-Quartiers,* die der drei Banken als Teil der Investorengemeinschaft. Bei solchen Großprojekten ist (allein) aufgrund der sehr hohen Investitionssummen ein kapitalstarker Kreditgeber notwendig, ein verlässlicher interner Finanzpartner führt aber zu einer finanziellen Unabhängigkeit, die es ermöglicht, auch bei langen Projektentwicklungszeiträumen, frei von kurzfristigem Erfolgsdruck handeln zu können. Diese Unabhängigkeit ermöglichte den Investoren auch in wirtschaft-

---

[698] Vgl. hierzu auch ausführlich Kapitel 1.1 und 4.5.

lich schwierigen Phasen an ihren ursprünglich geplanten Projektzielen festhalten zu können.

*Hat es in einem der Fallbeispiele eine Arbeitsgemeinschaften (ARGE) oder PPP-Maßnahmen gegeben?*

Eine Arbeitsgemeinschaft lag nur bei der Entwicklung des *Falkenried-Quartiers* vor. Inwieweit dies zum Erfolg des Quartiers beigetragen hat, wird in Kapitel 4.5 erläutert. *Public Private Partnership*-Maßnahmen gab es in keinem der untersuchten Fallbeispiele.

*Haben möglicherweise „Pioniere" unter den Projektentwicklern mit ihrer hohen Risikobereitschaft zur Etablierung der Quartiere beigetragen?*

Keiner der Projektentwickler, die eines der Fallbeispiele entwickelt haben, kann als ein sogenannter „Pionier" mit einer hohen Risikobereitschaft bezeichnet werden. Vielmehr konnte die DEGI (*Zeppelin Carré*), die *Groth Gruppe* (*Tiergarten Dreieck*) oder die *HVB Immobilien AG* (*Fünf Höfe*) auf jahrelange Erfahrungen zurückgreifen. Die PGF als Investorengemeinschaft des *Falkenried-Quartiers* wurde zwar neu gegründet, aber aufgrund der Vielzahl und insbesondere der unterschiedlichen Herkunft der Partner, wäre die Bezeichnung „Pionier" in Verbindung mit einer hohen Risikobereitschaft falsch.

## 4.2 Planungsinstrumente

*Welche besonderen städtebaulichen Planungsinstrumente sind angewandt worden? Haben Planungsinstrumente wie ein Vorhaben- und Erschließungsplan, ein städtebaulicher Rahmenplan, ein städtebaulicher Vertrag oder ein Quartiersentwicklungsplan etc. zu einer erfolgreichen Entwicklung beigetragen? Welche Ergebnisse und Auswirkungen haben mögliche städtebauliche Ideen- und Realisierungswettbewerbe mit sich gebracht?*

Dass die Anwendung von gewissen Planungsinstrumenten sich wesentlich auf den Erfolg einer Projektentwicklung auswirken kann, haben die Ergebnisse der analysierten Fallbeispiele eindrucksvoll gezeigt. Abgesehen vom *Zeppelin Carré* hat der Einsatz von unterschiedlichen Planungsinstrumenten bei allen übrigen Fallbeispielen eine wichtige Rolle gespielt. Insbesondere beim *Tiergarten Dreieck* war der Planungsprozess klar strukturiert und baute auf verschiedene ineinandergreifende und untereinander interdependente Schritte auf. Das städtebauliche Konzept war das Ergebnis eines dieser Schritte. Damit war nicht nur der städtebauliche Ideenwettbewerb, sondern auch sein Ergebnis essentiell für den Erfolg des *Tiergarten Dreiecks*. Ferner bildete das städtebauliche Konzept, aufgrund seiner städtebaulichen, architektonischen und nutzungsspezifischen Eigenschaften die Grundlage für den Bebauungsplan. Neben dem B-Plan hatte die Stadt noch ein weiteres entscheidendes Planungsinstrument: Speziell durch den städtebaulichen Vertrag konnte sie über den B-Plan hinaus einen starken Einfluss auch auf die gestalterische Planung nehmen; darüber hinaus hat dieser Vertrag nicht nur zu einer Entwicklung eines erfolgreichen nutzungsgemischten Quartiers, sondern insbesondere zu einer städtebaulichen Aufwertung (Neugestaltung des öffentlichen Raums: Straßen, Boulevard und Park) sowie einer Beschleunigung des Bebauungsplanverfahrens beigetragen.

Ähnliches gilt für die Entwicklung des *Falkenried-Quartiers*; aus dem zweistufigen, klar strukturierten Wettbewerb ging zum einen der sehr detaillierte Masterplan hervor, der wiederum die Grundlage für die Konzeption des Quartiers bildete und zum anderen ermöglichte das zweistufige Verfahren die Initiierung des Bebauungsplans durch den Projektentwickler, dies war wiederum erklärte Intention der Stadt. Durch das vorausgegangene Konzept „Wohnen über den Dächern" hat die Stadt Hamburg bereits erste rudimentäre Vorgaben getätigt und auf das Grundgerüst des späteren Konzeptes leicht Einfluss genommen. Ähnlich wie bei der Entwicklung des *Tiergarten Dreiecks* verstärkte sich dieser Einfluss der Stadt Hamburg stark im weiteren Planungsverlauf.

Gleichermaßen hat der Stadtrat der Stadt München im Grundsatzbeschluss zu den *Fünf Höfen* alle relevanten städtebaulichen Ziele für das zu entwickelnde

Quartier festgesetzt. Dieser Beschluss bildete die Grundlage für den späteren internationalen Wettbewerb, dessen Ergebnis wiederum das städtebauliche Konzept des Quartiers.

Die angewandten Planungsinstrumente bzw. deren Ergebnisse verdeutlichen, dass durch sie die jeweiligen erfolgreichen Konzepte der einzelnen Quartiere, zumindest teilweise, entstanden sind. Die städtebaulich-freiraumplanerische Qualität eines jeden Fallbeispiels ist hoch. Zu verdanken ist dies dem hohen planerischen Anspruch und abgesehen vom *Zeppelin Carré*, ebenfalls den angewandten Planungsinstrumenten. Des Weiteren hat sich herausgestellt, dass in den übrigen drei Fallbeispielen die intensive Anwendung der verschiedenen Planungsinstrumente sowie der grundsätzlich strukturierte Ablauf mit interdisziplinären Planungsteams mit zum Erfolg eines jeden Quartiers beitrugen. Zusammenfassend lässt sich jedoch konstatieren, dass es vermutlich keinen allgemeinen standardisierten Einsatz („Fahrplan") für bestimmte städtebauliche Planungsinstrumente gibt. Erwähnenswert erscheint, dass sich über gewisse Verfahren viele Beteiligte von Beginn an in den Planungsprozess einbinden lassen und auf diese Weise ein Interessensausgleich, auch in wirtschaftlicher Hinsicht, möglich ist. Ein qualifiziertes Verfahren ist keine Garantie für den späteren Erfolg einer Quartiersentwicklung, aber kann das Risiko einer jeden Planung erheblich mindern.

*Lag ein Bebauungsplan vor oder musste erst geeignetes Baurecht geschaffen werden? Wurde die Schaffung von geeignetem Baurecht durch externe Dienstleister wie z.B. einem Stadtplanungsbüro oder einer Anwaltskanzlei begleitet?*

Nur bei zwei Fallbeispielen musste geeignetes Baurecht geschaffen werden. Im Falle des *Tiergarten Dreiecks* wurde ein neuer qualifizierter B-Plan aufgestellt, dessen Grundlage die Entwürfe aus dem vorausgegangenen Realisierungsworkshop bildeten. Es stellt sich heraus, dass der Mehrwert dieses Verfahrens zum einen in der Vielzahl der beteiligten Architekturbüros an dem Workshop und dem damit einhergehenden hohen planerischen Input lag. Zum anderen stand den Beteiligten, bei einem hohen Engagement, ein wirtschaftlich lukrativer Auftrag der folgenden hochbaulichen Architektenleistungen der einzelnen Gebäude in Aussicht. Die Ausarbeitung des folgenden B-Planes erfolgte zwar durch ein Planungsbüro, entscheidend war aber die sogenannte Gestaltungsrunde unter der Federführung des Bezirks, an der der Investor sowie die beauftragten Architekten beteiligt waren. Durch dieses Verfahren konnten auftretende Probleme nicht nur schnell gelöst werden, sondern führte dies ebenfalls zu einer sehr schnellen Festsetzung des Bebauungsplans. Wie in der Projektentwicklung häufig üblich, wurden auch beim *Falkenried-Quartier* die Grundlagen für das Bebauungsplanverfahren ebenfalls durch ein auf Bauleitplanung und Stadtentwicklung spezialisiertes Büro sowie durch kommunale Vertreter erarbeitet. In einem zweiten Wettbewerb folgten nach der Aufstellung des B-Planes die einzelnen hochbaulichen Wettbewerbe. Ähnlich wie beim *Tiergarten Dreieck* nahmen auch bei dem Wettbewerb des *Falkenried-Quartiers* ausschließlich die Architekturbüros der ersten Wettbewerbsphase teil. Die Möglichkeit einer Teilnahme an zwei Wettbewerben führte auch bei dessen Entwicklung zu einer hohen Motivation der beteiligten Architekturbüros.

Bei der Entwicklung des *Zeppelin Carrés* wurden Einzelbaugenehmigungen für die jeweiligen Gebäude vergeben. Das Baurecht der *Fünf Höfe* ergab sich durch § 34 BauGB.

## 4.3 Planungs- und Entwicklungsmethoden, Maßnahmen

*Wie gestalteten sich Projektideen und Nutzungskonzepte? Waren sie visionär?*

Interessant ist die Tatsache, dass bei der Entwicklung des *Zeppelin Carrés* die Projektidee der Investor hatte, die entscheidende Ausformulierung und umfassende Erweiterung des Nutzungskonzeptes jedoch von Seiten externer Planer stammte. Die ursprüngliche Idee des Developers, einer sehr begrenzten Sanierung, wurde durch umfangreiche Bestandsanalysen, Machbarkeitsstudien und in der Folge daraus, durch sehr konkrete Lösungsvorschläge der Architekten schnell verworfen. Dabei war es kein seitenlanges Gutachten oder eine Studie – wie sie häufig bei vielen anderen Projekten erstellt werden – die die entsprechenden Ergebnisse wiedergaben, sondern ein sehr viel schlankeres und plakativeres Instrument. Es war ein durch die externen Architekten entwickelter „Handlungsplan", der als ausschlaggebender Ideengeber für das Konzept fungierte. Diese relativ einfache, aber überaus effiziente Methode zur Generierung konzeptioneller Ansätze, hat ausschlaggebend zum Erfolg des *Zeppelin Carrés* beigetragen. Die Entscheidung für das neue und deutlich umfangreichere Konzept war sicherlich nicht auf eine visionäre Projektidee oder ein Nutzungskonzept zurückzuführen, sondern auf die Bereitschaft des Investors, durch deutlich höhere Investitionen, ein wesentlich nachhaltigeres Konzept zu schaffen. Diese Bereitschaft kann für einen Developer als eher atypisch bezeichnet werden, denn höhere Investitionen setzen nicht nur eine Erhöhung des Fremdkapitals voraus, sondern führen in der Regel auch zu einer – meistens sehr schwierigen – Anhebung des Eigenkapitals.

Ähnlich verlief der Entwicklungsprozess beim *Tiergarten Dreieck*; auch bei diesem Fallbeispiel waren die ursprünglichen Vorstellungen des Investors völlig andere. Dies führte dazu, dass der Investor als Einziger gegen das Siegerkonzept des städtebaulichen Ideenwettbewerbs stimmte. Der Developer verfolgte die Idee einer großformatigen Planung im amerikanischen Stil und nicht das kleinteilige städtebauliche Konzept des Ideenwettbewerbs. Ähnlich wie bei der Entwicklung des *Zeppelin Carrés* haben ebenfalls externe Projektbeteiligte (Architekten) erst im weiteren Planungsverlauf, jedoch in einem mehrere Monate andauernden Prozess, den Investor von dem letztendlich realisierten Konzept überzeugen können.

Die erste Phase der Projektentwicklung des *Falkenried-Quartiers* zeichnete sich gar von der Findung einer geeigneten Projektidee durch alle beteiligten Akteure aus; in der Rückschau wird dies als ein großer Vorteil erachtet. Die Projektidee – der *Quartiere im Quartier* – entstand dennoch sehr früh, insbesondere durch die beschriebenen Grundskizzen eines externen Projektbeteiligten.

Auch die Vorgaben im Auslobungstext zum städtebaulichen Wettbewerb trugen zur Entwicklung der Grundlage des Konzeptes bei. Der Siegerentwurf des Wettbewerbs bzw. der Masterplan setzte die Grundidee sehr gut um. Im Vergleich mit vielen ähnlich großen Projekten kann der Masterplan des *Falkenried-Quartiers* als visionär bezeichnet werden. Dennoch erfolgte eine weitere Ausarbeitung durch den Investor, besonders in Richtung Nutzungsmischung.

Bezeichnend ist, dass bei diesen drei genannten Fallbeispielen die Projektideen, die letzten Endes zum Erfolg führten, weitestgehend durch externe Projektbeteiligte entwickelt wurden. Nur bei der Entwicklung der *Fünf Höfe* wurde die Nutzungskonzeption durch den Investor entwickelt. Das städtebauliche Konzept stammt jedoch auch von einem externen Architekturbüro. Gleiches gilt für den wichtigen Baustein der Kunst im Quartier, der von Beginn an Teil des Gesamtkonzeptes war. Zwar haben sich durch die Fusion der beiden Bankhäuser die Rahmenbedingungen für das Projekt stark geändert, die Grundidee des ursprünglichen Wettbewerbsergebnisses ist dennoch geblieben. Zusammenfassend lässt sich feststellen, dass bei der Entwicklung einer erfolgreichen Projektidee nicht nur die Einbindung externer Projektbeteiligter, sondern auch die generelle Bereitschaft des Developers für aufwendige, zeit- und kostenintensive Verfahren vorhanden sein muss.

Des Weiteren stellt sich heraus, dass die Fallbeispiele *Zeppelin Carré*, *Falkenried-Quartier* und *Fünf Höfe* einmal mehr zeigen, wie wichtig ein gut durchdachter und ausgearbeiteter Masterplan ist. Die Masterpläne bildeten die jeweilige Basis auf der die gesamten folgenden Planungen aufbauten. Der Vorteil eines Masterplanes liegt in seiner Grobkörnigkeit, denn bei einer Quartiersentwicklung gibt es (alleine) aufgrund der großen Flächenausmaße nicht nur viele mittel- und unmittelbare Beteiligte, sondern es sind gleichermaßen viele Gegebenheiten zu berücksichtigen. Die im Verhältnis relativ rudimentäre Ebene eines Masterplanes ist für eine erfolgreiche Quartiersentwicklung wichtig, da nicht alle Beteiligten jedes komplexe Detail einer gesamten Planung verstehen können. Die Fallbeispiele verdeutlichen, dass ein Masterplan eine gut geeignete Grundlage bildet, die es ermöglicht mit möglichst vielen Experten zu diskutieren und zu planen. In der Projektenwicklung, insbesondere auf Quartiersebene, gibt es in der Regel so gut wie keine Generalisten, die jedes Themenfeld in Gänze beherrschen und abdecken. Im Hinblick auf die durchgeführte Analyse dieser Arbeit wäre hinzuzufügen, dass es für die erfolgreiche Umsetzung der einzelnen Teilziele jedoch verschiedener Experten bedarf, die mit Hilfe eines gut durchdachten und ausgearbeiteten Masterplans die weiteren Planungen im Detail erarbeiten können, ohne dabei die Belange der anderen Teilziele zu vernachlässigen.

Dass eine erfolgreiche Quartiersentwicklung auch auf einem anderen Wege möglich ist, zeigt das Fallbeispiel *Tiergarten Dreieck*. Dieses Quartier wurde nicht mit Hilfe eines Masterplanes entwickelt, doch hatte die Vorgehensweise (städtebaulicher Ideenwettbewerb, Realisierungsworkshop, Gestaltungsrunde etc.) sehr viele Analogien mit der Entwicklung der Masterpläne der anderen drei Quartiere. Wie bei den anderen Fallbeispielen war auch beim *Tiergarten Dreieck* der Planungsprozess durch eine Vielzahl von internen und externen Experten geprägt, die anhand des städtebaulichen Entwurfes eine gemeinsame Grundlage hatten, die ihnen die weitere detailliert Planung und eine Rückkopplung zu allen Teilzielen ermöglichte.

Bis auf das *Zeppelin Carré* wurde bei allen übrigen Fallbeispielen die städtebauliche Federführung von jeweils einem Architekturbüro übernommen; gleichzeitig zeichneten für die architektonische Gestaltung der einzelnen Gebäude verschiedene Architekturbüros verantwortlich. Dies war Teil eines jeden Konzeptes, auf das besonders Wert gelegt wurde, entweder um eine besondere Qualität bzw. Vielfalt im Quartier neu zu erschaffen oder die bestehende kleinteilige und parzellierte Struktur der Umgebung zu erhalten.

Zum *Falkenried-Quartier* lässt sich ergänzen, dass die Aufteilung des Areals in einzelne Teilgebiete mit anschließendem Weiterverkauf an verschiedene Investoren, für die Vielfalt und Qualität des gesamten Quartiers, wichtig war. Wie das Beispiel *Tiergarten Dreieck* gezeigt hat, muss dies jedoch kein typisches Vorgehen eines Investors sein, denn z.B. der Developer des *Tiergarten Dreiecks* hätte gerne zusätzlich das Nachbarareal der nordischen Botschaften mitentwickelt.

Zusammenfassend lässt sich konstatieren, dass alle Projektideen und Nutzungskonzepte, aufgrund des Erfolges eines jeden Fallbeispiels, als äußerst nachhaltig erachtet werden können. Die Nachhaltigkeit – in jeglicher Beziehung – ist auf eine überaus durchdachte und intensivste Beschäftigung mit dem jeweiligen zu entwickelnden Quartier zurückzuführen. Als wirklich visionär wird jedoch keine der Projektideen und keines der Nutzungskonzepte erachtet. Vielmehr sind die erfolgreichen Projektideen und Nutzungskonzepte auf intensives Nachdenken über die jeweiligen Sachverhalte zurückzuführen; mehr noch und entscheidend erscheint die Tatsache, dass hierdurch die sieben Teilziele besonders gut verwirklicht werden konnten.

*Wie verliefen Machbarkeitsstudien oder Projektstudien?*

Erst durch eine ausführliche Analyse des Bestandes wurden die Planer des *Zeppelin Carrés* offen für eine Sanierung und insbesondere einen Teilerhalt wertvoller Bausubstanz. Die ausführliche Bestandsanalyse ist somit ein wesentlicher Grund, weshalb nur sehr wenige Gebäude(teile) abgerissen wurden. Ebenfalls befassten sich die Planer ausführlich mit den möglichen späteren Auswirkungen des Quartiers auf die Umgebung. Durch diese durchgeführten Analysen konnten die Architekten den Investor des *Zeppelin Carrés* überzeugen, deutlich mehr als ursprünglich geplant zu investieren. Wie die Untersuchungen dieses Fallbeispiels gezeigt haben, hat insbesondere dies zu einer hohen qualitätsvollen Wirkung beigetragen. Es bleibt jedoch anzunehmen, dass der wirtschaftliche Erfolg bzw. die Rendite des Investors durch eben diese Maßnahmen geschmälert wurde.

Im Falle des *Tiergarten Dreiecks* hatte sich der Developer schon zehn Jahre vor der Entwicklung des Quartiers mit dem Grundstück auseinandergesetzt, denn von 1985 bis 1986 war es bereits in seinem Eigentum und etwa Ende der 1980er Jahre folgten Überlegungen einer Bebauung eines Teilbereichs. Da erst im Jahre 1995 die endgültige Entwicklung des *Tiergarten Dreiecks* folgte, konnte der Developer eine entsprechende Projektentwicklung ausgiebig untersuchen. Bei den wenigsten Projektentwicklungen besteht diese Möglichkeit, ebenso versuchen die meisten Projektentwickler, aufgrund monetärer Aspekte, die erworbenen Grundstücke so schnell wie möglich zu bebauen bzw. zu verkaufen. Im Zuge des Wettbewerbsverfahrens konnten weitere Analysen unternommen werden, sodass bspw. die ursprünglichen historischen Nutzungsstrukturen im *Tiergartenviertel* aufgegriffen wurden. Diese vorteilhafte Zeitspanne war mit ausschlaggebend für den Erfolg des Quartiers.

Wie der Auslobungstext zum Wettbewerb des *Falkenried-Quartiers* belegt, hat sich der Developer im Vorfeld ebenfalls intensiv mit der geplanten Entwicklung seines Quartiers beschäftigt. Der umfassende Auslobungstext lässt hierzu gute Rückschlüsse auf relativ umfangreiche Voruntersuchungen zu. Dabei war es ein erklärtes Ziel den Auslobungstext bewusst sehr offen zu halten, um abweichenden Ideen eine Chance zu geben. Eine äußerst intensive Analyse und Bestandsaufnahme des Areals erfolgte durch den Gewinner des Wettbewerbes, mit der Absicht, so viel Bestand wie möglich zu erhalten. Wie die Analyse gezeigt hat, war diese Herangehensweise, im Vergleich zu den anderen Wettbewerbsteilnehmern, nicht selbstverständlich und wird daher als ein entscheidender Beitrag für den Erfolg dieses Fallbeispiels erachtet.

Die durchgeführten Analysen zur Entwicklung der *Fünf Höfe* können ebenfalls als außerordentlich umfangreich bezeichnet werden. Durch die Auseinandersetzung mit ökonomischen und städtebaulichen Referenzen erfolgreicher Projekte konnten Erkenntnisse gewonnen werden, die als Grundlage zur Entwicklung des Konzeptes dienten. Hervorzuheben ist, dass diese zeitintensive Auseinandersetzung, verbunden mit aufwendigen Reisetätigkeiten, in der Projektentwicklung jedoch nicht die Regel ist. Wie beim *Tiergarten Dreieck* und dem *Falkenried-Quartier* haben die anschließenden und sehr gründlich vorbereiteten Wettbewerbe viel Klarheit, weitere Erkenntnisse und Planungssicherheit gebracht.

*Wie wurde eine besondere Atmosphäre geschaffen?*

Die Fallbeispiele *Zeppelin Carré*, *Falkenried-Quartier* und *Fünf Höfe* verdeutlichen, wie sehr die (Teil-) Erhaltung alter bzw. historischer Bausubstanz zur Bildung einer besonderen Atmosphäre beigetragen kann. Gerade das Beispiel *Zeppelin Carré* zeichnet sich durch keinen radikalen Abriss aus, wie er häufig jahrzehntelang zuvor in Stuttgart betrieben wurde. Dabei hatte das erste Architekturbüro einen weitgehenden Abriss des Bestandes geplant und kam nicht aus dem Stuttgarter Raum. Die Ortsansässigkeit der letztendlich ausführenden Architekten war sicherlich für den Erfolg dieses Fallbeispiels mit ausschlaggebend, denn mit dem Verständnis für den „eigenen" Bestand, wurde ein Quartier mit einer besonderen Atmosphäre geschaffen. Das Fallbeispiel *Falkenried-Quartier* zeigt jedoch, dass gleichwohl nicht einheimische Architekten einen behutsamen Umgang mit historischen Beständen vollziehen können. Und dies bei einer großen Offenheit in der ersten Phase des Wettbewerbs, der sich dadurch auszeichnete, dass es keine Vorgaben zur Bestandserhaltung gab. Am wichtigsten erscheint jedoch, wie intensiv sich die Architekten der beiden zuvor genannten Fallbeispiele sowohl mit der Historie des jeweiligen Ortes als auch mit den Gegebenheiten der Städte befasst haben, denn dies war bei beiden Fallbeispielen ein wesentlicher Schritt zum Erfolg.

Ferner führte die Entscheidung des (Teil-) Erhalts der historischen Bausubstanz, bei den Fallbeispielen *Zeppelin Carré*, *Falkenried-Quartier* und *Fünf Höfe* zur Bewahrung des jeweiligen „Genius Loci". Für die Bildung der besonderen Atmosphären ist neben dem Erhalt historischer Bausubstanz jedoch auch die jeweilige Nutzung und Bespielung der Quartiere entscheidend. Hierzu sind bspw. die unterschiedlich nutzbaren Höfe und Teilgebiete in den Fallbeispielen zu nennen.

Aufgrund der klaren Vorgaben des städtebaulichen Konzeptes des *Tiergarten Dreiecks* konnten sich die Handschriften der zahlreichen renommierten Architekten sehr gut in das Gesamtkonzept einfügen. Diese Vielzahl der Architekturbüros, die während des Realisierungsworkshops mit der Umsetzung des städtebaulichen Konzeptes und anschließend mit den Entwürfen der einzelnen Gebäude betraut waren, hat zur Bildung der besonderen Atmosphäre im *Tiergarten Dreieck* geführt.

*Gab es Quersubventionierungen die zur Vielfalt der Quartiere beitrugen? Haben sich die Entwickler des Instruments einer Zwischennutzung bedient und haben diese den erhofften Aufschwung gebracht?*

Eine Subkultur oder ein kreatives Milieu konnte in keinem der Fallbeispiele angetroffen werden. Im *Tiergarten Dreieck* wurde zwar ein Sportclub subventioniert, dieser Mehrwert für das Quartier ist aber in keiner Weise mit dem einer Subkultur oder einem kreativen Milieu zu vergleichen. Da die meisten kreativen Nutzer auf günstige Mieten angewiesen sind, ist in der Regel für den Investor eine Quersubventionierung, durch „hochpreisige" Flächen, notwendig. Quersubventionierungen, vergleichbare Zwischennutzungen oder eine entsprechende öffentliche Förderung gab es ebenfalls in keinem der Fallbeispiele. Es stellt sich heraus, dass das Verhalten der vier Developer als branchentypisch bezeichnet werden kann. Dem wäre hinzuzufügen, dass keines der Quartiere durch eine städtische Entwicklungsgesellschaft – die ggf. eher bereit sind, günstige Flächen anzubieten – entwickelt wurde.

Erwähnenswert erscheint jedoch die Bereitschaft des Investors des *Zeppelin Carrés* auf vermietbare Fläche zu verzichten und stattdessen das Quartier durch eine weitgehende Entkernung der Erdgeschosszonen zu öffnen. Dies war für das *Zeppelin Carré* einer der wesentlichen und entscheidenden Schritte in Richtung Erfolg.

*Gab es Gewerbetreibende die als „Pioniere" und „Anker" zur Belebung der Quartiere beitrugen oder dies immer noch tun?*

In keinem der Fallbeispiele haben sogenannte „Pioniere" unter den Gewerbetreibenden zur Belebung beigetragen. Ankermieter, die gewisse Synergieeffekte mit sich gebracht haben, hat es jedoch in jedem Fallbeispiel gegeben. Im *Zeppelin Carré* haben zwei Großmieter aus dem Finanzbereich für eine gewisse Aufbruchsstimmung gesorgt. Im *Tiergarten Dreieck* sind die CDU-Bundesgeschäftsstelle, die Niederlassung einer Großbank sowie die Mexikanische Botschaft zu nennen. Für das *Falkenried-Quartier* kann die Anmietung der *Halle E* durch den Fernsehsender RTL genannt werden. Bei den *Fünf Höfen* gab es verschiedene Ankermieter wie bspw. die *Hypo-Vereinsbank* oder die Kunsthalle. Jedoch sind für den Erfolg eines jeden anderen Projektes solche Ankermieter ebenfalls unentbehrlich und daher keine außergewöhnliche Besonderheit.

*Eine Anhandgabe des Grundstücks oder eine Rücktrittsoption vom Grundstückskaufvertrag können zu einer erheblich besseren Planungssicherheit beitragen. Hierbei gilt es zu klären, ob und auf welchem Wege die Entwickler diese Optionen wahrgenommen haben.*

Die Grundstücke des *Zeppelin Carrés* und der *Fünf Höfe* befanden sich bereits lange vor Beginn der jeweiligen Projektentwicklung im Besitz der Investoren. Bei den anderen beiden Fallbeispielen hat es keine Anhandgabe oder eine Rücktrittsoption vom Grundstückskaufvertrag gegeben. Inwieweit diese zwei Instrumente zu einer höheren Planungssicherheit beitrugen, konnte im Rahmen dieser Arbeit daher nicht untersucht werden. Dessen ungeachtet wird eine Grundstücksanhandgabe grundsätzlich als ein äußerst sinnvolles Planungsinstrument erachtet.

*Wie intensiv waren die Dialoge oder die Beteiligungen mit und von Politik, Anliegern und potentiellen Nutzern?*

Es hat sich herausgestellt, dass bei allen Fallbeispielen die Einbindung der Politik und der Bevölkerung intensiv war und dies weitestgehend durch externe Projektbeteiligte professionell organisiert wurde. Im Fall des *Zeppelin Carrés* war sich der Investor über die Eingriffe in die bestehende Substanz der Stuttgarter Innenstadt bewusst. Daher ließ er eine relativ anspruchsvolle Marketingkampagne durchführen und hat damit, obschon der Veränderung des altbekannten Erscheinungsbildes, keine Verunsicherung in der Öffentlichkeit hervorgerufen, sondern von vielen Seiten öffentlichen Zuspruch erhalten. Ebenfalls zielführend war die ähnlich aufwendige Öffentlichkeits- und Überzeugungsarbeit bei der Entwicklung des *Falkenried-Quartiers*. Zahlreiche Veranstaltungen wurden auf dem Areal oder direkt in den Bestandshallen erfolgreich organisiert. Für die Entwicklung der *Fünf Höfe* konnte das öffentliche Vertrauen und das der Nachbarn, Mieter und Interessensverbände etc. ebenfalls mit Hilfe einer außergewöhnlichen Informations- und Aufklärungskampagne, die über 200 gezielte Veranstaltungen beinhaltete, gewonnen werden. Des Weiteren konnte mit Hilfe des Info-Turms in der Nachbarschaft, die allgemeine Bevölkerung und die Presse dauerhaft über den Verlauf des Bauvorhabens informiert werden.

Im Vergleich zu den drei zuvor genannten Fallbeispielen war die Öffentlichkeitsarbeit während der Entwicklung des *Tiergarten Dreiecks* nicht ganz so stark ausgeprägt. Vermutet wird, dass dies, aufgrund der innenstadtnahen, aber nicht unmittelbaren Lage in der Innenstadt, nicht zwingend notwendig war. Der politische Dialog war dafür umso intensiver; der durchgeführte Realisierungsworkshop sowie seine Ergebnisse trugen dazu bei, dass das Quartier die volle politische Unterstützung erfuhr. In Anbetracht der Vielzahl an diplomatischen, politischen und wirtschaftlichen Nutzern bleibt jedoch anzunehmen, dass allein dies für eine hohe politische Unterstützung sorgte.

Weiterhin ist zu erkennen, dass ein Developer bei einer Quartiersentwicklung häufig, im Gegensatz zur Einzelentwicklung, nicht nur mit professionellen Akteuren (Juristen, Bankiers, Büromieter, Bauunternehmer etc.) zu tun hat, sondern auch mit Anwohnern sowie einem gesamten Querschnitt der Bevölkerung. Lautstarke Minderheiten können dabei eine prägnante Meinung vertreten. Wichtig erscheint daher eine entsprechende Kommunikation, die nicht nur auf die professionellen Akteure ausgerichtet ist. Genau diese Vorgehensweise erfolgte bei der Entwicklung aller vier Fallbeispiele. Für die Akzeptanz, als wichtiges Teilziel eines jeden Quartiers, war dies ein entscheidender Beitrag zum Erfolg.

*Gab es Architektenwettbewerbe?*

Abgesehen vom *Zeppelin Carré* wurden bei den übrigen Fallbeispielen Architektenwettbewerbe durchgeführt. Beim *Tiergarten Dreieck* und *Falkenried-Quartier* wurden vor den Architektenwettbewerben städtebauliche Wettbewerbe organisiert. Wie relevant diese Wettbewerbe für den Erfolg der Fallbeispiele waren, wurde zuvor ausführlich beschrieben. Einen Entwurf vom „Hausarchitekten" des Projektentwicklers hat es in keinem der Fallbeispiele gegeben. Aufgrund einer häufig sehr optimierten Personalstruktur der meisten Developer ist die Vergabe der Architektenleistungen an Externe im Allgemeinen die Regel.

*Einsatz und Wirkung eines städtebaulichen Modells im Planungsprozess.*

Bei allen Fallbeispielen kamen städtebauliche Modelle (professionelle sowie einfache Arbeitsmodelle) zum Einsatz, die aufgrund ihrer plastischen Wirkung und einer möglichen Änderung des Betrachtungswinkels für den jeweiligen Planungsprozess wichtig waren.

*Wurde bei jedem Fallbeispiel bis ins Detail geplant oder wurde einiges dem Zufall überlassen? Wenn ja, hat eine teilweise zufällige Entwicklung zu einem erfolgreichen Quartier beigetragen?*

Die Planung aller vier Fallbeispiele erfolgte bis ins Detail. Die Planungstiefe kann daher bei jedem Quartier als sehr hoch bezeichnet werden. Eine bewusste Offenheit im Planungsprozess gab es folglich bei keinem Fallbeispiel. Ob eine teilweise bewusste zufällige Entwicklung zu einem erfolgreichen Quartier führt, kann daher nicht beantwortet werden. Aufgrund der untersuchten Fallbeispiele wird jedoch vermutet, dass eine sehr gründliche und bis ins kleinste Detail durchdachte Planung am erfolgversprechendsten erscheint. Diese Vermutung lässt sich, wie weiter oben beschrieben, ebenfalls durch die sehr gut ausgearbeiteten Projektideen und Nutzungskonzepte der untersuchten Fallbeispiele festigen. Anzunehmen bleibt, dass zwar eine gewisse Offenheit in der Planung unter gewissen Umständen für den Projekterfolg ausschlaggebend sein kann, die meisten finanzierenden Banken aber eine höchst mögliche Sicherheit in Form eines vollendeten Planungskonzeptes fordern und daher auch in Zukunft nur bis ins Detail ausgearbeitete Projektentwicklungen finanziert und damit realisiert werden.

*Ging der Planungsprozess über einen relativ langen Zeitraum, so kam es vielleicht zu Änderungswünschen oder gar zum Absprung mehrerer Interessenten. Ob und wie auf diese neue Situation reagiert wurde, gilt es zu eruieren.*

Der Planungsprozess ging zwar bei allen Fallbeispielen über einen relativ langen Zeitraum, eine wirklich erhebliche Änderung hat es jedoch nur in der Entwicklung der *Fünf Höfe* gegeben. Mit der Fusion der beiden Bankhäuser entstand nicht nur aus zwei parallel laufenden Projekten ein gemeinsames, sondern die Rahmenbedingungen änderten sich ebenfalls stark. Auf diese Änderungen wurde mit einem neuen Konzept reagiert, sodass eine Mischung aus kommerzieller Nutzung, Büro, Kultur und Wohnen entstand. Aber nicht nur die Nutzung änderte sich mit dem neuen Konzept. Der weitgehende Erhalt der Bestandsfassaden war ebenfalls eine entscheidende Änderung, die wesentlich zum Erfolg des Quartiers beitrug. Erwähnenswert erscheint, dass es in der Regel nur zu solchen umfangreichen Änderungen kommt, wenn ein Developer sein Projekt in einem relativ frühen Stadium an einen Konkurrenten verkauft und dieser dann die entsprechenden Veränderungen vornimmt.

*Wie wurde mit der Geschichte der einzelnen Standorte umgegangen? Wie war es um das jeweilige historische Erbe bestellt? Wurden ggf. bewusst alte Gebäude erhalten oder ist der Erhalt ausschließlich auf Auflagen des Denkmalschutzes zurückzuführen?*

Bei der Entwicklung des *Zeppelin Carrés* gab es eine sehr bewusste Entscheidung für den Erhalt der vorhandenen Bausubstanz. Diese Entscheidung ist jedoch nicht auf Auflagen des Denkmalschutzes zurückzuführen, sie entwickelte sich sogar erst im Laufe der Zeit. Denn erst durch eine intensive Beschäftigung mit historischen Plänen sowie der allgemeinen Geschichte des Ortes, wurde durch die beauftragten Architekten erkannt, welche besonderen städtebaulichen Qualitäten die Bestandsbauten bargen.

Da das *Tiergarten Dreieck* auf einer Brache entwickelt wurde, konnten folglich keine historischen Bauten erhalten werden. Die bewusste und intensive Auseinandersetzung mit der Historie des Ortes spiegelt sich dennoch besonders im Nutzungskonzept wider und war für den Erfolg des Quartiers durchaus entscheidend. Dem Developer ist es gelungen, trotz oder gerade wegen der Neubebauung, dem Ort seine historische Bedeutung wiederzugeben. Hierzu wurden sowohl ursprüngliche Nutzungsstrukturen als auch die vorherrschende bauliche Art aufgegriffen. Dadurch konnte der „Genius Loci" zumindest im Ansatz wieder hergestellt werden.

Der mögliche Teilerhalt der historischen Hallen auf dem Areal des späteren *Falkenried-Quartiers* war nicht nur ein wichtiges Anliegen des Denkmalschutzes, sondern eine essentielle Entscheidung in der Entwicklung des Quartiers. Erst der Teilerhalt bzw. die Integration des Bestandes in das neue Konzept waren neben weiteren Gegebenheiten entscheidend für den Erfolg dieses Fallbeispiels. Wie gefragt die umgebauten Gebäude heute sind, lässt sich bspw. gut an den historischen Wagenhallen, die zu begehrten *Townhouses* umgebaut wurden, verdeutlichen. Diesbezüglich ist nochmals zu erwähnen, dass die Investorenseite anfänglich mit dem Vorschlag eines Umbaus der Wagenhallen in Reihenhausmodule nicht zufrieden war. Da der Denkmalschutz jedoch sehr hinter dieser Idee stand, wurde letztendlich der Umbau realisiert.

Ein enger Bezug zur Geschichte des Ortes ist ebenfalls bei den *Fünf Höfen* spürbar. Nicht nur die Namen der einzelnen Höfe und Passagen gehen auf historisch bedeutsame Persönlichkeiten bzw. historische Gebäude und Plätze zurück, sondern auch stadtbildtypische Elemente, wie die fußläufige Erschließung durch das Passagen- und Hofsystem ist typisch für die Münchener Innenstadt. Ein weiterer Erhalt der Historie folgte jedoch erst im weiteren Verlauf der Planung. Aufgrund der stark geänderten Rahmenbedingungen, des Widerstandes beim Denkmalschutz sowie teilweise in der Bevölkerung, sah das letztendlich realisierte Konzept – anstelle des ursprünglich geplanten radikalen Abrisses der Altbausubstanz – einen sehr weitgehenden Erhalt des Bestandes vor. Darüber hinaus war die Bewahrung der kleinteiligen und parzellierten Struktur der Münchener Altstadt mit ausschlaggebend für den Erfolg des Quartiers. Wie bei der Entwicklung des *Tiergarten Dreiecks* und des *Falkenried-Quartiers* wurden auch bei den *Fünf Höfen* bewusst die einzelnen Häuser des Areals durch verschiedene Architekten überarbeit bzw. entworfen.

Grundsätzlich lässt sich konstatieren, dass die Entscheidung zur Erhaltung alter Bausubstanz bzw. eine intensive Auseinandersetzung mit der Historie des Ortes, wesentlich mit zum Erfolg aller Fallbeispiele geführt hat.

## 4.4 Kommunale Vorgaben und Kooperation

*Wie restriktiv waren die kommunalen Vorgaben und welche Spielräume wurden den Projektentwicklern eingeräumt? Inwiefern konnten eigene Interessen durchgesetzt werden oder fand eine Entwicklung streng nach städtischen Vorgaben statt? War die Bauleitplanung sogar investorenfreundlich? Oder wurden im Rahmen der Baugenehmigungen von beiden Seiten Zugeständnisse gemacht, sodass Win-Win-Situationen entstanden?*

Aufgrund des stark verkommenen Areals war die Stadt Stuttgart mit den umfangreichen Sanierungs- und Baumaßnahmen des *Zeppelin Carrés* sehr zufrieden. Dementsprechend investorenfreundlich war die Bauleitplanung. Die kommunale Seite erhielt einen aufgewerteten nutzungsgemischten Stadtraum in bekannter Lage direkt am Stuttgarter Hauptbahnhof und der damalige Investor profitierte von einer deutlich hochpreisigeren Vermarktung als zuvor.

Bereits mit den vorausgegangenen Ideen zur Nutzung (*WTC-Berlin* und Kammergericht) des *Tiergarten Dreiecks* hatte die Stadt Berlin erkannt, dass es sich um eine der begehrtesten Liegenschaften in der Stadt handelt. Daher wurde das Areal mit der hervorgehobenen städtebaulichen Nutzung bebaut und im Vergleich zu den beiden vorausgegangenen Konzepten sogar um den für den Erfolg essentiellen Baustein Nutzungsmischung erweitert. Wie sehr Gemeinwohl vor Eigenwohl steht, verdeutlichen die restriktiven Vorgaben der Stadt, denn das Nachbargrundstück der nordischen Botschaften musste der Investor an die Stadt verkaufen. Im Gegenzug wurde dem Investor – als besagter wesentlicher Beitrag zur Nutzungsmischung – der Bau der Wohngebäude genehmigt. Weitere kommunale Vorgaben wurden durch den städtebaulichen Vertrag erwirkt. Der Projektentwickler konnte im Zuge dessen jedoch auch für ihn sehr wichtige Planungswünsche durchsetzen, wobei beide Seiten zu Kompromissen bereit waren.

Bei der Entwicklung des *Falkenried-Quartiers* flossen bereits kommunale Vorgaben in die Ausschreibungsunterlagen zum städtebaulichen und hochbaulichen Wettbewerb. Eine Verpflichtung zur Durchführung dieses internationalen Wettbewerbs war bereits Bestandteil der Investorenausschreibung beim Kauf des Grundstückes. Jedoch hatte die Stadt, abgesehen von dem Anspruch eine gute städtebauliche und architektonische Qualität zu erlangen, keine starken restriktiven Vorgaben, wie bspw. eine Begrenzung der GFZ, gemacht. Ausnahme blieb jedoch die Reduzierung der Geschosse des Wohn- und Büroturms. Mit dem teilweisen Erhalt der Bestandsgebäude war sowohl der Denkmalschutz als auch der Investor sehr zufrieden. Die Anerkennung der Bestandsgebäude als Denkmale erlaubte den Käufern der Wohnungen besondere Abschreibungsmöglichkeiten, durch die der Investor vermutlich höhere Kaufpreise durchsetzen konnten.

In Grundsatzbeschluss zu den *Fünf Höfen* flossen die wesentlichen Vorgaben der Stadt (u.a. auch die der Nutzungsmischung) mit ein. Erwähnenswert ist jedoch, dass der Grundsatzbeschluss auf der Grundlage der Ergebnisse, die der Investor in seinen Voruntersuchungen gewonnen hatte, festgesetzt wurde. Daher kann angenommen werden, dass dies dem Investor eine nicht unerhebliche Einflussnahme bzw. eine gewisse „Lenkung" in die für ihn geeignete Richtung des Grundsatzbeschlusses ermöglichte. Neben der kommunalen Vorgabe, nur kleinteiligen Einzelhandel zu realisieren, mündete die ursprüngliche Forderung der Stadt – nach gänzlich offenen Höfen – in einem Kompromiss, sodass nur ein (wesentlicher) Teil der Höfe ohne Dächer realisiert wurde.

Zusammenfassend ist festzustellen, dass vornehmlich in weniger guten Lagen, die planerischen Vorgaben seitens der Kommunen einen gewissen Platz für „Spielräume" bieten müssen, ansonsten kann es sein, dass auf vielen Grundstücken nur sehr zögerlich bis gar nicht investiert wird. Um ein erfolgreiches Quartier zu realisieren, sollte einem Developer die Freiheit gelassen werden, gewisse „Stellschrauben" bedienen zu können. Diese „Stellschrauben" bzw. Vorgaben können im Rahmen einer Baugenehmigung bspw. ein bindendes, vorgegebenes Mischungsverhältnis der jeweiligen Nutzungsarten oder eine zwingende Begrenzung des Maßes der baulichen Nutzung (GRZ und GFZ) sein. Ein gewisses „Entgegenkommen" im Rahmen der Bauleitplanung seitens der Kommune, hätte zur Folge, dass sich für sehr „schwierige" zu entwickelnde Areale, leichter Investoren fänden, die die mit einer besagten schlechten Lage verbundenen Risiken, auf sich nehmen würden. Die Korrelation zwischen den in erster Linie wirtschaftlichen Interessen des Developers und den allgemeinen öffentlichen Belangen ist dabei wesentlich.

*War der Nutzungsmix eine kommunale Vorgabe oder war er explizit von Investorenseite gewollt?*

Eine generelle horizontale Nutzungsmischung aus Wohnungen, Büro- und Gewerbeflächen war zum Zeitpunkt der Entwicklung des *Zeppelin Carrés* noch kein Thema in Stuttgart. Jedoch war bereits durch den Erhalt der Bestandsbauten eine gewisse Struktur einer Nutzungsmischung vorgegeben. Der Nutzungsmix war somit keine städtische Vorgabe, sondern gewissermaßen den bestehenden Strukturen geschuldet.

Wie oben beschrieben bestand im Falle des *Tiergarten Dreiecks* ein großes öffentliches Interesse für eine „Hauptstadt relevante Nutzung". Der Nutzungsmix war eine kommunale Vorgabe, die vom Investor begrüßt wurde. Nur an der öffentlichen Zugänglichkeit des „Pocket-Parks" hatte der Investor im Gegensatz zu der Stadt kein besonderes Interesse.

Im Falle der *Fünf Höfe* war der Nutzungsmix, bezogen auf den Wohnanteil, ebenfalls eine kommunale Vorgabe. Diese Forderung hat den Bauherrn anfänglich massiv gestört. Dabei ist die Stadt dem Investor sehr entgegengekommen, indem sie die Kunsthalle mit anrechnete. Wichtig erscheint jedoch der Umstand, dass der Investor diese kommunale Forderung später sehr begrüßte, denn die Wohnungen wurden auffallend stark nachgefragt.

Der Auslobungstext zum städtebaulichen Wettbewerb des *Falkenried-Quartiers* enthielt Angaben zur Nutzungsmischung; dementsprechend gestaltete sich der Siegerentwurf. Aber dieser Entwurf wurde besonders durch den Investor in Richtung Nutzungsmischung verstärkt. Die bestehende Mischung ist daher in erster Linie nicht auf kommunale Vorgaben sondern auf die Initiative des Investors zurückzuführen. Wobei der Grund weitestgehend auf wirtschaftliche Belange zurückzuführen ist, da der Wohnungsmarkt ein zu großes Angebot vermutlich nicht verkraftet hätte.

*Wie war es um die allgemeine Zusammenarbeit mit dem Stadtplanungsamt, der Baubehörde, Denkmalamt etc. bestellt?*

In allen Fallbeispielen gab es eine gute und kooperative Zusammenarbeit mit den kommunalen Vertretern. Besonders ausgeprägt war sie bei der Entwicklung des *Tiergarten Dreiecks*, des *Falkenried-Quartiers* und den *Fünf Höfen*. Beim *Falkenried-Quartier* war bspw. die Präsenz des Oberbaudirektors sehr intensiv. Dabei verlief die Zusammenarbeit zwischen den Gewinnern des Wettbewerbs und dem Oberbaudirektor reibungslos. Im Fall der *Fünf Höfe* gab es zwar eine Ausnahme (die *Fünfte Fassade*) aber insbesondere durch regelmäßige Besprechungen zwischen Stadt und Bauherr konnten alle Probleme schnell gelöst werden.

Die Analyse hat gezeigt, dass neben einer lokalen Verwurzelung des Developers und einem häufig daraus resultierenden allgemeinen guten Netzwerk zu bspw. Nutzern und Fachplanern, ein guter Kontakt aller Akteure in die jeweiligen Behörden, eine weitere wesentliche Ursache für eine erfolgreiche Quartiersentwicklung ist.

*Fand die für nutzungsgemischte Projekte so wichtige dauerhafte politische Unterstützung statt?*

Das *Zeppelin Carré* war seinerzeit eines der bedeutendsten innerstädtischen Projekte der Stadt. Die Entwicklungsmaßnahmen erfuhren daher, auch aufgrund der Aufwertung des städtischen Raums, eine dauerhafte politische Unterstützung.

Der durchgeführte Realisierungsworkshop des *Tiergarten Dreiecks* trug dazu bei, dass das Projekt die volle fachliche und politische Unterstützung des Berliner Senats erfuhr. Wie stark die Stadt von dem städtebaulichen Konzept überzeugt war, verdeutlicht die Fortschreibung der städtebaulichen Leitidee im Sinne einer „kritischen Rekonstruktion" des Ortes anhand der Entwicklungen im benachbarten *Köbis Dreieck*.

Von Projektbeteiligten des *Falkenried-Quartiers* wird die sehr enge und gute Zusammenarbeit mit der kommunalen Seite gelobt. Dabei wird die dauerhafte Unterstützung durch die Politik auf eine gute Kommunikation zurückgeführt. Ähnlich verhält es sich mit den *Fünf Höfen*, denn nachdem ein Kompromiss über die Überdachung der Höfe gefunden wurde und der Wettbewerb begonnen hatte, erfuhr das Projekt ebenfalls eine dauerhafte politische Unterstützung.

Zusammenfassend lässt sich formulieren, dass alle Fallbeispiele eine starke politische Unterstützung genossen, die ebenfalls für alle Quartiere, insbesondere für ihre Nutzungsmischung, gleichermaßen wichtig war.

*Ist das Quartier auf einem vormals städtischen Grundstück realisiert worden, so ist die Art der Grundstücksvergabe von Bedeutung. Wurde das Grundstück nach dem bestem Nutzungskonzept vergeben, so ist im Gegensatz zum Grundstücksverkauf nach dem Höchstgebotsverfahren anzunehmen, dass der Projektentwickler somit nicht gezwungen war, die möglichst profitreichste Bebauung bzw. Nutzung zu wählen.*

Nur das *Falkenried-Quartier* wurde auf einem vormals städtischen Grundstück entwickelt. Trotz der Grundstücksvergabe nach dem Höchstgebotsverfahren ist ein qualitativ hochwertiges nutzungsgemischtes Quartier entstanden. Wobei es ursprünglich ein weit aus höheres Kaufangebot eines anderen Investors gegeben hatte. Durch die zwei Phasen des städtebaulichen und hochbaulichen Wettbewerbs hat die Stadt jedoch auf die Bebauung und Nutzung des Quartiers einen gewissen Einfluss genommen.

Inwieweit dem ersten Investor ebenfalls eine erfolgreiche Entwicklung gelungen wäre lässt sich nicht beantworten. Aufgrund der Bereitschaft dieses Investors zur Zahlung eines extrem hohen Kaufpreises, kann jedoch angenommen werden, dass jegliche Entwicklungsmaßnahmen bereits an einer fehlenden Fremdfinanzierung gescheitert wären. Es bleibt anzunehmen, dass der erste Investor vom Kauf zurücktreten musste, weil die Überprüfung seiner Kalkulation nicht den Kriterien finanzierender Kreditinstitute standhielt.

## 4.5 Kompetenz und Managementkonzept des Projektentwicklers

*Wodurch sind die (visionären) Projektideen entstanden? Gab es spezielle Methoden in der Generierung der Projektideen? Wie konnten die geeigneten Nutzungskonzepte entwickelt werden? Welche Entscheidungsparameter lagen den Realisierungen zugrunde?*

Besonders auffällig ist, dass zu Beginn der Entwicklung des *Zeppelin Carrés* der Investor ein nur sehr rudimentäres Grundgerüst einer Projektidee hatte. Das endgültige Konzept wurde durch externe Architekten entwickelt. Die hohe Motivation mit der die Architekten die Planung des *Zeppelin Carrés* vorantrieben wird u. a. in der auskömmlichen Vergütung ihrer Leistungen gesehen, denn eine hohe Vergütung ist in der Praxis sehr ungewöhnlich. Ebenfalls außergewöhnlich ist die Weiterentwicklung und Verfeinerung des Konzeptes während der Bautätigkeit. Ein Großteil dieser relativ untypischen Vorgehensweise mag jedoch auf die Entwicklung im Bestand zurück geführt werden. Auch wenn idealerweise ein Konzept bereits lange vor Beginn der Bautätigkeiten ausformuliert sein sollte, war diese sukzessive Konzeptentwicklung für dieses Fallbeispiel genau richtig. Dies lässt sich darin begründen, dass es sich um ein Quartier handelte, welches mehrfach überbaut sowie durch zahlreiche Um- und Anbauten aus verschiedenen Jahrzehnten geprägt war. Erst der partielle Rückbau der nachträglichen Anbauten ermöglichte einen Blick auf die ursprünglichen Fassaden. Durch diese Maßnahmen konnten die Grundlagen, die für ein erfolgreiches Konzept notwendig sind, geklärt werden. Neben einer intensiven Beschäftigung mit den Bestandsgebäuden war ebenfalls das gründliche Studium der historischen Pläne für den Erfolg ausschlaggebend. Ein zu Beginn der Baumaßnahmen rund um fertig entwickeltes Konzept wäre bei dieser Entwicklung fatal gewesen. Bemerkenswert ist die Tatsache, dass der Investor sehr offen für Vorschläge externer Fachplaner war. Die Offenheit und die generelle Bereitschaft des Investors, die Konzeptentwicklung – als einen wesentlichen Teil einer Projektentwicklung – durch externe Architekten entwickeln zu lassen, war ein entscheidender Schritt für den Erfolg des *Zeppelin Carrés*.

Ähnliches gilt für das Fallbeispiel *Tiergarten Dreieck*, auch hier hat ein rechtzeitiges „Loslassen" des Investors von seinem ursprünglich beschlossenen Konzept zu einem letztendlich erfolgreichen Quartier geführt. Die grundsätzliche und insbesondere rechtzeitige Bereitschaft eines Investors, die eigenen Konzepte aufzugeben und durch völlig neue Ideen zu ersetzen, bildet daher einen weiteren wichtigen Baustein zur Planung eines erfolgreichen Quartiers. Aufgrund vorausgegangener Gespräche mit potentiellen Interessenten bzw. Nutzern des *Tiergarten Dreiecks* entwickelte der Developer letztendlich die Idee, ein Quartier mit einem diplomatischen und politischen Nutzungsschwerpunkt zu realisieren. Durch die einige Jahre zuvor errichtete *IBA-Wohnsiedlung Rauchstraße* in der unmittelbareren Nachbarschaft, war der Developer mit den Gegebenheiten und der Historie des *Tiergartenviertels* vertraut und konnte auf seine gesammelten Erfahrungen, insbesondere die kommunalen Gepflogenheiten mit dem damaligen *Bezirk Tiergarten*, zurückgreifen. Der Investor band alle wichtigen kommunalen Vertreter sehr früh in den Planungsprozess des *Tiergarten Dreiecks* ein. Diese Vorgehensweise verhalf ihm häufig zu schnellen kommunalen Genehmigungen. In sehr großen, vom Investor organisierten Planungsrunden nahmen alle Projektbeteiligten teil. Durch gezielten Informationsaustausch in diesen Runden konnte der Developer sehr schnell Planungssicherheit erlangen. Ferner kann angenommen werden, dass die gewonnenen Erkenntnisse, aus dem städtebaulichen Wettbewerb des IBA-Projektes, dem Developer allgemein bei der Planung und speziell beim Wettbewerb zum *Tiergarten Dreieck* hilfreich waren.

Innerhalb der Investorengemeinschaft des *Falkenried-Quartiers* gab es eine klare Aufgabenverteilung. Ein Partner war bspw. für die Konzeptentwicklung zuständig. Im Rahmen städtebaulicher Vorüberlegungen wurden verschiedene Varianten durchgespielt. Hierbei wurden Erkenntnisse gewonnen, die Aussagen darüber gaben, wie viel der historischen Bausubstanz, unter wirtschaftlichen Aspekten, erhalten werden kann. Um weitere Ideen für das neu zu entwickelnde Quartier zu erlangen, organisierte der Investor bereits ein Jahr vor dem zweistufigen Wettbewerb einen Workshop. Es stellte sich heraus, dass durch diese Vorgehensweise und die damit einhergehende weitere Auseinandersetzung mit dem Areal, die Idee eines nutzungsgemischten Quartiers entstand. Im anschließend verfassten Auslobungstext zum städtebaulichen Wettbewerb wurde die Grundlage des Konzeptes geschaffen, denn dieser Text enthielt die wesentlichen Angaben für das zu entwickelnde Quartier.

Die eigentliche Projektidee zur Entwicklung der *Fünf Höfe* kam erst mit der Fusion der beiden Bankhäuser. Die ersten Ideen der noch selbstständigen Banken entstanden unabhängig voneinander und sahen jeweils nur eine Nutzung der eigenen Grundstücke vor. Mit der Fusion der Bankhäuser wurden verschiedene Untersuchungen vorgenommen, deren Ergebnisse sowie Erkenntnisse, die der Wettbewerb mit sich brachte, waren wichtig für die weitere Planung. In einem internen Brainstorming mit Mitarbeitern aus beiden Bankhäusern wurde mit groben Entwurfsskizzen die Realisierung des Projektes untersucht sowie erste Versuche unternommen, die Kosten grob zu kalkulieren; dabei stellte sich heraus, dass das Ergebnis dieses Brainstormings die Projektidee zu den *Fünf Höfen* bildete. Zur weiteren Planung setzte sich der Investor sehr intensiv mit dem zu entwickelnden Quartier auseinander. Hierzu wurden ökonomische und städtebauliche Referenzbeispiele begutachtet. Mit Hilfe der durch die Begutachtungen gewonnenen Erkenntnisse entwickelte der Investor sein Konzept.

Abgesehen von den *Fünf Höfen* entstand bei allen anderen Fallbeispielen die Projektidee bzw. Konzeptentwicklung nicht ausschließlich durch internes Wissen des Developers, sondern in der Dynamik, die sich mit weiteren Projektbeteiligten ergab. Die Denkanstöße, Anregungen und Hinweise, die durch externe Projektbeteiligte gegeben werden können, werden daher als wesentlich für eine erfolgreiche Konzeptentwicklung erachtet. Eine weitere Zusammenschau des internen und externen Wissens folgt im nun folgenden Teil.

*Wurden hierbei auf interne Erfahrungen und Kenntnisse zurückgegriffen oder hat sich der Investor durch externe Dienstleister und Fachplaner beraten lassen?*

Bei der Betrachtung der Projektentwickler der vier Fallbeispiele wird deutlich, dass sie nicht als reine „Kapitalverwerter", unter dem häufig geläufigen Motto „Beton zu Geld", bezeichnet werden können. Es bleibt zwar anzunehmen, dass hohe Margen erzielt wurden; dies geschah aber vermutlich nur, weil eine professionelle Projektentwicklung betrieben wurde.

Wie zuvor erläutert, wurde der größte Teil des Konzeptes des *Zeppelin Carrés* durch externe Fachplaner entwickelt. Gleichzeitig gab es einen ständigen Informationsaustausch zwischen den Fachplanern und dem Investor. Der Developer zeichnete sich dabei besonders durch seine schnellen Entscheidungen aus. Die gute Zusammenarbeit zwischen Investor und Fachplanern trug zu einer hohen Motivation auf beiden Seiten bei und führte zu einer sprichwörtlichen Leidenschaft zum Projekt. Somit lässt sich ebenfalls die weitere Entwicklung konzeptioneller Ideen während des Realisierungsprozesses erklären.

Im Falle der Entwicklung des *Tiergarten Dreiecks* beauftragte der Developer, zur weiteren Ergründung der Historie des Ortes, externe Dienstleistungsunternehmen. Bei der weiteren Planung nutzte er abermals seine erworbenen Erfahrungen aus dem vorausgegangenen IBA-Projekt, denn auch beim *Tiergarten Dreieck* wurde jedes Gebäude von einem eigenen Architekten entworfen. Ziel des Developers war, durch die unterschiedlichen, aber aufeinander abgestimmten Handschriften der Architekten sowohl ein abwechslungsreiches als auch ein zusammenhängendes Quartier zu erlangen.

Die Investoren des *Falkenried-Quartiers* ließen sich teilweise sehr intensiv durch externe Dienstleister beraten. Bspw. der Dienstleister, der das Wettbewerbsverfahren organisierte, war für den Erfolg des Quartiers sehr wichtig. Durch ihn entstanden eine gute allgemeine Zusammenarbeit mit der Kommune sowie eine geeignete Grundlage zur Abstimmung des Bebauungsplanverfahrens.

Die Idee, das *Falkenried-Quartier* in sechs Teilgebiete zu segmentieren, stammt ebenfalls von diesem externen Dienstleister; die weitere Konkretisierung und Umsetzung übernahm das Architekturbüro, welches den städtebaulichen Wettbewerb für sich entschieden hatte. Die Einbindung externer Dienstleister ist in der Projektentwicklung nicht atypisch, insbesondere da viele Developer durch eine äußerst optimierte Personalstruktur geprägt sind. Entscheidend ist aber das Gespür für die Beauftragung des richtigen externen Spezialisten. Ferner haben die beschriebenen Erfahrungen mit dem Umgang historischer Industriegebäude eines Partners der Investorengemeinschaft sicherlich entscheidend zum Erfolg des *Falkenried-Quartiers* geführt. Ebenfalls ist anzunehmen, dass das interne Know-how der drei Banken als Partner der Investorengemeinschaft, einen weiteren wichtigen Beitrag zum Erfolg des Projektes beigetragen hat.

Aufgrund seiner Personalstärke konnte der Investor der *Fünf Höfe* viele Aufgaben intern lösen. Das Nutzungskonzept wurde bspw. ausschließlich durch internes Wissen entwickelt. Ähnlich wie beim *Zeppelin Carré* gab es bei den *Fünf Höfen* eine zentrale Persönlichkeit auf Investorenseite, der ebenfalls eine hohe Kompetenz zugesprochen wurde. Neben einer weitreichenden alleinigen Entscheidungsbefugnis sowie persönlichem Einsatz trugen die gute Kooperation und das hohe Vertrauen in die externen Projektbeteiligten in diesen beiden Fallbeispielen zum Erfolg bei.

Zusammenfassend lässt sich formulieren, dass eine umfangreiche und intensive Einbindung externer Dienstleister und Fachplaner, zu einer Erhöhung der Planungskosten führen wird, aber in der Gesamtheit dem Erfolg einer Quartiersentwicklung äußerst nützlich ist. Wie weiter oben angemerkt, ist eine professionelle Zusammenarbeit nicht nur zwischen den Fachplanern, sondern auch mit den genehmigenden Behörden, eine wesentliche Ursache für eine erfolgreiche Quartiersentwicklung. Dieses „Teamwork" sollte in gewisser Weise von Seiten des Developers – wie in den vier Fallbeispielen geschehen – bspw. durch Motivation und Information, erzeugt und gesteuert werden.

*Sind im Rahmen der Projektentwicklungen spezielle Standort- und Nutzungspotentiale gehoben worden, so soll aufgezeigt werden, wie diese Potentiale erstens erkannt und zweitens gehoben worden sind.*

Die Standort- und Nutzungspotentiale im *Zeppelin Carré* konnten durch die Kombination aus der Bereitschaft zu einer intensiven Auseinandersetzung mit dem Bestand sowie dem neu zu Entwickelndem, als auch durch ein gewisses Gespür für die passende Lösung, gehoben werden.

Beim *Tiergarten Dreieck* wurden die Standort- und Nutzungspotentiale einerseits durch die Erkenntnisse der vorausgegangenen Entwicklungstätigkeiten in der Nachbarschaft und andererseits durch die intensive Auseinandersetzung mit der besonderen Historie des *Tiergartenviertels* gehoben.

Im Zuge der Entwicklung des *Falkenried-Quartiers* wurden umfangreiche Voruntersuchungen auf Grundlage denkmalpflegerischer Aspekte vorgenommen. Des Weiteren wurden unterschiedliche Entwicklungsszenarien ausgewertet sowie Standort- und Marktanalysen erstellt. Diese vorbereitenden Maßnahmen gingen teilweise deutlich über das hinaus, was viele andere Developer bereit sind zu unternehmen. Um die Intentionen der Investorengemeinschaft besser hervorzuheben, wurden aufgrund dieser Analysen verschiedene Annahmen getroffen, die anschließend mit in die Auslobungsunterlagen zum Wettbewerb einflossen.

Im Falle der *Fünf Höfe* wurde die ursprüngliche Idee eines Wiederaufbaus nach dem Vorbild der „europäischen Stadt" nach *Abel* aufgegriffen. Durch die Entwicklung dieses nutzungsgemischten Quartiers wurde ein weiterer Teil der historischen inneren Stadt, durch eine abwechslungsreiche Abfolge von Höfen und Passagen mit angrenzenden Läden und Wohnungen, netzartig geöffnet. Die öffentliche Durchlässigkeit des Quartiers knüpft an historische Fußwegebeziehungen über weitere Passagen und Höfe in der unmittelbaren Umgebung an und ist ein typisches Merkmal für ein nutzungsgemischtes Quartier.

*Wie sahen die Marketingstrategien der Projektentwickler aus? Welche Wege und Mittel haben zur Entwicklung der jeweiligen Alleinstellungsmerkmale geführt?*

Über die Auswirkungen, die mit der Entwicklung des *Zeppelin Carrés* einhergingen, war sich der Investor bewusst. Die umfangreiche Marketingkampagne zur Gewinnung des öffentlichen Vertrauens war so angelegt, dass die Veränderungen des altbekannten Erscheinungsbilds der Stuttgarter Innenstadt keine Verunsicherung in der Öffentlichkeit auslöste. Das gut abgestimmte Zusammenspiel aus Informationen und Kunst trug zu einem öffentlichen Vertrauen bei. Diese gelungene Marketingkampagne führte zur Etablierung des Projektes als eine „erste Adresse" in der Stuttgarter Innenstadt. Auf die Zustimmung der Öffentlichkeit und die Gewinnung von Mietern wurde gleichermaßen viel Wert gelegt. Die Vermietungstätigkeiten erfolgten nicht nur über plakative Werbetransparente, sondern ebenfalls über teilweise künstlerische Ansätze. Über das kreierte Logo wurde Aufmerksamkeit generiert und eine unverwechselbare Beziehung zum neu entstehenden Stadtquartier hergestellt. Durch die Entwicklung dieser Corporate Identity und Corporate Design ist es gelungen, die, sonst von vielen Projektentwicklern erhoffte, methodische Verknüpfung mit dem Standort zu ermöglichen.

Ähnlich verlief dies im *Tiergarten Dreieck*, denn bereits während der Bauphase wurde der Bauzaun mit Zitaten eines Philosophen bedruckt, die der kulturellen Entwicklung im *Tiergartenviertel* geschuldet waren. Neben dieser künstlerischen Herangehensweise erinnerte eine historisch anmutende Litfaßsäule mit Informationen über die Historie des Ortes die Berliner Bevölkerung an die einstige Bedeutung des Viertels und machte damit gleichzeitig auf das neu entstehende Quartier aufmerksam.

Beim zu entwickelnden *Falkenried-Quartier* wurde die umliegende Bevölkerung sogar noch früher, bspw. durch eine allgemeine Pressearbeit oder durch diverse Veranstaltungen direkt in den historischen Hallen, informiert. In den Bestandsgebäuden wurden ebenfalls Verkaufsveranstaltungen, die Teil des Verkaufs- und Marketingkonzeptes waren, abgehalten. Insbesondere anhand eines sehr großen puppenstubenartigen Modells konnten sich Kaufinteressenten und interessierte Bürger über das entstehende *Falkenried-Quartier* informieren. Das gut organisierte Marketingkonzept sowie die von Beginn an groß angelegte PR-Aktion auf vielen Ebenen, die zudem noch sehr bürgernah war, trugen sehr zur öffentlichen Akzeptanz bei.

Die Entwicklung der *Fünf Höfe* zeichnete sich ebenfalls durch eine umfangreiche Informations- und Aufklärungskampagne aus. Durch zahlreiche Veranstaltungen wurde das Vorhaben der Öffentlichkeit vorgestellt. Für im Allgemeinen eher verschlossene Projektentwickler war diese völlig offene Informationspolitik und die direkte Einbindung der Nachbarschaft in die Projektentwicklung sicherlich sehr ungewöhnlich, diese Vorgehensweise hat sich aber am Ende sehr bewährt. Des Weiteren trug das relativ umfangreiche Marketingkonzept zu einer breiten Akzeptanz bei. Der Info-Turm war neben seiner eigentlichen Funktion so erfolgreich, dass er nach Fertigstellung des Projektes durch die Stadt München noch zwei weitere Jahre genutzt wurde. Die Idee des Investors dem Info-Turm durch die kostenlose Montage der sogenannten *Blow-Ups* eine gewisse Wertigkeit zu verleihen, hat dazu geführt, dass die Stadt die Genehmigung des Turms an einer prominenten Lage erteilte.

Es stellt sich heraus, dass die Investoren des *Zeppelin Carrés*, des *Tiergarten Dreiecks* und der *Fünf Höfe* auf die positive Wirkung und Synergieeffekte von Altvertrautem gesetzt haben. Die behutsame Veränderung des altbekannten Stadtbildes in Stuttgart, die Anknüpfung an die historische kulturelle Entwicklung im *Tiergartenviertel* sowie der Wiederaufbau nach dem Vorbild der „europäischen Stadt" bei den *Fünf Höfen* haben nicht nur zu wichtigen Alleinstellungsmerkmalen geführt sondern auch Vertrauen und Interesse an den neu entstehenden Quartieren in der jeweiligen Bevölkerung hervorgerufen.

*Gab es direkte Zugänge zu potentiellen Mietern und Endinvestoren? Wurden die Absatzwege bei Vermietung und Verkauf beherrscht?*

Angesichts der zahlreichen diplomatischen, politischen und wirtschaftlichen Nutzungen im *Tiergarten Dreieck* bleibt anzunehmen, dass der Investor sehr gute Beziehungen zu diesen Nutzern sowie ein allgemein weitreichendes Netzwerk hatte. Darüber hinaus gab es zum damaligen Zeitpunkt aufgrund der bestehenden Nachfrage eine sogenannte „Botschaftsbörse".

Da die Investorengemeinschaft des *Falkenried-Quartiers* aus verschiedenen Partnern mit unterschiedlichen Stärken und Qualifikationen bestand, brachte mindestens ein Partner, aufgrund seiner Erfahrungen als Immobilienmakler, die notwendige Vermarktungskompetenz sowie den für jeden Developer wichtigen Zugang zu potentiellen Mietern und Käufern mit.

Gleiches gilt für den Developer der *Fünf Höfe*, denn einige Mieter konnten insbesondere durch persönliche Kontakte des Investors gewonnen werden. Für die Vermarktung der Flächen seines Quartiers war ihm wichtig, die Qualität des umliegenden Viertels zu erhalten. Hierzu wurden die umliegenden Geschäftsleute, der Einzelhandelsverband und die Stadt München durch die Bildung von Arbeitskreisen eingebunden. Marketingmaßnahmen, wie die Verspiegelung des Bauzaunes, waren sehr kostspielig, haben aber für eine hohe Aufmerksamkeit gesorgt. Diese Vorgehensweise lässt Rückschlüsse auf ein langfristiges Denken und Handeln zu. Der Investor wollte zu diesem Zeitpunkt das Quartier im eigenen Bestand halten; inwieweit diese und die weiter oben beschriebenen umfangreichen und insbesondere kostspieligen Maßnahmen auch bei einem von Beginn an geplanten Verkauf des Quartiers erfolgt wären, bleibt jedoch zweifelhaft. Für den eingetretenen Erfolg des Quartiers waren sie jedoch sehr hilfreich.

## 4.6 Richtiger Zeitpunkt und Glück

*War nur der jeweilige Zeitpunkt richtig und die Investoren hatten einfach Glück?*

Der Erfolg des *Zeppelin Carrés* ist gleich auf verschiedene Glücksfälle zurückzuführen. Genannt werden können die Entwicklung des Quartiers für den eigenen Bestand, der fast vollständige Erwerb des Areals durch einen Investor oder der komplette Leerstand der Bestandsgebäude. Aber auch die Wahl des zweiten Architekten, der aufgrund seiner intensiven Bemühungen stark zum Erfolg des Quartiers beigetragen hat, kann als ein Glückstreffer bezeichnet werden. Ähnlich verlief dies im *Falkenried-Quartier*, denn die Aspekte richtiger Zeitpunkt und Glück beziehen sich ebenfalls auf die Wahl einiger bestimmter Projektbeteiligter. Auch wenn eine gewisse Einflussnahme des Developers auf mindestens einen Teil der Projektbeteiligten sicherlich möglich ist, so haben bei der Entwicklung des *Falkenried-Quartiers* bspw. die Person, die das gesamten Wettbewerbsverfahren organisierte oder die generelle Teilnahme des Siegers am städtebaulichen Wettbewerb sowie die verantwortliche Person des Denkmalschutzamtes stark zum Erfolg der Quartiersentwicklung beigetragen.

Bei der Entwicklung des *Tiergarten Dreiecks* spielte der richtige Zeitpunkt eine entscheidende Rolle. Denn neben den Auswirkungen der deutschen Wiedervereinigung herrschte in den ersten Jahren des Planungszeitraums eine große Euphorie und Zuversicht in der Berliner Stadtplanung. Die gesamte planerische Herangehensweise verlief somit auf einem sehr hohen Niveau. Vermutlich wäre zu einem anderen Zeitpunkt dieses erfolgreiche Quartier so nicht entstanden.

Auch wenn, wie beschrieben, die gründliche Vorbereitung des Bauherren der *Fünf Höfe* mit ausschlaggebend für den Erfolg dieser Entwicklung war, so fand diese ebenfalls bei den übrigen Fallbeispielen statt. Die *Fünf Höfe* verdanken daher, wie die anderen Fallbeispiele auch, einen Teil ihres Erfolges dem richtigem Zeitpunkt und Glück. Denn erst der Glücksfall der Fusion der zwei Bankhäuser, mitten im laufenden Planungsprozess, der bis dahin voneinander unabhängig planenden Bauherren, brachte die wichtige Kehrtwende und ermöglichte eine zusammenhängende Planung des gesamten Areals und damit ein völlig neues Konzept. Ohne die Fusion wäre kein erfolgreiches nutzungsgemischtes Quartier entstanden, sondern nur zwei voneinander unabhängige große Projekte, die hauptsächlich durch die zwei Banken genutzt worden wären. Da sich die Vorstände der beiden Banken relativ schnell zerstritten hatten, war der Zeitpunkt ebenfalls sehr entscheidend, denn nur etwa fünf Monate später wäre die neue Planung so wohl nicht mehr umgesetzt worden.

Bei keinem der Fallbeispiele fanden massive oder dauerhafte Proteste von bspw. Anwohnern statt. Ein Bürgerbegehren, wie es aktuell immer häufiger, selbst bei kleineren Bauvorhaben organisiert wird, gab es ebenfalls nicht. Dass hierdurch die jeweiligen Quartiersentwicklungen in ihren geplanten Abläufen nicht gestört wurden, kann ebenfalls als Glücksfall bezeichnet werden. Denn ein Baustopp, bspw. hervorgerufen durch einen Widerspruch eines Nachbarn gegen die Baugenehmigung, kann die wirtschaftliche Existenz eines Developers stark gefährden.

*Sind die Erfolge der Quartiere in erster Linie den damaligen guten wirtschaftlichen Situationen zu verdanken? Haben die damaligen konjunkturellen Hochphasen, eine hohe Nachfrage nach Wohnraum sowie Büro- und Gewerbeflächen die Entwicklungen stark positiv beeinflusst?*

Das Jahr der Fertigstellung des *Zeppelin Carrés* war sehr gut gewählt, denn zu diesem Zeitpunkt gab es in Stuttgart eine Rekordvermietung sowie einen Büroflächenleerstand von fast unter drei Prozent. Das *Tiergarten Dreieck* profitierte ebenfalls vom damaligen Wirtschaftswachstum und dem allgemeinen Konjunkturaufschwung in Deutschland. Darüber hinaus suchten viele Unternehmen, Verbände und Botschaften geeignete Büroflächen und Grundstücke in der neuen deutschen Hauptstadt. Die Entwicklung des *Tiergarten Dreiecks* war daher extrem von den damaligen temporären Gegebenheiten, die Berlin zur neuen Hauptstadt mit sich brachte, geprägt. Der Zeitpunkt war demzufolge wesentlich für den Erfolg des Quartiers. Ob der Zeitpunkt bzw. diese Auswirkungen vorhersehbar waren oder ob der Investor „die Zeichen der Zeit" erkannt hatte, lässt sich jedoch nicht gänzlich beantworten. In jedem Fall wurde der Investor in einem mehrere Monate andauernden Prozess durch externe Projektbeteiligte (Architekten) von dem letztendlich realisierten Konzept überzeugt.

Das *Falkenried-Quartier* profitierte anfangs sehr von der „Wiederentdeckung innenstadtnahen Wohnens". Bei einem geringen Angebot war die Nachfrage nach zentralem und qualitativ hochwertigem Wohnraum sehr hoch. Die Anmietung durch einen bekannten Fernsehsender hat die dann häufig typisch einsetzende große Nachfrage weiterer gewerblicher Mieter aus dem Medienbereich bewirkt. Das Überstehen der später einsetzenden Wirtschaftskrise kann ebenfalls als Glück bezeichnet werden.

Zum Zeitpunkt der Entwicklung der *Fünf Höfe* gab es in München eine regelrechte Renovierungswelle vieler Innenstadtimmobilien. Von diesen umfangreichen Bau- und Sanierungsmaßnahmen konnten die *Fünf Höfe* sicherlich profitieren.

*Haben anderweitige (zufällige) Gegebenheiten, wie z.B. die Entwicklung eines Nachbargrundstückes oder die Ansiedlung eines Großkonzerns in unmittelbarer Nähe ggf. auch zum nachträglichen Erfolg der Quartiere geführt?*

Wie zuvor oben erwähnt, gab es neben dem Bau der *Fünf Höfe* zahlreiche weitere Sanierungsmaßnahmen in der Münchener Innenstadt und damit auch in unmittelbarer Nachbarschaft zu den *Fünf Höfen*. Zu einer positiven Entwicklung des Quartiers haben sicherlich der benachbarte *Schäfflerhof*, die Sanierung des *Literaturhauses München* oder die Bau- und Sanierungsmaßnahmen der *Maximilianhöfe* geführt. Bei den anderen Fallbeispielen hat es keine anderweitigen oder zufälligen Gegebenheiten in der Nachbarschaft gegeben.

*Haben Großereignisse oder Festivalisierungen, wie Internationale Bauausstellungen, Weltausstellungen, Wahl zur Kulturhauptstadt etc. Ausstrahlungseffekte mit sich gebracht?*

Großereignisse oder Festivalisierungen ereigneten sich bei keinem der Fallbeispiele. Eine Schlussfolgerung bezüglich Erfolg oder Nichterfolg kann demzufolge nicht gezogen werden. Dennoch soll an dieser Stelle beispielhaft auf den Erfolg der IBA im Ruhrgebiet und der mit ihr verbundenen Ausstrahlungseffekte verwiesen werden.

*Wie konnte sich der jeweilige Erfolg über Jahre halten?*

Die Frage nach einem langjährigen Erhalt des Erfolges der jeweiligen Quartiere, lässt sich mit dem guten Zusammenspiel der jeweiligen Teilziele bzw. den vielfältigen Unterziele erklären. Wie zuvor im theoretischen Teil dieser Arbeit angenommen, konnte ebenfalls bei keinem der untersuchten Fallbeispiele ein Totalerfolg festgestellt werden, bei dem jedes der sieben Teilziele in Gänze erfüllt war. Aber bei allen Fallbeispielen war eine wesentliche Voraussetzung erfüllt, nämlich die einer dauerhaften Existenz aller sieben Teilziele. Das stabile Bestehen der Teilziele führt zu einem hohen Maß, in welchem menschliche Bedürfnisse nach Wohnen, Arbeiten, Freizeit, Erholen, Einkaufen sowie sozialem Austausch im Quartier, erfüllt werden. Die gute Verzahnung der weitestgehend erfüllten Teilziele ermöglicht den über Jahre andauernden Erfolg. Die stete Pflege und regelmäßige Überprüfung der Teilziele auf ihre Notwendigkeit und Aktualität ist dabei essentiell. Dies bedeutet, dass bei jedem der Fallbeispiele die sieben Teilziele in ihrer *Wirkung* stets den Bedürfnissen der stadtaffinen Nutzerschaft, nach städtebaulichen, architektonischen, ökonomischen, ökologischen, sozialen, kulturellen und infrastrukturellen Belangen entsprechen.

# 5 Reflexion und Ausblick

Die vorausgegangene zusammenfassende Betrachtung hat ergeben, dass die Entwicklung nutzungsgemischter Quartiere profunde Kenntnisse voraussetzt. Jedes Fallbeispiel weist bestimmte Alleinstellungsmerkmale und Besonderheiten auf und kann damit beispielhaft für zukünftige erfolgreiche Quartiersentwicklungen stehen. Gleichwohl sich die Erfolgsmechanismen und Wirkungszusammenhänge eines jeden Fallbeispiels nicht sofort auf zukünftige Quartiersentwicklungen übertragen lassen, so konnten dennoch durch diese Arbeit wichtige Handlungs- und Planungsempfehlungen gewonnenen werden.

Die untersuchten Quartiere dieser Arbeit sind alle, neben den übrigen Teilzielen, wirtschaftlich sehr erfolgreich. Wie die Analyse gezeigt hat, ist dies ebenfalls den jeweiligen übrigen sechs Teilzielen geschuldet. Insbesondere im Hinblick auf die in der Regel allgemein sehr stark renditeorientierte Projektentwicklung sollte es jedoch nicht erklärtes Ziel werden, zukünftig nur solche Quartiere zu entwickeln, bei denen der wirtschaftliche Erfolg die einzige Prämisse ist. Eine ausgewogene soziale Stadtentwicklung bedarf erfolgreicher Quartiere, das Teilziel *Wirtschaftlichkeit* ist daher differenziert zu betrachten. In Anbetracht der stetig steigenden Mieten und Kaufpreise in prosperierenden deutschen Städten ergibt die Frage, in wieweit kostengünstiger Wohnraum in erfolgreichen Quartieren entstehen kann, weiteren Forschungsbedarf. Dabei steht der allgemeine und spezielle Mehrwert, der durch die Entwicklung nutzungsgemischter Quartiere entstehen kann, bisweilen im Gegensatz zu den Produkten, die die meisten klassischen Developer anbieten. Aufgrund der bereits seit Jahren gewonnenen Erkenntnisse bleibt zu vermuten, dass der nötige Paradigmenwechsel in der Praxis wohl kaum durch die Developer selbst vollzogen werden kann. Es bleibt daher zu hoffen, dass weitere Forschungen und die daraus resultierenden Erkenntnisse zu einem notwendigen Umdenken verhelfen werden.

Die Analyse der Fallbeispiele hat gezeigt, dass erfolgreiche Quartiere einer ganz besonderen Intensität in ihrer Planung bedürfen. Jedes der sieben Teilziele ist für sich besonders wichtig, denn der Erfolg eines jeden Teilziels ermöglicht erst den Gesamterfolg des Quartiers. Erfolgreiche Quartiere unterscheiden sich somit von Quartieren in denen bspw. nur „einfache" Architektur entstanden ist, die nicht mehr als eine Hülle für mögliche Nutzungen bildet. In diesem Falle wäre die notwendige *qualitätsvolle Wirkung* nicht vorhanden. Erst das Zusammenspiel aller sieben Teilziele garantiert den Erfolg. Daher sollte bei jeder Quartiersentwicklung versucht werden jedem Teilziel ein Höchstmaß an Planungs- und Entwicklungsleistung zukommen zu lassen. Denn für die Generierung des

Erfolges ist die Intensität und Prägung jeder der sechs Kategorien essentiell. Wie entscheidend für eine Erfolgsgenerierung eine sehr gute Planungs- und Entwicklungsleistung sowie die Anwendung gewisser Planungsinstrumente sind, wurde in dieser Arbeit ausführlich erläutert. Dabei ist die Frage zu beantworten, welche Teilziele beeinflussbar und welche die evidente Folge von anderen geänderten oder geschaffenen Teilzielen sind? Die vorliegende Arbeit hat gezeigt, dass eine pauschale Antwort leider nicht möglich ist. Dies hängt mit der teilweise starken Verzahnung der einzelnen Teil- und Unterziele zusammen. Vielmehr kommt es auf den Einzelfall an. Dennoch ist eine Tendenz klar erkennbar, denn die beiden Teilziele *Lage* und *Standortaufwertung* sowie die *Wirtschaftlichkeit* sind stark von den restlichen fünf Teilzielen abhängig. Dies sind die *Konzeptions-, Nutzungsmischungs-, Soziale-, Akzeptanz-* und *Wirkungs-Ziele*. Ferner lassen sich diese übrigen fünf Teilziele in einem gewissen Rahmen durch den Developer oder andere Projektbeteiligte beeinflussen. Ihre Unterziele, wie bspw. *Flexibilität, Dichte, Infrastruktur, Erscheinungsbild* oder *Aufenthaltsqualität* können durch gezielte Maßnahmen geschaffen oder verändert werden. Hingegen ist die *Lage* häufig gegeben und kann nur in Ausnahmen durch eine langfristige Planung verbessert oder geändert werden. Sollte es jedoch zu einer *Standortaufwertung* kommen, dann wird dies im Allgemeinen durch die zuvor genannten fünf Teilziele erreicht. Diese fünf Teilziele bilden somit wichtige Komponenten für das Teilziel *Lage und Standortaufwertung*.

Das Teilziel *Wirtschaftlichkeit* wird sogar durch alle übrigen sechs Teilziele stark beeinflusst, denn von der Prägung ihrer Unterziele, wie bspw. *Image, „Adresse", Lebendigkeit, abwechslungsreiches Angebot, Sicherheit* oder *Aufenthaltsqualität*, ist der wirtschaftliche Erfolg eines Quartiers besonders abhängig. Bei keinem anderen Teilziel ist die Korrelation so hoch.

Nicht nur in Anbetracht immer knapper werdender kommunaler Mittel sondern auch durch einen deutlich spürbar zunehmenden ökonomischen Druck bei den privaten Developern bleibt zu befürchten, dass zukünftig auf die Anwendung wichtiger Planungsinstrumente verzichtet werden könnte. Ähnliches gilt für die Kompetenz eines Developers, denn aufgrund der komplexen Managementaufgaben eines Projektentwicklungsprozesses bildet die Personal-Beschaffung und die Bindung von qualifizierten Mitarbeitern nach wie vor eine schwierige Aufgabe. Jedoch müssen sich dieser Aufgabe nicht nur die Projektentwickler sondern auch die öffentlichen und privaten Bildungsträger stellen.

Für den Erfolg einer Stadt kann eine kleinteilige Nutzung und Öffnung ihres inneren Bereichs entscheidend sein und nicht die Entwicklung einzelner riesiger Shoppingcenter, die den Maßstäben der Innenstädte widersprechen. Shoppingcenter mit ihren oftmals tristen Fassaden, die häufig wie Fremdkörper in der Innenstadt liegen, schotten sich nach außen ab und tragen nur sehr wenig bis gar nicht zur Gesamtbelebung der Innenstädte bei. Nutzungsgemischte Quartiere sind jedoch geprägt durch Öffnungen und alleine wegen ihrer kleineren Größe sind sie deutlich mehr auf Passanten angewiesen. Verteilt über eine Innenstadt können sie sehr zur Belebung und Festigung beitragen. Mehrere kleine nutzungsgemischte Quartiere – selbst mit starkem Einzelhandelsbesatz – über die gesamte Innenstadt verteilt, können deutlich attraktiver als ein überdimensioniertes Shoppingcenter sein, welches große Teile der Kaufkraft abzieht und somit zur Verödung der restlichen Innenstadt beitragen kann. Eine ähnliche „Kleinteiligkeit", wie sie im erfolgreichen nutzungsgemischten Quartier notwendig ist, bedarf daher, in einem größeren Maßstab, die gesamte Innenstadt. Vermutlich wird dies stets eine Fiktion bleiben, aber dennoch sollten Projektentwickler und Einzelhändler, insbesondere im eigenen Interesse, sich mehr mit städtebaulichen Regeln und ihren Auswirkungen bzw. engen Verbindungen zu ihren eigenen wirtschaftlichen Interessen auseinandersetzen, denn Innenstädte können nur in ihrer Gesamtheit dauerhaft erfolgreich existieren.

Ähnliches gilt für die Entwicklung im Wohnungsbau. Bekanntermaßen schrumpft die deutsche Bevölkerung deutlich und wird immer älter. Statt 82 werden etwa bis zum Jahre 2050 nur noch 60 Millionen Deutsche leben. Für die Kommunen und die Immobilienwirtschaft stellt dieser demographische Wandel, die Deindustrialisierung sowie die allgemeine Globalisierung die größte Herausforderung seit 50 Jahren dar. Gleichzeitig müssen schrumpfende Regionen neben massiven Wohnungsleerständen, eine sinkende Infrastrukturnachfrage sowie den Attraktivitätsverlust der eigenen Standorte bewältigen. In wachsenden Regionen gilt es für eine steigende Flächennachfrage und die Bedürfnisse differierender Lebensstile geeignete Lösungen zu finden. In vielen schrumpfenden Regionen wird für vermietete Geschosswohnungen langfristig mit einem erhöhten Leerstandsrisiko gerechnet.[699]

Wie am Anfang erwähnt, hat sich diese Arbeit nicht mit einer sozialen Stadtentwicklungspolitik zur dauerhaften sozialen und wirtschaftlichen Verbesserung von bestehenden Stadtquartieren beschäftigt. Somit wurden keine sozialen und räumlichen Segregationen oder entsprechende *Gentrification-Prozesse* untersucht. Wie aktuell dieses Thema dennoch ist machen zahlreiche Berichterstattungen und Studien[700] deutlich. Als Beispiel kann die Stadt Berlin genannt werden. Durch den steten Anstieg der Mieten und Kaufpreise sind viele Teile der Bevölkerung gezwungen in die Randbezirke auszuweichen. „...das Elend zieht um, und viele Probleme der Stadt verlagern sich in die Peripherie, in neue Ghettos, die nun dem gefürchteten Beispiel der Pariser Banlieue ähnlicher werden

---

699 Vgl. bspw. Bobka 2010, S. 19.
700 Vgl. bspw. Wensierski 2011, S. 48ff; Häußermann/ Werwatz/ Förste 2010, S. 1ff; Beyer/ Heyer 2008, S. 140f.

[…]."[701] Um diese Entwicklung von „Luxusquartieren" und insbesondere „neuen Ghettos" zu stoppen muss es ein ausreichendes, differenziertes und bezahlbares Wohnungsangebot in nutzungsgemischten Quartieren geben. Dabei sind, wie bspw. die Fallbeispiele *Tiergarten Dreieck* und *Fünf Höfe* gezeigt haben, „Luxusquartiere" ebenso notwendig wie Quartiere mit sehr günstigem Wohnraum, denn für beide gibt es einen hohen Bedarf und Großstädte sollten beide Bedarfe gleichermaßen bedienen können. Wichtig erscheint nur ein faktisch ausgewogenes Verhältnis. Dessen ungeachtet bedeutet dies nicht, dass Luxuswohnungen direkt neben sozialen Wohnungsbauprojekten entstehen können, da beide Nutzerschaften dies gleichermaßen ablehnen würden. Ferner wird nicht nur ein hohes Maß an verschiedenen Nutzungsarten in den einzelnen Quartieren, sondern der besagte Erhalt der sozialen Mischung der Bevölkerung, verteilt über die gesamte Stadt, als erfolgreich erachtet. Um den beschriebenen Prozess zu stoppen und bestehende vernachlässigte Wohnsiedlungen in der Stadt und den Randbezirken wieder eine dauerhafte Qualität zu geben, könnten gewisse Nutzungsarten ausgetauscht, erweitert oder ergänzt werden. Dieses Unterfangen stellt jedoch eine enorme zukünftige Herausforderung dar, denn insbesondere in den Randgebieten, wo die meisten (Groß-) Wohnsiedlungen stehen, ist keine ausreichende Nachfrage nach Büro- oder Einzelhandelsflächen vorhanden. Im Bezug auf eine Nutzungsmischung sind eher Nahversorger oder Kleingewerbe die notwendigen auszutauschenden bzw. zu ergänzenden Nutzungsarten. Mit dieser Herangehensweise wäre eine bausteinhafte Erweiterung oder eine gewisse Inselentwicklung innerhalb der Stadt und an ihren Rändern möglich. Nichtsdestoweniger ist dies ein noch sehr theoretischer und rudimentärer Ansatz, dennoch ließe sich hierdurch in einigen (Groß-) Wohnsiedlungen städtebauliche Qualität zurückzugewinnen bzw. überhaupt erst erzeugen. Wichtig ist jedoch keine *Gentrification-Prozesse* in Gang zu setzen, sondern die entstehende (Wieder-) Belebung über Jahre und möglichst Jahrzehnte zu halten. Hierbei sind nicht nur flexible Lösungen von privatwirtschaftlichen Investoren notwendig, sondern auch die Kommunen sollten ausreichende Flächen anbieten und durch geeignetes Baurecht bzw. durch entsprechende baurechtliche Anpassungen geeignete städtebauliche Lösungen zulassen. Wie erfolgsversprechend dieses Zusammenspiel zwischen Privaten und Kommunen sein kann haben die Fallbeispiele gezeigt. Innenstadtkonzepte, die die Bedarfe der Menschen berücksichtigen, sind daher gefragt. Von denen der Einzelhandel und das allgemeine Gewerbe ebenfalls profitieren können.

Eine kommunale Subventionierung bspw. der Erdgeschossflächen für belebende Nutzungen kann sicherlich nicht erklärte Intention sein und wird es ver-

---

701 Wensierski 2011, S. 48.

mutlich niemals geben. Ein Umdenken auf Investorenseite, im Sinne einer langfristigen Perspektive, ist eher nötig und sinnvoll. Dabei kann ausreichend sein, wenn nur ein kleiner Teil eine belebende Nutzung im Erdgeschoss erfährt. Obwohl diese Nutzung ökonomisch weniger tragfähig erscheint, bleibt dennoch zu vermuten, dass durch die entstehende Belebung eine Nachfrage und damit eine ökonomische Steigerung von ganz allein erfolgt. Diese Annahme ist hypothetisch, da aber die Entwicklung von Immobilien ein grundsätzlich spekulatives Geschäft ist, bedarf es solcher opportunistischer Wege. Eine zukünftige praktische Umsetzung erscheint jedoch sehr schwierig, denn die meisten neugebauten Wohnungen werden verkauft und nicht vermietet. Ein Projektentwickler, der einen möglichst schnellen Abverkauf seiner Wohneinheiten anstrebt, ist an einem hohen und insbesondere schnellen Gewinn interessiert. Die angesprochene ökonomische Steigerung im Nachhinein wäre damit nur für Bestandshalter interessant.

Eine vertikale Nutzungsmischung wird zwar von Stadtplanern (und wie die Analyse gezeigt hat auch von Investorenseite) immer wieder als besonders gut gepriesen und führt, wenn sie funktioniert, deutlich zur Belebung und Mannigfaltigkeit. Die Nutzung der Erdgeschossetage durch bspw. ein Restaurant oder Einzelhandel sollte jedoch durch die Kommune nicht erzwungen werden. Eine Nutzung, die allein auf kommunale Vorgaben, wie bspw. das ehemalige Restaurant und das Bistro an der Ecke *Stüler-* und *Corneliusstraße* im *Tiergarten Dreieck*, zurückzuführen ist, gelingt oftmals nicht. Der Wunsch nach belebten Erdgeschossen endet dann häufig im Leerstand dieser. Sobald sich eine vertikale Nutzungsmischung wirtschaftlich trägt, wird jeder Investor aufgrund der beschriebenen finanziellen Anreize bereit sein diese zu verwirklichen. In Zukunft sollte die Offenheit und Sensibilität für Quersubventionierungen deutlich mehr fokussiert werden.

Ein weiteres Thema, welches in Zukunft immer mehr Bedeutung erlangen wird, ist die Nutzung sogenannter „Social Media" im Rahmen von Quartiersentwicklungen. Durch die Nutzung digitaler sozialer Netzwerke können Developer Akzeptanzarbeit für ihre eigenen Projekte leisten. Soziale Medien erlauben den Nutzern sich untereinander auszutauschen, daher können auf diesem Wege strukturierte Informationsprozesse in die Bevölkerung hinein gebracht werden. Ziel dieser Art des Informationsmanagements wird es sein, die Bevölkerung nicht unbedingt zu beteiligen, aber zu informieren und insbesondere die laufenden Prozesse zu erklären. Wichtig erscheint dabei, von Beginn an, eine gute Darstellung des zukünftigen Quartiers zu geben; d.h. zu bebildern, mit Emotionen zu füllen, um hierdurch Menschen für das neue Quartier gewinnen zu können und sie zu begeistern notwendige Schritte mit dem Developer zu gehen. Durch die Herstellung einer breiten Akzeptanz in der Bevölkerung können nicht nur ge-

# Reflexion und Ausblick 277

genwärtig en vogue Bürgerbegehren vermieden, sondern auch ein hoher positiver Bekanntheitsgrad erlangt werden. Eine erfolgversprechende Art dieser Information und Kommunikation lässt sich jedoch nur professionell bewerkstelligen. Somit ist dieses mögliche zukünftige Instrument für Projektentwickler stets mit einem gewissen Aufwand und damit mit Kosten verbunden. Die Erlangung der Akzeptanz, die gezielte Öffentlichkeitsarbeit sowie allgemeine Bürgerbeteiligungen müssen in Zukunft daher noch stärker mit eingepreist werden.

Resümierend sollte ein Quartier als ein Baustein des Gesamtgefüges Stadt gesehen werden, da die Qualitäten, die durch eine Quartiersentwicklung erreicht werden können, entscheidend für das Gesamtbild einer Stadt sind. Aus diesem Grund berührt das in dieser Arbeit untersuchte Themenfeld einen wichtigen Aspekt für das planungswissenschaftliche Verständnis der Immobilienprojektentwicklung auf Quartiersebene und damit auch der Stadtplanung. Entsprechend der Zielsetzung dieser Arbeit wurde die Lücke zwischen dem Forschungsstand der Projektentwicklung auf Quartiersebene und der Stadtplanung ein Stück weit geschlossen. In dieser Arbeit wurden ausschließlich Quartiere in Deutschland untersucht. Eine Analyse erfolgreicher nutzungsgemischter Quartiere im europäischen Ausland oder gar weltweit birgt weiteren interessanten Forschungsbedarf.

Kritisch sei zu erwähnen, dass die untersuchten Quartiere alleine aufgrund ihrer Größe wenig zur Belebung der jeweilig gesamten Städte beitragen. Aber in der Summe bilden sie einen wichtigen Baustein, der mit vielen weiteren nutzungsgemischten Quartieren stark zum Erfolg einer ganzen Stadt beitragen kann.

Ebenfalls sei kritisch angemerkt, dass erfolgreiche Quartiere immer stark kontextabhängig und daher sehr von der jeweiligen Stadtkultur sowie den Lebensstilen der Menschen abhängig sind. Die unterschiedlichen kulturellen und gesellschaftlichen Rahmenbedingungen in einer Stadt wirken sich unmittelbar auf die jeweiligen Konzepte der Quartiere aus. Ferner liegen erfolgreiche Quartiere häufig – wie auch die untersuchten Quartiere in dieser Arbeit – in prosperierenden Städten. Die Entwicklung eines Quartiers in einer prosperierenden Stadt unterliegt, abgesehen vom Grundstückspreis, im Vergleich zu einer schrumpfenden Stadt, in der Regel deutlich einfacheren Rahmenbedingungen. Die untersuchten Fallbeispiele sind daher nicht überall reproduzierbar. Die in Kapitel vier zusammengetragenen Ergebnisse zur Erfolgsgenerierung stellen damit kein „Projekthandbuch" dar, aus dem hervorgeht, auf welche Weise eine erfolgreiche Quartierentwicklung zu betreiben ist. Ebenfalls können die zusammengefassten Planungsschritte und Maßnahmen bspw. fünf oder zehn Jahre später so nicht mehr angewandt werden. Beispielsweise müsste heute bei der Entwicklung des *Falkenried-Quartiers* vermutlich mit einer Bürgerinitiative gerechnet werden. Aber genau das macht die Quartiersentwicklung so interessant, sie bedarf stets neuer und oftmals kreativer Lösungen, die wirtschaftlich, weitsichtig, sozial und nachhaltig zugleich sein müssen. Die Untersuchung der Fallbeispiele hat gezeigt, dass es bei allen Quartieren sehr ähnliche (gewisse) Parameter des Erfolges gibt, die aber nicht direkt auf ein neu zu entwickelndes Quartier übertragen werden können. Die Parameter des Erfolges der untersuchten Quartiere sind daher nicht unbedingt die Parameter, die man heute oder in Zukunft ansetzen kann, denn bspw. muss die zuvor erwähnte Öffentlichkeitsarbeit heute sehr früh sowie immer wieder erweitert und angepasst werden. Da die Politik, sicherlich aufgrund zunehmender Bürgerbegehren, immer kritischer mit Projekten verfährt, wird für Investoren der Umgang mit der Politik immer entscheidender.

Die Erfolgsuntersuchungen der einzelnen Fallbeispiele haben gezeigt, dass es sehr unterschiedliche Quartiere im Bezug auf die jeweilige Nutzerschaft gibt. Wie anfangs beschrieben, ist dieser gewisse Unterschied der einzelnen Lagen einer Stadt vielmehr eine Bereicherung, denn die untersuchten Quartiere verleihen ihrer Stadt erst den besonderen Reiz. Darüber hinaus benötigt eine erfolgreiche Stadt, insbesondere eine Großstadt, verschiedene Räume für unterschiedliche Couleurs.

# Literaturverzeichnis

**Adrian, Hanns** (2001): Konzepte für die Zukunft Berlins. In: Stimmann, Hans (Hrsg.):Von der Architektur- zur Stadtdebatte. Die Diskussion um das Planwerk Innenstadt. Berlin: Braun, S. 57–73.

**Albers, Gerd; Wékel, Julian** (2008): Stadtplanung. Eine illustrierte Einführung. Darmstadt: WBG, Wissenschaftliche Buchgesellschaft.

**Albers, Meike** (2008): Kulturelle Großprojekte im Quartier: Auswirkungen und Einflüsse analysiert an Beispielen aus Hamburg, Nürnberg und Dortmund.

**Alda, Willi; Hirschner, Joachim** (2007): Projektentwicklung in der Immobilienwirtschaft. Grundlagen für die Praxis. Wiesbaden: B.G. Teubner Verlag/ GWV Fachverlage GmbH Wiesbaden (Springer-11774 /Dig. Serial).

**Altrock, Uwe** (2003): Büroflächen in Berlin. Stadtentwicklung und Politik. Berlin: Reimer.

**Altrock, Uwe** (2005): Spektrum der Akteure. In: Bodenschatz, Harald; Altrock, Uwe (Hrsg.): Renaissance der Mitte. Zentrumsumbau in London und Berlin. Berlin: Braun (Schriften des Schinkel-Zentrums für Architektur, Stadtforschung und Denkmalpflege der Technischen Universität Berlin, 2), S. 377-385.

**Altrock, Uwe** (2007): Evaluation und Monitoring in Stadterneuerung und Stadtplanung. Traditionen und Entwicklungstrends. In: Weith, Thomas (Hrsg.): Stadtumbau erfolgreich evaluieren. Münster: Waxmann, S. 29-55.

**Altrock, Uwe** (2010): Kult des öffentlichen Raumes. In: Havemann, Antje; Selle, Klaus (Hrsg.): Plätze, Parks & Co. Stadträume im Wandel ; Analysen, Positionen und Konzepte. Detmold: Rohn (Edition Stadt-Entwicklung), S. 195-215.

**Altrock, Uwe** (2012): Reurbanisierung und Stadtentwicklungspolitik - städtebauliche Programme und Instrumente. In: Brake, Klaus; Herfert, Günter (Hrsg.): Reurbanisierung, Materialität und Diskurs in Deutschland. Wiesbaden: Springer VS, S. 180-197.

**Aring, Jürgen; Altena, Olaf; Pfeiffer, Ulrich** (1997): Chancen für Nutzungsmischung aus der Sicht von Investoren – Eine Auswertung qualitativer Interviews. Bonn (Materialien zur Raumentwicklung: Heft 81).

**Atteslander, Peter** (2000): Methoden der empirischen Sozialforschung. Berlin: de Gruyter (De-Gruyter-Studienbuch).

**Auer, Fritz** (29.10.2010): Zeppelin Carré. Auer+Weber+Associates. Interview am 29.10.2010 in Stuttgart.

**Bächer, Max; Friedemann, Jens; Pesch, Franz-Josef** (Hrsg.) (1999): Zeppelin-Carré Stuttgart. Die Verwandlung eines innerstädtischen Quartiers. Tübingen: Wasmuth.

**Bauer, Conrad** (2004): Zentral wohnen und arbeiten. In: Hamburger Abendblatt, 10.04.2004. Online verfügbar unter: http://www.abendblatt.de/ratgeber/wohnen/article245984/Zentral-wohnen-und-arbeiten.html, zuletzt geprüft am 22.08.2012.

**Baumeister, Nicolette; Ganser, Karl** (2006): Architektur Neues München. Münchner Baukultur 1994-2005. Berlin: Braun.

**Bayerische Hausbau** (2011): Falkenried Piazza - Hamburg. Bayerische Hausbau Projektentwicklung GmbH. Online verfügbar unter: http://www.hausbau.de/unternehmen/referenzobjekte/gemischte-projekte/falkenried-piazza-hamburg.html, zuletzt geprüft am 31.07.2011.

**BBR** (2006): Bundesamt für Bauwesen und Raumordnung, Nutzungsmischung im Städtebau – Endbericht, Bonn. Online verfügbar unter: http://www.bbr.bund.de/nn_23486/DE/Veroeffentlichungen/WP/1998__2 006/2000__Heft2__Kurzfassung.html, zuletzt geprüft am 27.07.2012.

**BDA** (2000): Bund Deutscher Architekten, Landesverband Baden-Württemberg (Hrsg.) Architektur in Baden-Württemberg. BDA-Auszeichnungen 1999/2000. Kempten.

**Becker, Heidede; Jessen, Johann; Sander, Robert** (Hrsg.) (1999): Ohne Leitbild? Städtebau in Deutschland und Europa; Dokumentation und Auswertung einer Veranstaltungsreihe der Wüstenrot Stiftung und des Deutschen Instituts für Urbanistik. Stuttgart: Krämer.

**Bernegg, Anna; Schläger, Philip; Buttenberg, Lisa; Brodowski, Nina** (2010): Kreative Milieus und offene Räume in Hamburg. Hamburg: Behörde für Stadtentwicklung und Umwelt. Online verfügbar unter: http://www.hamburg.de/pressearchiv-fhh/2051952/2010-01-19-bsu-kreative-milieus.html, zuletzt geprüft am 22.08.2012.

**Beyer, Susanne; Heyer, Julia Amalia** (2008): Platz für alle. In: Der Spiegel, Jg. 31/2008, S. 140-141.

**Billand, Frank** (2005): Das Quartier – Lebenselixier für die europäische Stadt? In: Thomes, Katja (Hrsg.): Zukunft Stadt. Europas Quartiere, Future of the city: Europe's urban quarters. Berlin: Braun, S. 2-5.

**Bizer, Kilian; Ewen, Christoph; Knieling, Jörg; Stieß, Immanuel** (2009): Zukunftsvorsorge in Stadtquartieren durch Nutzungszyklus-Management. Qualitäten entwickeln und Flächen sparen in Stadt und Region. Detmold: Rohn.

**Blohm, Katharina** (2002): Architekturführer München. Architectural guide to Munich. Berlin: Reimer.

**Bobka, Gabriele** (2010): Erfolgskonzepte für Kommunen. In: Immobilien Wirtschaft, Jg. 03/2010, S. 19-21.

**Bode, Peter** (2002): Saubere Arbeit in weißen Overalls. In: art-magazin, Jg. 2002, Heft. 04.

**Bodenschatz, Harald** (2003): Begriffe und Perspektiven des Stadtumbaus. In: Boeckl, Matthias (Hrsg.): StadtUmbau, UrbanConversion. Recent international examples. Wien: Springer (Edition Architektur aktuell, 04), S. 9-24.

**Bodenschatz, Harald; Altrock, Uwe** (Hrsg.) (2005): Renaissance der Mitte. Zentrumsumbau in London und Berlin. Berlin: Braun, Schriften des Schinkel-Zentrums für Architektur, Stadtforschung und Denkmalpflege der Technischen Universität Berlin.

**Boeckl, Matthias** (Hrsg.) (2003): StadtUmbau. Recent international examples, Urban conversion. Wien: Springer (Edition Architektur aktuell).

**Boeckl, Matthias** (Hrsg.) (2003): StadtUmbau, UrbanConversion. Recent international examples. Wien: Springer (Edition Architektur aktuell).

**Bogner, Alexander; Littig, Beate; Menz, Wolfgang** (Hrsg.) (2009): Experteninterviews. Theorien, Methoden, Anwendungsfelder. Wiesbaden: VS Verlag für Sozialwissenschaften.

**Bogner, Alexander; Menz, Wolfgang** (2009): Das theoriegenerierende Experteninterview. Erkenntnisse, Wissensformen, Interaktionen. In: Bogner, Alexander; Littig, Beate; Menz, Wolfgang (Hrsg.): Experteninterviews. Theorien, Methoden, Anwendungsfelder. Wiesbaden: VS Verlag für Sozialwissenschaften, S. 61-98.

**Bohn, Thomas** (2007): Management für Projektentwicklung und Planung. In: Schäfer, Jürgen; Conzen, Georg (Hrsg.): Praxishandbuch der Immobilien-Projektentwicklung. Akquisition, Konzeption, Realisierung, Vermarktung. München: Beck, S. 285-303.

**Bohn, Thomas** (2007): Projektmanagement bis zum Realisierungsbeginn. In: Schäfer, Jürgen; Conzen, Georg (Hrsg.): Praxishandbuch der Immobilien-Projektentwicklung. Akquisition, Konzeption, Realisierung, Vermarktung. München: Beck, S. 345-390.

**Bolles-Wilson, Julia B.** (20.05.2011): Falkenried-Quartier. BOLLES+WILSON GmbH & Co. KG. Interview am 20.05.2011 Münster, Westf.

**Bomke, Bernhard** (2010): Mehr Durchblick bei Projekten – Kalkulation von Projektentwicklungen. In: Immobilien Zeitung, Ausgabe 27/2010, 08.07.2010, S. 1+4.

**Bone-Winkel, Stephan** (2000): Das strategische Management von offenen Immobilienfonds unter besonderer Berücksichtigung der Projektentwicklung von Gewerbeimmobilien. European Business School, Oestrich-Winkel, 1994. Nachdr., Köln: Müller (Schriften zur Immobilienökonomie, 1).

**Bone-Winkel, Stephan** (2001): Projektentwicklung. Beschleunigung und Transparenz. In: Immobilien Manager, Heft 7/8, S. 10-17.

**Bone-Winkel, Stephan; Gerstner, Nicolai** (2005): Projektentwicklung und Stadtentwicklung. In: Schulte, Karl-Werner (Hrsg.): Immobilienökonomie. Band III. Stadtplanerische Grundlagen. München: Oldenbourg, S. 749-779.

**Bone-Winkel, Stephan; Isenhöfer, Björn; Hofmann, Philip** (2008): Projektentwicklung. In: Schulte, Karl-Werner (Hrsg.): Immobilienökonomie. Band I. Betriebswirtschaftliche Grundlagen. München: Oldenbourg, S. 231-299.

**Bone-Winkel, Stephan; Orthmann, Alexander; Schleich, Helmut** (2008): Die Entwicklung einer Nutzungskonzeption als Grundstein der Projektentwicklung. In: Schulte, Karl-Werner; Bone-Winkel, Stephan (Hrsg.): Handbuch Immobilien-Projektentwicklung. Köln: Müller (Immobilien-Fachwissen), S. 111-132.

**Bortz, Jürgen; Döring, Nicola** (2006): Forschungsmethoden und Evaluation. Für Human- und Sozialwissenschaftler. Heidelberg: Springer-Medizin-Verl.

**Brake, Klaus** (2012): Reurbanisierung - Interdependenzen zum Strukturwandel. In: Brake, Klaus; Herfert, Günter (Hrsg.): Reurbanisierung, Materialität und Diskurs in Deutschland. Wiesbaden: Springer VS, S. 22-33.

**Brake, Klaus; Herfert, Günter** (2012): Reurbanisierung – Editorial. In: Brake, Klaus; Herfert, Günter (Hrsg.): Reurbanisierung, Materialität und Diskurs in Deutschland. Wiesbaden: Springer VS, S. 12-19.

**Brake, Klaus; Urbanczyk, Rafael** (2012): Reurbanisierung - Strukturierung einer begrifflichen Vielfalt. In: Brake, Klaus; Herfert, Günter (Hrsg.): Reurbanisierung, Materialität und Diskurs in Deutschland. Wiesbaden: Springer VS, S. 34-51.

**Braum, Michael** (2004): Projekt Falkenried erhält Deutschen Städtebaupreis 2004 -. Sonderpreis geteilt: „bed by night" und „stadthalten". Herausgegeben von DASL. Deutsche Akademie für Städtebau und Landesplanung e.V. Online verfügbar unter: http://www.dasl.de/staedtebaupreis/?page_id=158, zuletzt geprüft am 22.08.2012.

**Braun, Juliane** (2005): Zurück in die Städte. In: WELT am SONNTAG, 9.10.2005. Online verfügbar unter: http://www.welt.de/print-wams/article133015/Zurueck_in_die_Staedte.html, zuletzt geprüft am 22.08.2012.

**Breuer, Bernd; Schmell, Robert** (2007): Neue Stadtquartiere. Bestand und städtebauliche Qualitäten. Vorgehen und Ergebnisse der laufenden Bestandserhebung des BBR zu neuen Stadtquartieren. BBR-Online-Publikation (01/2007).

**Brühl, Hasso; Echter, Claus-Peter; Frölich Bodelschwingh, Franciska von; Jekel, Gregor** (2006): Wohnen in der Innenstadt - eine Renaissance? Berlin: Deutsches Institut für Urbanistik (Difu-Beiträge zur Stadtforschung, 41).

**Brühl, Martin J.; Menke, Robert; Straub, Tarkan** (2007): Vermietung und Vermarktung im Rahmen der Projektentwicklung. In: Schäfer, Jürgen; Conzen, Georg (Hrsg.): Praxishandbuch der Immobilien-Projektentwicklung. Akquisition, Konzeption, Realisierung, Vermarktung. München: Beck, S. 595-621.

**Bülow** (2011): Bülow-Carré. Bülow AG, Online verfügbar unter: http://www.buelow-ag.de, zuletzt geprüft am 22.08.2012.

**BBR** (1999): Bundesamt für Bauwesen und Raumordnung (BBR) (Hrsg.): Planung städtebaulicher Nutzungsmischung in Stadterweiterungs- und Stadtumbauvorhaben in Europa. Bonn: Selbstverlag des Bundesamt für Bauwesen und Raumordnung (Werkstatt: Praxis, Nr. 2/1999).

**BBR** (2006): Bundesamt für Bauwesen und Raumordnung (BBR): Nutzungsmischung im Städtebau – Endbericht. Online verfügbar unter: http://www.bbsr.bund.de/cln_016/nn_21272/BBSR/DE/Veroeffentlichungen/BMVBS/WP/1998__2006/2000__Heft2__Kurzfassung.html, zuletzt geprüft am 11.01.2012.

**BBR** (2008): Bundesamt für Bauwesen und Raumordnung (BBR): Statusbericht 2008 zum Programm Soziale Stadt. Berlin.

**Bundesinstitut für Bau, Stadt-und Raumforschung** (2010): Nutzungsmischung im Städtebau. Ergebnisse. Online verfügbar unter: http://www.bbsr.bund.de/nn_474150/BBSR/DE/FP/ExWoSt/Forschungsfelder/NutzungsmischungStaedtebau/03__Ergebnisse.html, zuletzt geprüft am 22.08.2012.

**Burmeister** (1993): Stellungnahme des Heimatpflegers der Landeshauptstadt München, 01.02.1993. Bebauung des Quartiers zwischen Theatiner- und Kardinal-Faulhaber-Straße, begrenzt durch Salvator- und Maffeistraße, Gelände der Bayerischen Hypotheken- und Wechselbank. München.

**Christiaanse, Kees** (2002): Die Stadt als Loft. In: Von der Moderne zur europäischen Stadt. Ein Beitrag zum Architektur-Weltkongress UIA Berlin 2002, vom 19. bis 21.07.2002. Online verfügbar unter: http://www.weissenhof2002.de/vort.html, zuletzt geprüft am 22.08.2012.

**Danner, Dietmar** (1998): Im Carré. Büro- und Geschäftszentrum Zeppelin Carré in Stuttgart. In: AIT Spezial Intelligente Arcitektur 12, Jg. Februar 1998, Heft 12, S. 52-57.

**Datz, Christian; Kullmann, Christof** (2005): Hamburg. Architecture & design.: teNeues, Kempen.

**dena** (2010): Deutsche Energie-Agentur GmbH. Online verfügbar unter: http://www.dena.de/, zuletzt geprüft am 16.08.2010.

**Denkmalschutzamt Hamburg** (ohne Datum): Frei und Hansestadt Hamburg, Denkmalwelten der Großstadt. Bewahren Entwickeln Erneuern.

**Deutsche Akademie für Städtebau und Landesplanung e.V.** (2004): Projekt Falkenried erhält Deutschen Städtebaupreis 2004. Sonderpreis geteilt: „bed by night" und „stadthalten". Online verfügbar unter: http://www.dasl.de/staedtebaupreis/?page_id=158, zuletzt geprüft am 22.08.2012.

**Deutscher Städtebaupreis** (2002): Deutscher Städtebaupreis 2002. Begründung der Jury. Deutscher Städtebaupreis der SEB AG.

**DGD** (Hrsg.) (2008): Zusammengefasste Schwerpunktaussagen, basieren auf einem Papier, das im Vorfeld und zur inhaltlichen Vorbereitung der Dezembertagung 2007 des DGD-Arbeitskreises „Städte und Regionen" zum Thema „Städte im demographischen Wandel", erarbeitet wurde. In: Mitteilungen der Deutschen Gesellschaft für Demographie e.V., Jg. 7. Wiesbaden.

**Diederichs, Claus Jürgen** (1994): Grundlagen der Projektentwicklung. Teil 1. In: Bauwirtschaft, Jg. 48, Heft 11/1994, S. 43-49.

**Diederichs, Claus Jürgen** (2006): Immobilienmanagement im Lebenszyklus. Projektentwicklung, Projektmanagement, Facility Management, Immobilienbewertung. Berlin, Heidelberg: Springer-Verlag Berlin Heidelberg (Springer-11774 /Dig. Serial).

**Dietrich, Reinhard** (2005): Entwicklung werthaltiger Immobilien. Einflussgrößen -Methoden - Werkzeuge. Stuttgart: Teubner (Leitfaden des Baubetriebs und der Bauwirtschaft).

**Dinse, Peter; Jaeger, Falk** (2007): Denkmalpflege kreativ. 20 anregende Beispiele aus Hamburg. Hamburg: Gudberg.

**Dolif, Nicole** (2005): Flucht zurück in die Stadt. In: WELT am SONNTAG, 22.10.2005. Online verfügbar unter:
http://www.welt.de/print-welt/article172727/Flucht_zurueck_in_die_Stadt.html, zuletzt geprüft am 22.08.2012.

**Drost, Uwe** (27.05.2011): Falkenried-Quartier. Mitglied der Projektgruppe Falkenried. Interview am 27.05.2011 in Hamburg.

**Duden** (1985): Bedeutungswörterbuch. Mannheim: Dudenverlag, Der Duden in 12 Bänden, das Standardwerk zur deutschen Sprache.

**Duden** (1996): Die deutsche Rechtschreibung. Das Standardwerk zu allen Fragen der Rechtschreibung. Mannheim, Leipzig, Wien, Zürich: Dudenverlag.

**Dziomba, Maike** (2009): Städtebauliche Großprojekte der urbanen Renaissance. Die Phase der Grundstücksverkäufe und ihr Einfluss auf den Projekterfolg. Berlin: LIT, Schriften des Arbeitskreises Stadtzukünfte der Deutschen Gesellschaft für Geographie.

**Dziomba, Maike; Walther, Monika; Munke, Günter** (2007): Standort- und Marktanalyse. Fachbeiträge aus der Immobilienzeitung 2007.

**Ebert, Dieter** (2005): Bauwerk des Jahres 2004 - Sonderpreis Städtebau - Falkenriedquartier - ehemalige Fahrzeugwerkstätten. Herausgegeben vom Architekten- und Ingenieurverein Hamburg e. V. Online verfügbar unter: http://www.aivhh.de/bdj/2004/Falkenried.htm, zuletzt geprüft am 22.08.2012.

**Empirica** (2009): Wie wollen wir morgen leben. Studie von Empirica, Forschung und Beratung, im Auftrag der Vivico Real Estate GmbH. Berlin/ Frankfurt a.M.

**Engelhardt, Albert** (2004): POSITIONIERUNGSKONZEPTE - Einzigartig und unverwechselbar sein! In: Immobilien Zeitung, Ausgabe 11/2004, 21.05.2004, S. 15.

**Erzgräber, Helmut** (10.12.2010): Zeppelin Carré. Deutsche Gesellschaft für Immobilienfonds (DEGI), damaliger Projektleiter des Zeppelin Carrés. Interview am 10.12.2010.

**Falk, Bernd** (Hrsg.) (1994): Gewerbe-Immobilien. Landsberg/Lech: Verl. Moderne Industrie.

**Falk, Bernd** (2004): Fachlexikon Immobilienwirtschaft. Unter Mitarbeit von Günter Haber, Horst Alexander Spitzkopf und Stefan Winden et al. Köln: R. Müller (Immobilien-Wissen).

**FAS** (2003): Fünf Höfe für ein Halleluja. In: Frankfurter Allgemeine Sonntagszeitung, Ausgabe 11, 16.03.2003, S. M3.

**Feldhaus, Friedhelm** (2010): Kapitalanleger suchen Green Buildings. In: Immobilien Zeitung, Ausgabe 24/2010, 27.06.2010, S. 24.

**Feldmann, Philipp** (2009): Die strategische Entwicklung neuer Stadtquartiere. Unter besonderer Berücksichtigung innenstadtnaher oder innerstädtischer, brachgefallener Industrieareale. Regensburg, 2009. Köln: Immobilien Manager Verl. (Schriften zur Immobilienökonomie, 53).

**Feldtkeller, Andreas** (Hrsg.) (2001): Städtebau. Vielfalt und Integration; neue Konzepte für den Umgang mit Stadtbrachen. Stuttgart: DVA.

**Feldtkeller, Andreas** (2009): Nutzer als Investor - Modelle für Urbanität: Das Französische Viertel in Tübingen. In: Lütke Daldrup, Engelbert; Zlonicky, Peter (Hrsg.): Große Projekte in Deutschen Städten. Stadtentwicklung 1990 - 2010. Berlin: Jovis Verl., S. 160-165.

**FHH-Stadtentwicklungsbehörde** (2001): Standort Wohnen. Hamburger Wohnungsbau von 1990 - 2000. Herausgegeben von Freie und Hansestadt Hamburg – Stadtentwicklungsbehörde, Hamburg.

**Flick, Uwe** (2010): Qualitative Sozialforschung. Eine Einführung. Reinbek bei Hamburg: Rowohlt-Taschenbuch-Verlag.

**FPB** (2004): Freie Planungsgruppe Berlin GmbH (10/2004): Bebauungsplanverfahren II-155 für das Tiergarten Dreieck. Berlin. Online verfügbar unter: http://fpb.de/archiv/bauleitplanung, zuletzt geprüft am 22.08.2012.

**Frankfurter Allgemeine Zeitung** (2003): HVB verkauft Münchner Einkaufspassage „Fünf Höfe". In: Frankfurter Allgemeine Zeitung, Ausgabe Nr. 303, 31.12.2003, S. 22.

**Freie und Hansestadt Hamburg - Behörde für Stadtentwicklung und Umwelt** (2007): Räumliches Leitbild. Entwurf. Herausgegeben von Freie und Hansestadt Hamburg - Behörde für Stadtentwicklung und Umwelt. Hamburg.

**Frick, Dieter** (2008): Theorie des Städtebaus. Zur baulich-räumlichen Organisation von Stadt. Tübingen: Wasmuth.

**Friedemann, Jens** (1999): Strukturveränderungen auf den Märkten und ihr Einfluss auf Immobilieninvestitionen. In: Bächer, Max; Friedemann, Jens; Pesch, Franz-Josef (Hrsg.): Zeppelin Carré Stuttgart. Die Verwandlung eines innerstädtischen Quartiers. Tübingen: Wasmuth, S. 9-15.

**Gesellensetter, Catrin** (2009): In der City nur noch Ramsch. Herausgegeben von FOCUS Online. Online verfügbar unter: http://www.focus.de/finanzen/news/einkaufszentren-in-der-city-nur-noch-ramsch_aid_367014.html, zuletzt geprüft am 22.08.2012.

**Gläser, Wolf** (03.12.2010): Zeppelin Carré. Amt für Stadtplanung und Stadterneuerung Stuttgart. Interview am 03.12.2010, Stuttgart.

**Gornig, Martin; Mundelius, Marco** (2012): Reurbanisierung und wissensbasierte Ökonomie. In: Brake, Klaus; Herfert, Günter (Hrsg.): Reurbanisierung, Materialität und Diskurs in Deutschland. Wiesbaden: Springer VS, S. 130-150.

**Graaskamp, James A.** (1991): Fundamentals of real estate development (1981). In: Jarchow, Stephen P. (Hrsg.): Graaskamp on real estate. Washington D.C.: ULI-the Urban Land Institute.

**Grabener** (2012): Grabener Verlag GmbH, Online verfügbar unter: http://grabenerverlag.de/Verlag/seiten_az/lexikon.html, zuletzt geprüft am 22.08.2012.

**Groth, Klaus** (2000): Editorial. In: Groth Gruppe (Hrsg.): Das Tiergarten Dreieck. Ein Traditionsviertel erwacht zu neuem Leben. Eine Baudokumentation. Berlin, S. 6-7.

**Groth, Klaus** (2010): Der Weg vom geförderten Wohnungsbau der Mauerstadt zur modernen, international beachteten Metropole. In: Ummen, Robert; Johns, Sven R. (Hrsg.): Immobilien Jahrbuch 2010. Analysen, Trends, Perspektiven. Berlin, S. 258-267.

**Groth Gruppe** (2000): Tiergarten Dreieck. Urbanes Leben im Grünen. Presseinformation. Pressemitteilung vom November 2000. Berlin.

**Groth Gruppe** (2008): Die Groth Gruppe. 25 Jahre Erfahrung rund um die Immobilie. Herausgegeben von Groth Gruppe. Berlin.

**Guggenberger, Götz** (ohne Datum a): Das Zeppelin Carré Stuttgart - ein Pilotprojekt innerstädtischer Revitalisierung. internes Dokument zum Zeppelin Carré von Götz Guggenberger/ Auer+Weber+Partner. Unveröffentlichtes Manuskript, Stuttgart.

**Guggenberger, Götz** (ohne Datum b): Zeppelin Carré Stutgart. internes Dokument zum Zeppelin Carré von Partner Götz Guggenberger/ Auer+Weber+Partner. Unveröffentlichtes Manuskript, Stuttgart.

**Habermann-Nieße, Klaus** (2006): Was ist dran an der Reurbanisierung? – Wohnen und arbeiten in der Stadt. In: wohnbund-informationen (Hrsg.): Was ist dran an der Reurbanisierung?

**Hadek, Andrea; Thomes, Katja** (2007): Zukunft Stadt. Standortfaktor Lebensqualität: Best Practices in Europa. Hamburg.

**Hahn, Matthias** (1999): Vorwort. In: Bächer, Max; Friedemann, Jens; Pesch, Franz-Josef (Hrsg.): Zeppelin-Carré Stuttgart. Die Verwandlung eines innerstädtischen Quartiers. Tübingen: Wasmuth, S. 6-7.

**Hartmann; Elke** (22.01.2001): Leben wie Sandra? Trend. In: FOCUS Magazin, Heft Nr. 4 (2001). Online verfügbar unter: http://www.focus.de/kultur/leben/trend-leben-wie-sandra_aid_ 188141.html, zuletzt geprüft am 24.08.2012.

**Häußermann, Hartmut** (2003): Von der europäischen Stadt zur europäischen Metropolregion – Szenarien für 2000 bis 2030. In: Lohr, Manfred (Hrsg.): Quartiere im städtischen Kontext. Der DIFA-Award 2002. Berlin: Braun, S. 22–24.

**Häußermann, Hartmut; Läpple, Dieter; Siebel, Walter** (2008): Stadtpolitik. Frankfurt a.M.: Suhrkamp.

**Häußermann, Hartmut; Siebel, Walter** (1996): Soziologie des Wohnens. Eine Einführung in Wandel und Ausdifferenzierung des Wohnens. Weinheim: Juventa-Verlag.

**Häußermann, Hartmut; Werwatz, Axel Förste Daniel; Hausmann, Patrick** (2010): Monitoring Soziale Stadtentwicklung 2010. Fortschreibung für den Zeitraum 2008 - 2009. Im Auftrag der Senatsverwaltung für Stadtentwicklung Berlin - Referat I A, Endbericht. Herausgegeben von Senatsverwaltung für Stadtentwicklung Berlin. Berlin.

**Havemann, Antje; Selle, Klaus** (Hrsg.) (2010): Plätze, Parks & Co. Stadträume im Wandel ; Analysen, Positionen und Konzepte. Detmold: Rohn (Edition Stadt-Entwicklung).

**Herkommer, Benjamin** (2005): Nachmoderne Formen der Nutzungsmischung. In: Bodenschatz, Harald; Altrock, Uwe (Hrsg.): Renaissance der Mitte. Zentrumsumbau in London und Berlin. Braun (Schriften des Schinkel-Zentrums für Architektur, Stadtforschung und Denkmalpflege der Technischen Universität Berlin), S. 357-370.

**Hermann, Ulrich** (29.10.2010): Michel+Wolf+Partner. Frei Architekten BDA. Interview am 29.10.2010 in Stuttgart.

**Herwig, Oliver** (2003): Fünf Höfe & Schäfflerhof München. Berlin: Stadtwandel-Verlag (Die neuen Architekturführer).

**Herzog & de Meuron** (2003): Nr. 143, Fünf Höfe, Innenstadtprojekt für München, München, 1994 – 2003, offizielle Projektbeschreibung. Herausgegeben von Herzog & de Meuron.

**Hines Immobilien GmbH** (2010): Postquartier. Online verfügbar unter: www.postquartier.de, zuletzt geprüft am 18.04.2012.

**Hirschmann, Sven** (2010): Wenn die Immobilie „Gurke" heißt. In: Immobilien Wirtschaft, Heft 05, S. 19-24.

**Hogeback, Anne** (2009): Einblicke. Rückblicke. Ausblicke. München. Ein Magazin anlässlich 30 Jahre Referat für Stadtplanung und Bauordnung. Herausgegeben von Referat für Stadtplanung und Bodenordnung Landeshauptstadt München.

**Hölz, Christoph; Schubert, Gabriele** (Hrsg.) (2003): Münchens neue Altstadt. Schäfflerhof - Fünf Höfe. München: HypoVereinsbank.

**Huber, Brigitte** (2003): Klöster, Banken und Paläste. Zur Geschichte des Münchener Kreuzviertels. In: Hölz, Christoph; Schubert, Gabriele (Hrsg.): Münchens neue Altstadt. Schäfflerhof - Fünf Höfe. München: HypoVereinsbank, S. 48–65.

**Hutfils, Cornelia** (2000): Das Tiergarten Dreieck. Ein Traditionsviertel erwacht zu neuem Leben. Eine Baudokumentation. Herausgegeben von Groth Gruppe. Berlin.

**Immobilien Zeitung** (1999): CDU zieht im Sommer 2000 nach Berlin - Richtfest für Tiergarten Dreieck. 160 Luxuswohnungen mit Blick auf Kanal. In: Immobilien Zeitung, Ausgabe 14/1999, 01.07.1999, S. 16.

**Immobilien Zeitung** (2000): Tiergarten Dreieck nähert sich der Fertigstellung. Pocket-Park und Sporting Club - auch für die CDU. In: Immobilien Zeitung, Ausgabe 10/2000, 05.05.2000, S. 22.

**Immobilien Zeitung** (2002): Hamburg - Von der Pferdebahn zum Loftviertel mit neuen Wohnkonzepten. In: Immobilien Zeitung, Ausgabe 7/2002, 28.03.2002, S. 16.

**Immobilien Zeitung** (2003): Hamburg-Falkenried. Mein Leben, meine Wohnung, mein Büro. In: Immobilien Zeitung, Ausgabe Nr. 11/2003, 22.05.2003, S. 21.

**Isenhöfer, Björn** (2008): Strategisches Management von Projektentwicklungsunternehmen. In: Schulte, Karl-Werner; Bone-Winkel, Stephan (Hrsg.): Handbuch Immobilien-Projektentwicklung. Köln: Müller (Immobilien-Fachwissen), S. 507–568.

**Jacobs, Jane** (1961/1963): Tod und Leben großer amerikanischer Städte. Gütersloh: Bertelsmann Fachverlag.

**Jarchow, Stephen P.** (Hrsg.) (1991): Graaskamp on real estate. Washington D.C.: ULI - the Urban Land Institute.

**Jaworski, Rudolf; Stachel, Peter** (Hrsg.) (2007): Die Besetzung des öffentlichen Raumes. Politische Plätze, Denkmäler und Straßennamen im europäischen Vergleich. Berlin: Frank & Timme.

**Jenewein, Mark** (2004): POSITIONIERUNGSKONZEPTE – Einzigartig und unverwechselbar sein! Interview von Engelhardt, Albert. In: Immobilien Zeitung, Ausgabe 11/2004, 21.05.2004, S. 15.

**Jessen, Johann** (1996): Städtebauliche Nutzungsmischung planen. In: Selle, Klaus; Rösener, Britta; Rössig, Michael (Hrsg.): Planung und Kommunikation. Gestaltung von Planungsprozessen in Quartier, Stadt und Landschaft ; Grundlagen, Methoden, Praxiserfahrungen. Wiesbaden: Bauverlag, S. 246-29.

**Jessen, Johann** (1999): Planung städtebaulicher Nutzungsmischung in Europa. Erfahrungen und Empfehlungen. In: Bundesamt für Bauwesen und Raumordnung (BBR) (Hrsg.): Planung städtebaulicher Nutzungsmischung in Stadterweiterungs- und Stadtumbauvorhaben in Europa. Bonn: Selbstverlag des Bundesamt für Bauwesen und Raumordnung (Werkstatt: Praxis, Nr. 2/1999), S. 3-33.

**Jorzick, Peter** (1999): Gewerbe im Hof - neue Arbeitsplätze für aufgegebene Fabriken. In: Schneider, Ursula (Hrsg.): Fabriketagen. Leben in alten Industriebauten. Hamburg: Christians, S. 68-75.

**Jorzick, Peter** (14.06.2011): Falkenried-Quartier. Geschäftsführende Gesellschafter HAMBURG TEAM. Interview am 14.06.2011 in Hamburg.

**Just, Tobias** (2012): Investitionen in die Innenstädte: Reurbanisierung aus Eigeninteresse der Investoren. In: Brake, Klaus; Herfert, Günter (Hrsg.): Reurbanisierung, Materialität und Diskurs in Deutschland. Wiesbaden: Springer VS, S. 166-179.

**Kaiser, Andreas; Pohlan, Jörg** (2008): Wachsende Stadt, schrumpfende Quartiere – Kleinräumige Analyse der demografischen Entwicklung in Hamburg. In: Maretzke, Steffen (Hrsg.): Städte im demografischen Wandel – Wesentliche Strukturen und Trends des demografischen Wandels in den Städten Deutschlands. Wiesbaden (Heft 125).

**Karl, Thorsten** (2003): Kaufkraft und Mieten noch immer top. In: Immobilien Zeitung, Ausgabe 24/2003, 27.11.2003, S. 22.

**Karl, Thorsten** (2004): Auf der Zeil lief es dienstags am besten. In: Immobilien Zeitung, Ausgabe 16/2004, 29.07.2004, S. 7.

**Keim, Karl-Dieter** (1979): Milieu in der Stadt. Ein Konzept zur Analyse älterer Wohnquartiere. Stuttgart: Kohlhammer (Schriften des Deutschen Instituts für Urbanistik, 63).

**Kern, Peter; Bauer, Wilhelm; Kelter, Jörg** (2007): Nutzungskonzepte und architektonische Ausgestaltung. In: Schäfer, Jürgen; Conzen, Georg (Hrsg.): Praxishandbuch der Immobilien-Projektentwicklung. Akquisition, Konzeption, Realisierung, Vermarktung. München: Beck, S. 237-269.

**Klaaßen, Lars** (2000): Tiergarten Dreieck Berlin. Berlin: Stadtwandel-Verlag. (Die neuen Architekturführer, 27).

**Knepel, Helmut; Kubatzki, Wolfgang** (2007): Rating von Projektentwicklungen und von Projektentwicklungsgesellschaften. In: Schäfer, Jürgen; Conzen, Georg (Hrsg.): Praxishandbuch der Immobilien-Projektentwicklung. Akquisition, Konzeption, Realisierung, Vermarktung. München: Beck, S. 67-78.

**Kocks, Martina; Böhme, Christa; Franke, Thomas; Uttke, Angela** (2009): Modellvorhaben der sozialen Stadt. Gute Beispiele für sozial-integrative Projekte. Berlin: Deutsches Institut für Urbanistik (Bund-Länder-Programm Soziale Stadt).

**Koineke, Sonja; Frechen, Joseph** (2003): Die Spaßgesellschaft zurück in die Städte holen. Belebung der Innenstädte durch Freizeitnutzung. In: Immobilien Zeitung, Ausgabe 20/2003, 02.10.2003, S. S. 25.

**Koppe, Dieter** (05.10.2011 und 14.10.2011): Fünf Höfe. ehemaliger Leiter des Baubereichs der HVB. Interview am 05.10.2011 und 14.10.2011 München.

**Köppen, Bernhard** (2008): Reurbanisierung als Hoffnung der Städte im demographischen Wandel. In: DGD (Hrsg.): Zusammengefasste Schwerpunktaussagen, basieren auf einem Papier, das im Vorfeld und zur inhaltlichen Vorbereitung der Dezembertagung 2007 des DGD-Arbeitskreises „Städte und Regionen" zum Thema „Städte im demographischen Wandel", erarbeitet wurde. Mitteilungen der Deutschen Gesellschaft für Demographie e.V. Sonderheft, Ausgabe 13. Wiesbaden, S. 14-18.

**Kopplin, Bärbel** (2003): Kunst in den Fünf Höfen. In: Hölz, Christoph; Schubert, Gabriele (Hrsg.): Münchens neue Altstadt. Schäfflerhof - Fünf Höfe. München: HypoVereinsbank, S. 29-37.

**Köster, Claudia** (2005): Städtebauliche Qualitätssicherung bei der Entwicklung neuer Stadtquartiere. Zur Zusammenarbeit öffentlicher und privater Partner. Münster, Westf.: Monsenstein und Vannerdat.

**Kötter, Theo** (2001): Flächenmanagement - zum Stand der Theoriediskussion. In: Flächenmanagement und Bodenordnung. Jg. 63, Nr. 4, S. 145-166.

**Kretschmer, Rainer** (1994): Mehrfunktional genutzte Gewerbeimmobilien. In: Falk, Bernd (Hrsg.): Gewerbe-Immobilien. Landsberg/Lech: Verlag Moderne Industrie.

**Krug, Julia** (2007): Innenstadtkonzept. Leitlinien für die Münchener Innenstadt und Maßnahmenkonzepte zur Aufwertung. Herausgegeben von Referat für Stadtplanung und Bodenordnung Landeshauptstadt München.

**Kumpf, Bernhard** (2003): Die Vision spielt oft eine größere Rolle als die Realität. Interview in der Immobilien Zeitung. In: Immobilien Zeitung, Ausgabe 25/2003, 11.12.2003, S. 23.

**Lammel, Eckhard** (2005): Bürogebäude. In: Schulte, Karl-Werner (Hrsg.): Immobilienökonomie. Band III. Stadtplanerische Grundlagen. München: Oldenbourg, S. 443-477.

**Lammel, Eckhard** (2008): Fallstudien für die Projektentwicklung bei einzelnen Immobilientypen. In: Schulte, Karl-Werner; Bone-Winkel, Stephan (Hrsg.): Handbuch Immobilien-Projektentwicklung. Köln: Müller (Immobilien-Fachwissen), S. 721-747.

**Landeshauptstadt München** (1993): Beschluß des Ausschusses für Stadtplanung und Bauordnung. Städtebauliche Zielsetzungen für das Hypobank-Stammgelände im Bereich Theatiner-, Salvator-, Kardinal-Faulhaber- und Maffeistraße im Stadtbezirk 1 - Altstadt-Lehel (06.10.1993). Referat für Stadtplanung und Bodenordnung. München.

**Lange, Dagmar** (2010a): Stuttgart - Krisenfester Büromarkt zieht auch Investoren an. In: IZ Immobilien Zeitung, Ausgabe 10/2010, 11.03.2010, S. 26.

**Lange, Dagmar** (2010b): Ungebremste Shoppinglust in der City. In: Immobilien Zeitung, Ausgabe 46/2010, 18.11.2010, S. 23.

**Lange, Ralf** (2008): Architektur in Hamburg. Der große Architekturführer ; über 1000 Bauten in Einzeldarstellungen. Hamburg: Junius.

**Läpple, Dieter** (2006): Eine Renaissance der Stadt und die Segmentierung der Stadtgesellschaft. In: wohnbund-informationen (Hrsg.): Was ist dran an der Reurbanisierung?

**Le Corbusier; Hilpert, Thilo** (1984): Le Corbusiers "Charta von Athen". Texte und Dokumente. Kritische Neuausgabe. Braunschweig: Vieweg (Bauwelt-Fundamente Städtebau, Urbanistik, 56).

**Lichtenberger, Elisabeth** (2002): Die Stadt. Von der Polis zur Metropolis. Darmstadt: Wissenschaftliche Buchgesellschaft.

**Lohr, Manfred** (Hrsg.) (2003): Quartiere im städtischen Kontext. Der DIFA-Award 2002. Berlin: Braun.

**Lüdtke, Hartmut** (1989): Expressive Ungleichheit. Zur Soziologie der Lebensstile. Opladen: Leske + Budrich.

**Lüpke, Dieter von** (2007): Innenentwicklung als dominierende Aufgabe der Stadtentwicklung. Das Beispiel der Stadt Frankfurt am Main. In: Scholl, Bernd; Gloger, Stefan (Hrsg.): Stadtgespräche. Zürich: ETH Eidgenössische Techn. Hochschule, S. 32–44.

**Lütke Daldrup, Engelbert; Zlonicky, Peter** (2009): Stadtentwicklung im großen Maßstab - Große Projekte in deutschen Städten. In: Lütke Daldrup, Engelbert; Zlonicky, Peter (Hrsg.): Große Projekte in Deutschen Städten. Stadtentwicklung 1990 - 2010. Berlin: Jovis Verlag. S. 9-11.

**Lynch, Kevin** (2007): Das Bild der Stadt. Unveränderter Nachdruck der Ausgabe Braunschweig, Wiesbaden, Vieweg, 1989. Basel, Berlin: Bauverlag. Birkhäuser (Bauwelt-Fundamente Stadtgestaltung, Stadterlebnis, 16).

**Machleidt, Hildebrand** (14.01.2011): Tiergarten Dreieck. Machleidt + Partner - Büro für Städtebau. Interview am 14.01.2011 in Berlin.

**Mack, Gerhard** (2003): Herzog & de Meuron. Architektur als Dialog mit der Welt. In: Hölz, Christoph; Schubert, Gabriele (Hrsg.): Münchens neue Altstadt. Schäfflerhof - Fünf Höfe. München: HypoVereinsbank, S. 66-71.

**Manderscheid, Katharina** (2004): Milieu, Urbanität und Raum. Soziale Prägung und Wirkung städtebaulicher Leitbilder und gebauter Räume. Freiburg i. Br., 2003, eine empirische Untersuchung des städtebaulichen Entwicklungsgebietes Französisches Viertel/Stuttgarter Straße in Tübingen. Wiesbaden: VS Verlag für Sozialwissenschaften.

**Maretzke, Steffen** (Hrsg.) (2008): Städte im demografischen Wandel - Wesentliche Strukturen und Trends des demografischen Wandels in den Städten Deutschlands. Wiesbaden (Heft 125).

**Marquart, Christian** (1998): Ein Viertel und sein Takt. Das schwierige Erbe der Nachkriegs-Architektur: In Stuttgart wurde das Zeppelin-Carré wiederbelebt. In: Süddeutsche Zeitung, 19.08.1998, S. 12.

**McMahan, John** (1989): Property Development. New York: McGraw-Hill.

**McMahan, John** (2007): Professional property development. New York: McGraw-Hill.

**Meng, Rüdiger; Schmitz-Veltin, Ansgar; West, Christina** (2008): Wohnen in der Stadt? Wohnwünsche intraurban wachsender Haushalte und potentielle Reurbanisierer am Beispiel der Stadt Mannheim. In: Maretzke, Steffen (Hrsg.): Städte im demografischen Wandel, Wesentliche Strukturen und Trends des demografischen Wandels in den Städten Deutschlands. Wiesbaden (Heft 125).

**Meyers Lexikon online** (2008): Kognition. Herausgegeben von Bibliographisches Institut & F. A. Brockhaus AG. Online verfügbar unter: http://lexikon.meyers.de/beosearch/permlink.action?pageId=33714598&version=1, zuletzt geprüft am 24.08.2012.

**Meyhöfer, Dirk** (2005): Im Nest: New Falkenried als Zugewinn für die Innere Stadt. In: Meyhöfer, Dirk; Schwarz, Ullrich; im Auftrag der Hamburgischen Architektenkammer (Hrsg.): Architektur in Hamburg. Jahrbuch 2005. Hamburg: Junius Verlag, S. 36-45.

**Miles, Mike E.; Berens, Gayle; Weiss, Marc Allan** (Hrsg.) (2000): Real estate development. Principles and process. Washington, D.C: Urban Land Institute.

**Munke, Günter; Dziomba, Maike; Walther, Monika** (2008): Standort- und Marktanalysen in der Immobilienwirtschaft - Ziele, Gegenstand, methodische Grundlagen und Informationsbeschaffung. In: Schulte, Karl-Werner; Bone-Winkel, Stephan (Hrsg.): Handbuch Immobilien-Projektentwicklung. Köln: Müller (Immobilien-Fachwissen), S. 133-207.

**Nelson, Andrew J.; Rakau, Oliver; Dörrenberg, Philipp** (2010): Nachhaltige Gebäude - Von der Nische zum Standard, 11.05.2010. Deutsche Bank Research. Frankfurt am Main. Online verfügbar unter: http://www.dbresearch.com/servlet/reweb2.ReWEB;jsessionid=7DC0243B71DE753C64E7879A9C13F048.srv-loc-dbr-com?rwnode=DBR_INTERNET_DE-PROD$NEU&rwsite=DBR_INTERNET_DE-PROD, zuletzt geprüft am 24.08.2012.

**Nell, Job von; Emenlauer, Rainer** (2002): Die Entwicklung einer Nutzungskonzeption als Grundstein der Projektentwicklung. In: Schulte, Karl-Werner; Bone-Winkel, Stephan (Hrsg.): Handbuch Immobilien-Projektentwicklung. Köln: Müller (Immobilien-Wissen).

**Pätz, Andreas; Soehlke, Cord** (2001): Das Tübinger Südstadtprojekt: Ziele - Werkzeuge - Resultat. Lässt sich Stadtleben planen? Ziele und Werkzeuge. In: Feldtkeller, Andreas (Hrsg.): Städtebau. Vielfalt und Integration; neue Konzepte für den Umgang mit Stadtbrachen. Stuttgart: DVA, S. 41-86.

**Pesch, Franz-Josef** (1999): Der städtische Hof - Ein Impuls für die Innenstadt. In: Bächer, Max; Friedemann, Jens; Pesch, Franz-Josef (Hrsg.): Zeppelin-Carré Stuttgart. Die Verwandlung eines innerstädtischen Quartiers. Tübingen: Wasmuth, S. 22-27.

**PGF** (1999): Auslobung Wettbewerb. Die Zukunft der ehemaligen Fahrzeugwerkstätten Falkenried. Auslobungstext zum städtebaulichen und hochbaulichen Realisierungswettbewerb. Unveröffentlichtes Manuskript. Hamburg.

**PGF** (2002): Falkenried. Hamburg-Eppendorf - Ein neuer Stadtteil entsteht - Die Zukunft der ehemaligen Fahrzeugwerkstätten Falkenried. Dokumentation. Herausgegeben von Projektentwicklungsgesellschaft Falkenried mbH. Hamburg.

**Philipp, Klaus Jan** (2004): Hilmer & Sattler und Albrecht. Bauten und Projekte - Buildings and projects. Stuttgart: Ed. Menges.

**Rauterberg, Hanno** (2005): Neue Heimat Stadt. In: DIE ZEIT, Ausgabe Nr. 34, 18.08.2005. Online verfügbar unter: http://www.zeit.de/2005/34/StadtRenaissance, zuletzt geprüft am 24.08.2012.

**Rebhan, Christine** (2009): Quartiersentwicklung - Wohnen als Zugpferd für Bürovermarktung. In: Immobilien Zeitung, Ausgabe 9/2009, S. 8.

**Rees, Peter Wynne** (2005): Lebendige Plätze statt toter Flächen. In: Thomes, Katja (Hrsg.): Zukunft Stadt. Europas Quartiere, Future of the city: Europe's urban quarters. Berlin: Braun, S. 90-93.

**Rehm, Anne-Kathrin** (1980): Stadtteil Geschichte. Falkenried - Bewohner erzählen. Hamburg: VSA-Verlag.

**Research BANKHAUS ELLWANGER & GEIGER** (2010): Stuttgarter Büromarkt 2009/2010 im Fokus. Herausgegeben von BANKHAUS ELLWANGER & GEIGER KG / Real Estate. Online verfügbar unter: http://www.privatbank.de/de/research.html, zuletzt geprüft am 24.08.2012.

**Ryll, Christine** (2006): Fünf Höfe: Das erfolgreichste Projekt wurde eingekauft. In: Immobilien Zeitung, Ausgabe 07/2006, 16.03.2006, S. 19. Online verfügbar unter: http://www.immobilien-zeitung.de/51399/fuenf-hoefe-erfolgreichste-projekt-wurde-eingekauft, zuletzt geprüft am 24.08.2012.

**Sayah, Amber** (1998): Abkehr vom Plattmachen. Das Zeppelin-Carré als Vorbote eines neuen Stuttgarter Sanierungsgeistes. In: Süddeutsche Zeitung, 11.03.1998.

**Sayah, Amber** (1999a): Ein Gespräch mit den Architekten Fritz Auer und Götz Guggenberger. In: Bächer, Max; Friedemann, Jens; Pesch, Franz-Josef (Hrsg.): Zeppelin-Carré Stuttgart. Die Verwandlung eines innerstädtischen Quartiers. Tübingen: Wasmuth, S. 39-55.

**Sayah, Amber** (1999b): Das Zeppelin Carré - eine architektonische Betrachtung. In: Bächer, Max; Friedemann, Jens; Pesch, Franz-Josef (Hrsg.): Zeppelin-Carré Stuttgart. Die Verwandlung eines innerstädtischen Quartiers. Tübingen: Wasmuth, S. 104-108.

**Schäche, Wolfgang** (1992): Zur Geschichte. Gutachten „Das Diplomatenviertel". In: Stimmann, Hans (Hrsg.): World Trade Center Berlin und Wohnen am Landwehrkanal. Städtebaulicher Ideen- und Realisierungswettbewerb. Senatsverwaltung für Bau- und Wohnungswesen, Berlin. Berlin (Bericht 7), S. 12-19.

**Schäche, Wolfgang; Machleidt, Hildebrand** (Hrsg.) (2006): Hildebrand Machleidt, Büro für Städtebau - Planungen für die Stadt. Berlin: Jovis.

**Schäfer, Jürgen; Conzen, Georg** (2007): Anforderungen an den Projektentwickler. In: Schäfer, Jürgen; Conzen, Georg (Hrsg.): Praxishandbuch der Immobilien-Projektentwicklung. Akquisition, Konzeption, Realisierung, Vermarktung. München: Beck, S. 11-12.

**Schäfer, Jürgen; Conzen, Georg** (2007): Definition und Abgrenzung der Immobilien-Projektentwicklung. In: Schäfer, Jürgen; Conzen, Georg (Hrsg.): Praxishandbuch der Immobilien-Projektentwicklung. Akquisition, Konzeption, Realisierung, Vermarktung. München: Beck, S. 1-5.

**Schäfer, Jürgen; Conzen, Georg** (2007): Grundlagen der Investitionsentscheidung. In: Schäfer, Jürgen; Conzen, Georg (Hrsg.): Praxishandbuch der Immobilien-Projektentwicklung. Akquisition, Konzeption, Realisierung, Vermarktung. München: Beck, S. 89-100.

**Schelte, Jeannette** (1999): Räumlich-struktureller Wandel in Innenstädten. Moderne Entwicklungsansätze für ehemalige Gewerbe- und Verkehrsflächen. Neue Maßstäbe für die Innenstädte. Dortmund: IRPUD (Dortmunder Beiträge zur Raumplanung Blaue Reihe, 97).

**Schlömer, Werner** (14.01.2011): Tiergarten Dreieck. Senatsverwaltung für Stadtentwicklung Berlin – Planen, Bauen, Wohnen, Natur, Verkehr. Interview am 14.01.2011 in Berlin.

**Schmals, Klaus M.** (2005): Soziologische Bausteine der Stadtplanung. In: Schulte, Karl-Werner (Hrsg.): Immobilienökonomie. Band III. Stadtplanerische Grundlagen. München: Oldenbourg, S. 45-67.

**Schneider, Ursula** (Hrsg.) (1999): Fabriketagen. Leben in alten Industriebauten. Hamburg: Christians.

**Scholl, Bernd; Gloger, Stefan** (Hrsg.) (2007): Stadtgespräche. Zürich: ETH Eidgenössische Techn. Hochschule.

**Schubert, Dirk** (1998): Stadterneuerung in Hamburg - Von der Flächensanierung zur integrierten Quartiersentwicklung. In: PlanerIn: Fachzeitschrift für Stadt-, Regional- und Landesplanung; Vereinigung für Stadt-, Regional- und Landesplanung SRL e.V., Berlin, Jg. 2/98, Heft 2, S. 8-11.

**Schubert, Dirk** (2005): Hamburger Wohnquartiere. Ein Stadtführer durch 65 Siedlungen. Berlin: Reimer.

**Schubert, Dirk** (2006): Hamburg Falkenried: Reurbanisierung oder „splendid isolation"? In: wohnbund-informationen - Mitgliederzeitung des wohnbund e.v., Heft. I+II/ 06, S. 29-32.

**Schulte, Karl-Werner** (Hrsg.) (2005): Immobilienökonomie. Band III. Stadtplanerische Grundlagen. München: Oldenbourg.

**Schulte, Karl-Werner** (Hrsg.) (2008): Immobilienökonomie. Band I. Betriebswirtschaftliche Grundlagen. München: Oldenbourg.

**Schulte, Karl-Werner; Bone-Winkel, Stephan** (Hrsg.) (2002): Handbuch Immobilien-Projektentwicklung. Köln: Müller (Immobilien-Wissen).

**Schulte, Karl-Werner; Bone-Winkel, Stephan** (2008): Grundlagen der Projektentwicklung aus immobilienwirtschaftlicher Sicht. In: Schulte, Karl-Werner; Bone-Winkel, Stephan (Hrsg.): Handbuch Immobilien-Projektentwicklung. Köln: Müller (Immobilien-Fachwissen), S. 23-89.

**Schulte, Karl-Werner; Bone-Winkel, Stephan; Rottke, Nico** (2002): Grundlagen der Projektentwicklung aus immobilienwirtschaftlicher Sicht. In: Schulte, Karl-Werner; Bone-Winkel, Stephan (Hrsg.): Handbuch Immobilien-Projektentwicklung. Köln: Müller (Immobilien-Wissen), S. 27-90.

**Schulte, Karl-Werner; Pelzeter, Andrea** (2005): Stadtplanung und Immobilienökonomie. In: Schulte, Karl-Werner (Hrsg.): Immobilienökonomie. Band III. Stadtplanerische Grundlagen. München: Oldenbourg, S. 1-20.

**Schultz, Harald** (2000): Es geht aufwärts. Konjunktur. In: FOCUS-MONEY, Jg. 27.07.2000, Heft 31. Online verfügbar unter: http://www.focus.de/finanzen/news/konjunktur-es-geht-aufwaerts_aid_240251.html, zuletzt geprüft am 24.08.2012.

**Schütz, Elmar; Feldmann, Philipp** (2008): Quartiersentwicklung am Beispiel des Arnulfparks in München. In: Schulte, Karl-Werner; Bone-Winkel, Stephan (Hrsg.): Handbuch Immobilien-Projektentwicklung. Köln: Müller (Immobilien-Fachwissen).

**Selle, Klaus; Rösener, Britta; Rössig, Michael** (Hrsg.) (1996): Planung und Kommunikation. Gestaltung von Planungsprozessen in Quartier, Stadt und Landschaft; Grundlagen, Methoden, Praxiserfahrungen. Wiesbaden: Bauverlag.

**Senatsverwaltung für Stadtentwicklung und Umweltschutz, Berlin** (ohne Datum): Presseerklärung. Beurteilung des Preisgerichts. Pressemitteilung. Berlin.

**Siebel, Walter** (2005): Was ist eine europäische Stadt? In: Europa Kultur Stadt - Beilage des Deutschen Kulturrates und der Kulturstiftung des Bundes in Politik und Kultur, Jg. Januar bis Februar 2005, Heft II, S. 1-2.

**Siebel, Walter** (2010): Wesen und Zukunft der europäischen Stadt. In: Havemann, Antje; Selle, Klaus (Hrsg.): Plätze, Parks & Co. Stadträume im Wandel; Analysen, Positionen und Konzepte. Detmold: Rohn (Edition Stadt-Entwicklung), S. 115-132.

**Spars, Guido** (2010): Standortentwicklung kreativer Milieus. In: Kreative Milieus und offene Räume in Hamburg. Hamburg: Behörde für Stadtentwicklung und Umwelt, S. 82-87.

**Speer, Albert** (2005): Eine neue Qualität der Stadtentwicklung. In: Thomes, Katja (Hrsg.): Zukunft Stadt. Europas Quartiere, Future of the city: Europe's urban quarters. Berlin: Braun, S. 8-9.

**Spiegel Special** (1997): Loft und Liebe. In: Spiegel Special, Jg. 5/1997, S. 50-54.

**Stachel, Peter** (2007): Stadtpläne als politische Zeichensysteme. Symbolische Einschreibungen in den öffentlichen Raum. In: Jaworski, Rudolf; Stachel, Peter (Hrsg.): Die Besetzung des öffentlichen Raumes. Politische Plätze, Denkmäler und Straßennamen im europäischen Vergleich. Berlin: Frank & Timme, S. 13-60.

**Stimmann, Hans** (Hrsg.) (1992): World Trade Center Berlin und Wohnen am Landwehrkanal. Städtebaulicher Ideen- und Realisierungswettbewerb. Herausgegeben von Hans Stimmann. Senatsverwaltung für Bau- und Wohnungswesen, Berlin. (Bericht 7). Berlin.

**Stimmann, Hans** (Hrsg.) (2001): Von der Architektur- zur Stadtdebatte. Die Diskussion um das Planwerk Innenstadt. Berlin: Braun.

**Stimmann, Hans** (2006): Städtebau - oder der mühselige Weg von der Stadtplanung zur Architektur der Stadt. In: Schäche, Wolfgang; Machleidt, Hildebrand (Hrsg.): Hildebrand Machleidt, Büro für Städtebau - Planungen für die Stadt. Berlin: Jovis, S. 6-8.

**Stock, Wolfgang Jean** (2003): Die Stadt. Der Block. Fünf Höfe. In: Hölz, Christoph; Schubert, Gabriele (Hrsg.): Münchens neue Altstadt. Schäfflerhof - Fünf Höfe. München: HypoVereinsbank, S. 8-33.

**Stock, Wolfgang Jean** (2003): Geschäftsviertel „Fünf Höfe" in München, Deutschland. In: Boeckl, Matthias (Hrsg.): StadtUmbau. Recent international examples, Urban conversion. Wien: Springer (Edition Architektur aktuell, 04), S. 58-72.

**STRABAG Real Estate GmbH** (2011): My Falkenried, Hamburg. Online verfügbar unter: http://www.strabag-real-estate.com/databases/internet/_public/ content.nsf/web/ DE-STRABAGREAL.COM-REFERENZEN-B%C3%9 CRO-My%20Falkenried,%20Hamburg, zuletzt geprüft am 24.08.2012.

**Strohmeier, Klaus Peter** (1983): Quartier und soziale Netzwerke. Grundlagen einer sozialen Ökologie der Familie. Frankfurt am Main: Campus-Verlag. Forschungsberichte des Instituts für Bevölkerungsforschung und Sozialpolitik (IBS), Universität Bielefeld.

**Syska, Andreas** (2006): Produktionsmanagement. Das A-Z wichtiger Methoden und Konzepte für die Produktion von heute. Wiesbaden: Gabler.

**Thalgott, Christiane** (28.10.2011): Fünf Höfe. Ehemalige Stadtbaurätin der Landeshauptstadt München. Interview am 28.10.2011 München.

**Thomes, Katja** (Hrsg.) (2005): Zukunft Stadt. Europas Quartiere, Future of the city: Europe's urban quarters. Berlin: Braun.

**Thommen, Jean-Paul; Achleitner, Ann-Kristin** (2006): Umfassende Einführung aus managementorientierter Sicht. Wiesbaden: Gabler (Gabler-Lehrbuch).

**Tölle, Alexander** (2005): Quartiersentwicklung an innerstädtischen Uferzonen. Die Beispiele Hamburg HafenCity, Lyon Confluence und Gdansk Mlode Miasto. Frankfurt (Oder) Berlin: Leue (Edition Stadt und Region).

**Ummen, Robert; Johns, Sven R.** (Hrsg.) (2010): Immobilien Jahrbuch 2010. Analysen, Trends, Perspektiven. Berlin.

**Unger, Gerd** (25.01.2011): Tiergarten Dreieck. Geschäftsfürer der Groth Gruppe. Interview am 25.01.2011 in Berlin.

**Union Investment Real Estate** (2011): Fünf Höfe. Union Investment Real Estate GmbH. Online verfügbar unter: http://www.fuenfhoefe.de/, zuletzt geprüft am 22.08.2012.

**Union Investment Real Estate GmbH** (19.10.2010): „Fünf Höfe" im Aufwind: Steigende Umsatz- und Besucherzahlen/ Neue Einzelhändler/ Aufwertung im Portfolio. Pressemitteilung vom 19.10.2010. Hamburg.

**Walter, Jörn** (2003): Laudatio. In: Lohr, Manfred (Hrsg.): Quartiere im städtischen Kontext. Der DIFA-Award 2002. Berlin: Braun, S. 46-47.

**Walter, Jörn** (2006): Pläne, Projekte, Bauten. Architektur und Städtebau in Hamburg 2005 bis 2015. Berlin: Verlagshaus Braun.

**Walter, Jörn** (07.10.2011): Falkenried-Quartier. Oberbaudirektor der Freien und Hansestadt Hamburg. Interview am 07.10.2011 in Hamburg.

**WECHSELRAUM Bund Deutscher Architekten BDA** (2010): Bund Deutscher Architekten BDA, Landesverband Baden-Württemberg e.V. Online verfügbar unter: www.wechselraum.de, zuletzt geprüft am 22.08.2012.

**Weichhart, Peter** (1990): Raumbezogene Identität. Bausteine zu einer Theorie räumlich-sozialer Kognition und Identifikation. Stuttgart: Steiner (Erdkundliches Wissen, 102).

**Weith, Thomas** (Hrsg.) (2007): Stadtumbau erfolgreich evaluieren. Münster: Waxmann.

**Weith, Thomas** (2007): Stadtumbau und Evaluation. In: Weith, Thomas (Hrsg.): Stadtumbau erfolgreich evaluieren. Münster: Waxmann, S. 11-25.

**Wensierski, Peter** (2011): Endstation Vorstadt. In: Der Spiegel, Heft 9/2011, S. 48-51.

**Wentz, Martin** (2005): Akteure, Verfahrens- und Prozessgestaltung. In: Schulte, Karl-Werner (Hrsg.): Immobilienökonomie. Band III. Stadtplanerische Grundlagen. München: Oldenbourg, S. 71-82.

**Wieland, Andreas** (2009): Quartiers- und Projektentwicklung in einem historisch gewachsenen Gewerbegebiet. Das Brauhausviertel in Hamburg-Wandsbek. Master-Thesis an der HafenCity Universität Hamburg. Hamburg.

**Wilson, James Q.; Kelling, George L.** (1996): Polizei und Nachbarschaf - Zerbrochene Fenster. In: Kriminologisches Journal, Jg. 28, Heft 2. S. 121-137.

**Wilson, Peter L.** (20.05.2011): Falkenried-Quartier. BOLLES+WILSON GmbH & Co. KG. Interview am 20.05.2011 Münster, Westfalen.

**Wöhe, Günter; Döring, Ulrich** (2002): Einführung in die allgemeine Betriebswirtschaftslehre. München: Vahlen (Vahlens Handbücher der Wirtschafts- und Sozialwissenschaften).

**wohnbund-informationen** (Hrsg.) (2006): Eine Renaissance der Stadt und die Segmentierung der Stadtgesellschaft. Was ist dran an der Reurbanisierung? München.

**Wohnungsbaugenossenschaft KAIFU-NORDLAND eG** (2011): Hoheluft-Ost, fortschrittlich und zukunftsweisend. Wohnungsbaugenossenschaft KAIFU-NORDLAND eG. Online verfügbar unter: http://www.kaifu.de/index.php?id=48, zuletzt geprüft am 18.08.2012.

**Worbs, Dietrich** (1999): Der Zeppelinbau – Paul Bonatz und die neue Sachlichkeit. In: Bächer, Max; Friedemann, Jens; Pesch, Franz-Josef (Hrsg.): Zeppelin-Carré Stuttgart. Die Verwandlung eines innerstädtischen Quartiers. Tübingen: Wasmuth, S. 28-37.

**Wörner, Martin; Sigel, Paul** (2001): Architekturführer Berlin. Berlin: Dietrich Reimer Verlag.

**Wurtzbacher, Jens** (2008): Urbane Sicherheit und Partizipation - Stellenwert und Funktion bürgerschaftlicher Beteiligung an kommunaler Kriminalprävention. Wiesbaden. VS Verlag für Sozialwissenschaften / GWV Fachverlage GmbH Wiesbaden.

**Wüstenrot Stiftung** (Hrsg.) (2000): Umnutzungen im Bestand. Neue Zwecke für alte Gebäude; Gestaltungspreis der Wüstenrot-Stiftung. Stuttgart: Krämer.

**Wuthe, Karlheinz** (1992): Vorwort. In: Stimmann, Hans (Hrsg.): World Trade Center Berlin und Wohnen am Landwehrkanal. Städtebaulicher Ideen- und Realisierungswettbewerb. Senatsverwaltung für Bau- und Wohnungswesen, Berlin. Berlin (Bericht 7), S. 6-7.

**Zaiser, Thomas** (11.01.2011): Zeppelin Carré. Colliers Bräutigam & Krämer GmbH & Co KG. Interview am 11.01.2011 Stuttgart.

MIX
Papier aus verantwortungsvollen Quellen
Paper from responsible sources
FSC® C105338

If you have any concerns about our products,
you can contact us on
**ProductSafety@springernature.com**

In case Publisher is established outside the EU,
the EU authorized representative is:
**Springer Nature Customer Service Center GmbH
Europaplatz 3, 69115 Heidelberg, Germany**

Printed by Libri Plureos GmbH
in Hamburg, Germany